国家卫生和计划生育委员会"十二五"规划教材

全国高等医药教材建设研究会规划教材

全国高等学校医药学成人学历教育(专科起点升本科)规划教材

供护理学专业用

护理心理学

第②版

主　　编　史宝欣

副 主 编　戎华刚　刘大川

编　　委（以姓氏笔画为序）

史宝欣（天津医科大学护理学院）

戎华刚（新乡医学院成人教育学院）

刘大川（广州医学院护理学院）

刘桂瑛（广西医科大学护理学院）

李　元（遵义医学院护理学院）

李红丽（中国医科大学护理学院）

应　琪（大连经济技术开发区医院）

沈晓颖（哈尔滨医科大学护理学院）

翁孝琴（新乡医学院第二附属医院）

黄玉莲（广州医学院卫生职业技术学院）

傅　静（泸州医学院护理学院）

人民卫生出版社

图书在版编目（CIP）数据

护理心理学/史宝欣主编. —2 版. —北京：人民
卫生出版社，2013.9
　　ISBN 978-7-117-17591-3

　　Ⅰ.①护…　Ⅱ.①史…　Ⅲ.①护理学－医学心理学－
医学院校－教材　Ⅳ.①R471

中国版本图书馆 CIP 数据核字（2013）第 179180 号

人卫社官网　www.pmph.com	出版物查询，在线购书
人卫医学网　www.ipmph.com	医学考试辅导，医学数 据库服务，医学教育资 源，大众健康资讯

护理心理学
第 2 版

主　　编：史宝欣
出版发行：人民卫生出版社（中继线 010-59780011）
地　　址：北京市朝阳区潘家园南里 19 号
邮　　编：100021
E - mail：pmph @ pmph.com
购书热线：010-59787592　010-59787584　010-65264830
印　　刷：三河市尚艺印装有限公司
经　　销：新华书店
开　　本：787×1092　1/16　　印张：15
字　　数：374 千字
版　　次：2003 年 8 月第 1 版　2013 年 9 月第 2 版
　　　　　2016 年 8 月第 2 版第 3 次印刷（总第 12 次印刷）
标准书号：ISBN 978-7-117-17591-3/R·17592
定　　价：29.00 元

全国高等学校医药学成人学历教育规划教材第三轮

修订说明

随着我国医疗卫生体制改革和医学教育改革的深入推进，我国高等学校医药学成人学历教育迎来了前所未有的发展和机遇，为了顺应新形势、应对新挑战和满足人才培养新要求，医药学成人学历教育的教学管理、教学内容、教学方法和考核方式等方面都展开了全方位的改革，形成了具有中国特色的教学模式。为了适应高等学校医药学成人学历教育的发展，推进高等学校医药学成人学历教育的专业课程体系及教材体系的改革和创新，探索医药学成人学历教育教材建设新模式，全国高等医药教材建设研究会、人民卫生出版社决定启动全国高等学校医药学成人学历教育规划教材第三轮的修订工作，在长达2年多的全国调研、全面总结前两轮教材建设的经验和不足的基础上，于2012年5月25～26日在北京召开了全国高等学校医药学成人学历教育教学研讨会暨第三届全国高等学校医药学成人学历教育规划教材评审委员会成立大会，就我国医药学成人学历教育的现状、特点、发展趋势以及教材修订的原则要求等重要问题进行了探讨并达成共识。2012年8月22～23日全国高等医药教材建设研究会在北京召开了第三轮全国高等学校医药学成人学历教育规划教材主编人会议，正式启动教材的修订工作。

本次修订和编写的特点如下：

1. 坚持国家级规划教材顶层设计、全程规划、全程质控和"三基、五性、三特定"的编写原则。

2. 教材体现了成人学历教育的专业培养目标和专业特点。坚持了医药学成人学历教育的非零起点性、学历需求性、职业需求性、模式多样性的特点，教材的编写贴近了成人学历教育的教学实际，适应了成人学历教育的社会需要，满足了成人学历教育的岗位胜任力需求，达到了教师好教、学生好学、实践好用的"三好"教材目标。

3. 本轮教材的修订从内容和形式上创新了教材的编写，加入"学习目标"、"学习小结"、"复习题"三个模块，提倡各教材根据其内容特点加入"问题与思考"、"理论与实践"、"相关链接"三类文本框，精心编排，突出基础知识、新知识、实用性知识的有效组合，加入案例突出临床技能的培养等。

本次修订医药学成人学历教育规划教材护理学专业专科起点升本科教材14种，将于2013年9月陆续出版。

全国高等学校医药学成人学历教育规划教材护理学专业
┈┉•◦◦ （专科起点升本科）教材目录 ◦◦•┉┈

教材名称	主编	教材名称	主编
1. 护理研究	陈代娣	8. 妇产科护理学	蔡文智　王玉琼
2. 护理管理学	张振香　罗艳华	9. 儿科护理学	范　玲
3. 护理心理学	史宝欣	10. 急危重症护理学	成守珍
4. 护理教育学	李小寒	11. 老年护理学	王艳梅
5. 健康评估	张立力	12. 精神科护理学	吕春明
6. 内科护理学	胡　荣　王丽姿	13. 临床营养学	让蔚清
7. 外科护理学	孙田杰　王兴华	14. 护理伦理学	姜小鹰

第三届全国高等学校医药学成人学历教育规划教材
评审委员会名单

前　言

　　第三轮全国高等学校医药学成人学历教育教材《护理心理学》（第2版）是为了适应新时期我国高等学校护理学类专业专科起点升本科学历（专升本）教育需要，经第三届全国高等学校医药学成人学历教育教材评审委员会第一次工作会议审定的规划教材。

　　本书根据专升本教育培养实用型人才的目标和专升本学生的特点，按"新、精、深"的原则，在尽量避免与专科教材不必要重复的同时，精选教学内容，根据临床护理工作的实际需要，力图使学生提高护理心理学理论水平，掌握心理护理的临床技能，更好地为临床服务，同时维护和提高护士自身的心理健康水平。全书共分为九章，分别介绍了护理心理学的基本知识、心理学基础理论、应激与心身疾病、临床心理评估与心理干预、病人心理、临床心理护理实践、护士心理、护患关系与护患沟通等内容。

　　本书内容力求体现以人的健康为中心的护理学科特点，使学生体会并掌握生物－心理－社会医学模式下的临床护理模式，成为适应社会发展需要的复合型临床护理人才。

　　本书的主要读者是我国高等医药院校专科起点升本科的护理专业学生，也可作为临床护理教师和护士的进修教材和参考用书。

　　本书在编写过程中得到了第三届全国高等学校医药学成人学历教育教材评审委员会专家的热情帮助和指导，以及各编者所在院校和单位的大力支持。在书稿定稿阶段，我的研究生夏浩志、朱海玲、梁俊卿等同学做了大量辅助性工作，在此一并表示衷心的感谢。

　　本书参编人员具有丰富的教学经验和临床实践经验，但由于时间仓促和本人水平所限，书中疏漏和错误之处在所难免，敬请读者和同行提出宝贵意见，以利再版时加以改正和完善。

史宝欣

2013 年 7 月

目　录

第 一 章

绪 论

学习目标

掌握：
1. 护理心理学的研究对象。
2. 护理心理学研究的研究方法。

熟悉：
1. 护理心理学的特征和学科性质。
2. 护理心理学与相关学科的关系。

了解：
1. 国内外护理心理学发展概况。
2. 护理心理学发展趋势。

随着医学模式的转变，护理模式也从以"疾病为中心"的功能制护理向以"病人为中心"的"整体护理"模式转变。在临床护理工作中，护士关注病人的心理反应和情绪变化，满足病人心理需求，对促进病人早日康复具有重要作用。另外，在临床护理工作中维护护士的心理健康、锻造优秀护士人格对提高临床护理质量具有重要作用，因此，护士学习和掌握护理心理学相关理论和临床实践技能尤为重要。

第一节　护理心理学概述

护士在临床护理实践中会遇到许多心理学问题，如对患有心身疾病病人的临床护理、在临床诊疗过程中病人可能出现的各种心理反应和行为问题等。临床护理实践涉及许多心理学理论和实践技术，如何将心理学理论和技术运用到临床护理实践中，是护理学和心理学共同研究的领域。

一、护理心理学的相关概念

（一）心理学相关概念

心理学（psychology）是关于个体的心理现象和行为的科学。心理现象包括心理过程和

1

人格两部分。心理过程包括认知过程、情绪和情感过程、意志过程。认识过程包括感知觉、记忆、思维和想象，是个体对信息的加工处理过程。意志过程是指个体为了满足某种需要而产生一定动机，自觉确定目标并力求达到目的的心理过程。人格亦称个性，是个体在社会化过程中形成的特色成分，可分为意识倾向性、个性心理特征和自我意识三部分。意识倾向性包括兴趣、需要、动机、理想和信念等；个性心理特征包括能力、气质、性格；自我意识包括自我认知、自我体验和自我调控。

（二）护理心理学的定义

护理心理学（nursing psychology）是心理学在护理情境中研究与个体或群体心理和行为相关问题的一门应用学科，是将心理学理论和技术应用于护理学领域，研究病人和护士心理活动发生、发展和变化的规律和特点，并实施最佳护理措施的交叉学科。

护理心理学既要研究病人心理活动的规律和最佳心理护理方法，同时还要研究护士的心理活动规律和特点，其目的是了解病人的心理需要，采用有个体化的心理护理方法以消除或减轻病人的不良情绪，加快其康复进程；同时还应重视护士自身的心理健康，锻造优秀护士人格，培养优秀护理人才以实施最佳临床护理服务。

二、护理心理学的特征和学科性质

（一）护理心理学的特征

护理心理学定义中的个体和群体包括护士和病人（亦称护理对象），而护理情境是指病人所处的特定社会生活条件，既包括医院、病人所处的家庭和社区，还包括所有影响病人和护士心理活动规律的社会条件。护理心理学具有以下特征：

1. 注重探究护理情境中个体及群体间的相互作用 护理心理学在研究个体或群体心理活动规律时，应注重在护理情境下个体或群体间的相互作用。对病人心理活动规律的研究，既要了解病人的心理活动如何受到护理情境中其他个体或群体的影响，还要了解病人的心理活动如何影响护理情境中的其他个体或群体。

2. 重视研究护理情境对病人的影响 护理心理学在研究个体或群体心理活动规律时，应重视护理情境对个体和群体心理活动的影响作用。当病人面对井然有序的医疗环境，镇定自若且技术娴熟的医生和护士，其原本高度紧张和惊恐的情绪就会有可能逐渐放松，产生有利于疾病转归的心理活动；如果病人面对的是杂乱无章的医疗环境，惊慌失措、手忙脚乱的医生和护士，其原本高度紧张情绪就会加剧，产生导致疾病恶化的心理活动。

3. 强调探索个体内在心理因素对疾病的影响 护理心理学研究个体内在心理因素对疾病的影响，应重视个体内在心理因素在特定环境中对其自身具有的决定性作用。在相同的护理情境下，个体因心理因素的不同而产生不同的心理反应。乐观、开朗、坚强的个体与悲观、忧郁、软弱的个体面对疾病可能产生截然不同的心理活动。个体内在的心理因素在特定的情境中对自身的心理活动具有不同的影响作用。

（二）护理心理学的学科性质

护理心理学是一门新兴学科，涉及许多学科的知识和技术。护理心理学具有以下学科属性：

1. 护理心理学是交叉的边缘学科 护理心理学是现代医学发展的结果，同时还是心理学向护理学融合渗透的结果。护理心理学是介于医学、护理学和心理学之间的交叉学科，是具有浓重的人文社会科学色彩的边缘学科。护理心理学运用心理学的理论阐述个体或群体在护理过程中的心理活动规律，需要汲取医学、护理学、人类学、社会学等学科的研究成果，以丰富护理心理学的学科内容，体现"以人为本"的功能和作用。如应激的生理反应机制涉及生理学、神经科学等学科知识；临床常见病人的心理护理涉及临床医学中各专科的疾病及护理知识；语言、人际沟通、婚姻、家庭等涉及的心理行为问题与人类学、社会学等知识密切相关。

2. 护理心理学是新兴的独立学科 新兴学科的出现是内外因素共同作用的结果。护理心理学是从心理学和护理学的交叉渗透过程中逐渐发展成为具有独立理论基础和学科体系的新兴独立学科。随着社会的发展，人类健康观念的变化、医学模式转变、护理体制变革是护理心理学成为独立学科的外部条件。社会发展使得人们对健康的认识和需求发生变化，为了满足人民群众不断增长的健康需求，护理学需要借助心理学、社会学等相关学科的理论与方法，由此促进了护理学与上述学科的交叉和融合。

护理学和心理学的自身学科发展需要是推动护理心理学成为独立学科的内部条件。心理学和护理学的相互交叉，在护理临床实践中逐渐形成了相对独立的理论体系和研究领域。同时，大批拥有心理学理论知识和实践技能的护士在临床护理实践中积极探索心理学在护理学领域的应用研究，加速了护理心理学成为新兴独立学科的进程，这些都是促使护理心理学成为新兴独立学科的内在发展动因。

3. 护理心理学是重要的应用学科 护理心理学是护理学理论体系中非常重要的应用学科。护理心理学是心理学和护理学理论与实践的有机结合，将心理学理论体系和实践技术与临床护理实践紧密结合，应用于临床专科护理、病人心理护理、社区和家庭护理以及护理院、康复中心、社会福利院、戒毒中心等护理工作中，对提高临床护理质量具有积极的促进作用。

三、护理心理学与相关学科的关系

（一）护理心理学与普通心理学

普通心理学（general psychology）是研究心理现象发生、发展和活动的一般规律的科学。普通心理学研究心理与客观现实的关系、心理与脑的关系、各种心理现象之间的相互联系和在心理结构中的地位与作用，以及心理现象的研究方法等。普通心理学是心理学的基础学科涵盖了心理学各分支学科的研究成果，同时又为各分支学科提供理论基础。普通心理学同样也是护理心理学的基础，普通心理学是护理心理学的入门学科。国内的护理心理学教材大多包含普通心理学的内容，其目的是帮助护理专业学生了解和掌握心理现象及其一般规律，为护理心理学其他内容的学习奠定理论基础。

（二）护理心理学与医学心理学

医学心理学（medical psychology）是将心理学的理论和技术应用于医学领域，研究心理因素在人类健康与疾病及其相互转化过程中的作用和规律的学科。医学心理学既要研究医学领域中的心理、行为与健康和疾病（包括心身）的关系问题，还要研究如何将心理学的知识和技术应用于医学领域中以增进健康和治疗疾病的问题。医学心理学具有交叉学科和边缘学科的特点。医学心理学涉及的研究领域包括心理学的许多分支学科，如临床心理学、生理心理学、认知神经科学、变态心理学、神经心理学、健康心理学、咨询心理学、精神卫生学等。心理评估与心理治疗技术是医学心理学研究和干预的重要手段。心身医学和行为医学则是医学心理学主要的相关领域。

护理心理学是从医学心理学中分化出来的新兴学科。护理心理学和医学心理学无论在理论建构和临床实践技术方面都有许多交叉。如护理心理学中的应激理论不仅是心理与健康和疾病关系的核心理论，还是医学心理学的基础理论；护理心理学的心理评估理论和方法是医学心理学的重要内容，同时还是临床心理学的核心手段；心理干预在护理心理学和医学心理学中都是非常重要的核心内容。从总体上看护理心理学同医学心理学一样，都将病人作为本学科的重要研究对象，但是护理心理学更多的是围绕病人的心理问题开展研究，充分发挥护士同病人密切接触的专业优势，探索如何根据病人心理活动的一般规律和个性特征，制订出个体化的心理护理计划，更好地促进病人康复。

（三）护理心理学与社会心理学

社会心理学（social psychology）是研究社会心理与社会行为的产生、发展与变化规律的科学。社会心理学研究社会中的群体心理现象，如社会情绪、阶层和种族心理、宗教心理、社会交往与人际关系等，还研究组织的社会心理现象，如组织内的人际关系、心理相容、团体氛围、领导与被领导、团体的团结与价值取向等。社会心理学的核心理论是人际关系理论，人际关系理论和沟通理论是护理心理学的核心研究内容，如社会因素对病人心理的影响、护患关系的调适等等，都需要应用社会心理学的理论和技术加以解决。

第二节 护理心理学的研究对象和研究方法

分析研究临床护理领域各种复杂的心理现象及其规律是护理心理学的研究目的。根据护理心理学研究对象的特征，结合护理心理学发展现状，科学选择科学的研究方法，是促进护理心理学健康发展的重要保证。因此，护士在熟练掌握心理学及相关学科的研究方法的基础上，应立足临床护理领域的心理学问题开展研究，并在研究实践中逐渐构建护理心理学研究方法。

一、护理心理学的研究对象

护理心理学的研究对象包括以病人为主体的护理对象心理和以临床护理为主体的护士心理两部分。

（一）护理对象心理

1. 病人 护理心理学主要研究疾病对个体心理活动的影响作用，形成对病人心理活动共性规律的认识。探究疾病行为的心理学基础，以明确心理因素致病的内在关系。分析不同疾病、不同治疗方式以及不同年龄病人的心理反应特点，为心理护理方案的制订提供客观依据。研究心理护理程序与干预措施效果，建立规范有效的临床心理护理模式。

2. 社区居民 促进社区居民的心理健康水平是社区护理的工作目标，也是护理心理学的研究内容。社区居民可分为健康群体、亚健康群体、慢性病群体。对健康群体以维护心理健康的措施为主要内容；对亚健康群体以分析心理、社会因素对健康的影响、预防疾病发生为主要内容；对慢性病群体则应以减缓心理反应对疾病的消极影响、增强个体心理调节能力为主要内容。

（二）护士心理

1. 护理专业学生　护理心理学研究内容关注护理专业学生的职业心理形成与发展影响因素，包括护士角色人格特质的形成与发展研究、护士角色人格影响因素研究、护士职业心理素质养成途径研究、优化护理职业教育途径研究等。

2. 临床护士　护理心理学关注临床护士的职业心理维护与巩固影响因素研究，包括积极职业心理要素研究、护士职业心理对病人心理变化的影响研究、临床护理过程对护士产生职业压力的分析研究、心理应对方式及护士心理调节能力研究、护士心理健康维护措施研究等等。

二、护理心理学的研究原则

护理心理学的研究与医学、护理学、心理学、医学心理学等相关学科的研究具有相似性，但又有其自身特点。护理心理学遵循心理学研究特点，又有医学研究的特征。在护理心理学研究中，应该主要遵守以下原则。

（一）方法论原则

科学研究证明，辩证唯物主义和历史唯物主义的基本原理是指导科学研究唯一正确的方法。护理心理学研究同样应遵循辩证唯物主义和历史唯物主义的基本原理，辩证和发展地看待研究对象，不能割裂事物之间的联系，要避免主观唯心主义的影响。

理论联系实际同样也是护理心理学科学研究应遵循的方法论原则。护理心理学研究主要是借助于心理学或社会心理学的理论，分析护理领域中病人与护士的各类心理问题，研究护理情景对个体心理过程的影响作用，在心理学理论的指导之下，积极开展的心理护理实践过程，并在此基础上逐渐形成本学科的理论体系。

（二）客观性原则

客观性原则指对客观事物采取实事求是的态度，既不歪曲事实，也不主观臆断。这是任何科学研究都必须遵循的原则。护理心理学是理论与实践相结合的学科，在护理心理学研究中，要深入临床护理实践工作中获得相关研究素材，并在实践中对研究要素进行观察、思考、总结，认真解决临床护理中存在的实际问题。研究者对研究假设的验证务必坚持客观性原则，不能以个人的价值倾向影响对研究结果的判断。此外，护理心理学处于学科发展初期，各种评价指标与观察尺度尚未标准化，要求研究者具有高度的责任感和认真严谨的态度，熟练掌握和运用各类研究方法，坚持客观化标准，将理论与实际密切结合，坚持实事求是的科学态度，确保研究工作的真实性、科学性。

（三）系统性原则

事物不是孤立存在的，事物之间存在相互联系，以系统观点分析问题是科学研究应遵循的原则。护理心理学是研究在护理情境这一特定社会条件下，个体或群体心理活动发生、发展及其变化规律的学科。护理情境与个体之间存在相互作用和影响，如果在分析病人或护士的心理活动时离开护理情境孤立地看待其心理反应和变化，就无法揭示其心理反应的本质及发展规律。

（四）伦理学原则

护理心理学的研究对象是人，因此护理心理学的研究过程必须坚持知情同意的伦理学原则，并且严格限制有损于研究对象的任何研究手段，如欺骗、损害或伤害、侵犯等，同时有责任对研究对象的资料实行严格的保密原则，必须恪守以下伦理学原则：

1. 维护被研究者的身心健康 在护理心理学研究过程中，不允许人为地对被试者施以惊恐、忧伤等不良刺激，避免使用和采用易导致被试者不愉快或者疲劳的研究程序。

2. 尊重被研究者的主观意愿 在护理心理学研究过程中，研究者在取得被试者知情和同意的前提下，才能进行试验研究，不能强行要求被试者参加某项试验，如果被试者在研究实验过程中有意愿终止合作，研究者应该维护被试者的权利，尊重他们的选择。

3. 尊重被研究者的个人隐私 在护理心理学研究过程中，研究者有责任对被研究者的个人信息实行严格的保密原则，未经被研究者同意，不得将任何涉及被研究者个人的信息资料公之于众，如需将有关资料反映在研究报告中，必须隐去被研究者的真实姓名，或将其完整原始资料分解处理后使用。

三、护理心理学的研究内容和研究方法

（一）护理心理学研究内容

护理心理学的任务是将心理学的理论和技术应用于临床护理实践，指导护士根据病人的心理活动规律做好心理护理工作。护理心理学必须深入研究以下领域：

1. 研究病人心理特征对健康和疾病的作用机制 护理心理学的重要任务之一是通过有效的研究方法，探究不同病种、不同性别、不同年龄阶段病人的一般心理活动规律和特殊心理活动特点；探索心理应激、情绪、人格和生活方式在疾病和健康中的作用和意义，探索健康相关行为和易患疾病的行为，以及病人治疗护理后的生命质量。以此为依据实施最佳的心理护理服务，更好地促进个性化心理护理的开展，促进病人早日全面康复。

2. 探索有效的心理护理方法应用于临床护理实践 护理心理学的研究重点是如何科学准确地评估病人的心理状态，以及对病人异常心理活动进行干预的理论和技术。护士要掌握正确有效的心理评估技术，向病人提供客观准确的心理活动量化测评工具，建立心理护理效果评估的科学体系。针对病人当前存在的和潜在的心理问题及心理特点，在心理健康教育的基础上，选择合适的心理干预方法，制订个性化的心理护理方案，根据病人心理问题的性质、人格特征以及自身的经验，对病人存在的心理问题进行干预，使其得到解决或缓解。护理心理学还应研究如何运用心理学知识和技术促进病人的心身健康，促进护理心理学理论和技术的不断完善和发展，增进病人的全面健康。

3. 研究优秀护士的心理特点探索培养途径 护士通过临床护理实践为病人减轻痛苦帮助其恢复健康，因此要求护士必须具备良好的心理素质和优秀护士人格，有良好的情感表达力和自控力，较好的人际沟通能力，以及较强的面对挫折、冲突和孤独的容忍力和耐受力。上述能力的养成是护士职业心理素质优化必须具备的能力和素质。现代临床护理工作对护士的心理素质提出了更高的要求，如何培养护士的良好心理素质，是护理心理学的重要研内容。

（二）护理心理学研究方法

研究方法的科学性对学科发展和完善非常重要，护理心理学作为新兴的交叉学科，加强护理心理学的研究方法建设，可以完善护理心理学的学科建设，促进护理心理学的快速发展。护理心理学是医学、护理学、心理学、社会学等学科交叉融合的新兴边缘学科，其研究方法与心理学、社会学、医学和护理学等学科的研究方法具有极高的相似性，在研究程序上与上述学科基本相同：即提出问题、探究与问题相关的理论和模式、建立假设、选择合适的研究方法、通过观察测试和实验进行论证、验证假设得出结论、总结与反馈等七大步骤。

护理心理学的研究方法主要有：观察法，调查法，实验法，测验法和个案法等。

1. 观察法（observational method） 是通过对研究对象的行为活动进行直接观察和记录，从而分析研究两个或多个变量间的关系的研究方法，观察法是科学研究最基础和应用最广泛的研究方法。护理心理学领域所采用的观察法是通过对研究对象，特别是病人的动作、表情、言语等外显行为的观察来了解研究对象的心理活动。观察法在心理评估、心理干预中被广泛应用。根据是否预先设置情景，观察法可分为自然观察法与控制观察法；根据观察结构不同，观察法可分为结构式观察法和非结构式观察法。

（1）自然观察法与控制观察法

1）自然观察法（naturalistic observation）：在自然情境中对个体行为作直接或间接的观察记录和分析，从而解释某种行为变化的规律。如观察身体的姿势，动作，表情等。自然观察到的内容虽然比较真实，但由于影响个体活动的因素过多，因而难以对自然观察的结果进行系统推论。

2）控制观察法（controlled observation）：又称为实验观察法，指在预先设置的观察情境和条件下进行观察的方法，其结果带有一定的规律性和必然性。在进行有关儿童行为、社会活动或动物行为的观察时多采用此观察法。

（2）结构式观察法和非结构式观察法

1）结构式观察法（structured observation）：指有现成的正式记录格式，并已规定研究人员要观察哪些现象和特征，以及用哪种方式进行观察的研究方法。如将住院病人心理状况分为焦虑、抑郁、焦虑抑郁并存 3 类，观察人员只需将病人的具体心理活动依次归类即可。

2）非结构式观察法（unstructured observation）：指没有正式的记录格式，研究人员参与到被观察者的活动中，用现场记录或日志记录法记录观察结果，再加上观察者的解释、分析和综合得出结论的研究方法。非结构观察法可以提供较为深入的研究资料，比较适用于探索性研究，其缺点是所收集资料的深度受观察者进入观察情景的程度的影响，并且还受观察者主观因素的影响。

2. 调查法（survey method） 是通过访谈、会谈、座谈或问卷等形式系统直接地收集资料，并通过对资料的统计分析来认识心理行为现象及其规律的方法。调查法由于方法简便，结果较为科学，具备一定的参考价值在心理学领域被广泛采用。

（1）问卷法（questionnaire method）：是研究者将事先设计好的调查问卷，当场或通过函件交由研究对象，由其自行阅读填写要求并填写问卷，然后由研究者回收问卷并对问卷进行整理和分析的研究方法。问卷调查可以在短时间内获得大量信息数据，但问卷和调查表的设计、问题陈述所使用的语言、调查样本的选取、调查过程中的质量管理以及对调查数据分析的准确程度都会影响问卷调查研究结果的科学性和学术价值，因此需要研究者科学策划和严谨设计，才能得到有价值的研究成果。

（2）访谈法（interview method）：指通过研究者或经过培训的调查员与研究对象（被试者）面对面会谈了解其心理信息，按同一标准记录研究对象回答问题的内容，同时观察其交谈时的行为反应，以补充和验证所获得信息资料，经分析后得出结果的研究方法。访谈法的效果取决于问题的性质和研究者的会谈技巧，研究对象的内心感受是否真实地表露取决于研究者会谈前的充分准备和会谈过程中的引导、应变和关怀技术的应用。

3. 实验法（experimental method） 是经过设计，在高度控制的情景下，研究者通过操作自变量使其系统改变，观察因变量随自变量变化所受的影响，探究自变量与因变量间的因果关系的研究方法。实验法是目前最为严谨的研究方法，实验法能够完整体现陈述、解释、预测和控制四层次的科学研究目的。与护理心理学研究内容相关的实验法有实验室实验法、自然实验法、模拟实验法 3 种。

（1）实验室实验法（laboratory experimental）：指在特定的心理实验室里，借助专门仪器设备研究病人心理行为规律的方法。实验室实验法的优点在于研究者能够控制实验变量，以消除无关变量影响，研究者可以随机安排研究对象，使其特征在各种实验条件下相等，从而显现出自变量和因变量间的关系。其缺点在于实验室条件下获得的研究结果缺乏概括性，因此外在效度较低，另外由于实验室条件与现实生活条件的巨大差异性，在实验室环境中很难消除研究对象的反应倾向性和研究者对研究对象的影响。

（2）自然实验法（natural experimental method）：指将实验法延伸到社会实际生活情境中进行研究的方法，自然实验法是护理心理学常用的研究方法。如研究噪声、光线强度和病房墙面颜色对住院病人心理影响的研究等都需以病房为研究现场开展研究。自然实验法的优点在于可以减少人为干扰，提高研究的内在效度和外在效度。自然实验法的缺点是由于实验控制不严，难免有其他因素作为外变量影响实验过程，此外研究工作要跟随事件发展的原有顺序进行，研究持续的时间可能较长。

（3）模拟实验法（imitative experimental method）：指根据研究需要人为设计某种模拟真实社会情境的实验场所，探求人的心理活动发生和变化规律的研究方法，如模拟护患交流情境，请有关人员扮演病人，观察护士的人际沟通能力。模拟实验虽然是人为设计的情景，但对研究对象而言，如果没有察觉是人为设置的情境，其产生的心理反应实际上是真实的。模拟实验法由于研究对象不知道自己的身份，因此不会产生反应偏向。由于自变量得到了控制，因此可以得出研究变量间的因果关系。模拟实验法的缺点是对自变量控制程度较低，无关因素影响的可能性较大，难以保护研究对象的权利和安全。因此，研究者在根据研究目的选择研究方法时要充分考虑上述因素，选择合适的实验方法。

4. 测验法（test method） 也称心理测验法（psychological method），测验法作为个体心理反应、行为特征等变量的定量评估手段，根据测验结果揭示研究对象的心理活动规律，是心理学收集研究资料的重要方法。测验法需采用标准化、有良好信度和效度的通用量表进行评估，如人格量表、智力量表、行为量表、症状评定量表等等。心理测验种类繁多，必须严格按照心理测验的科学规范实施才能得到科学结论。护理心理学研究主要使用测评人格、行为、症状等方面的量表，具体内容请参阅本书的相关章节。

（三）护理心理学研究方式

护理心理学研究方法是指开展临床护理领域心理学研究的各种具体方法，研究方式是根据研究设计的具体需要，综合各种具体研究方法而展开的不同类型的研究。

1. 个案研究（case study） 又称为档案研究（archive research），指采用观察、访谈、测评、实验等方法，以单一典型案例（个体，或一个家庭，或一个团队）为研究对象的研究方式。个案研究将临床诊疗疾病过程中所使用的询问病人的个人既往史、生活史、全面查体等一系列规范化程序引入心理学研究的各个领域。

个案研究强调研究结果对样本所属整体的普遍意义，如临床医学深入研究一个典型病例，即可为更大范围的治疗提供借鉴。个案研究必须配合个案问题的性质，将所得资料按各学科门类进一步做专业化处理。护理心理学常常需采用个案研究的方法，通过对多个护士、病人的典型个案的研究和积累，找出解决问题的规则。

个案法还可用于某些研究的早期探索阶段，详细的个案研究资料可为进一步开展大规模研究提供依据。个案法对于某些特殊案例的深入、详尽、全面的研究，揭示某些有实质意义的心理发展及行为改变问题有重要的意义。

2. 抽样研究（sampling study） 指采用观察、访谈、测评、实验等多种方法针对某类问题采用科学抽样所做的较大样本研究。抽样研究的关键是取样的代表性，如实施"癌症病人心理承受能力研究"，如仅从癌症病人俱乐部抽样，其结论不具备整个癌症病人群体的代表性，毕竟"癌症俱乐部"的病人，仅占全部癌症病人的较少部分，从其抽样所得结论，不能分析、获得所有癌症病人的心理活动规律。

3. 纵向研究（longitudinal study） 指对同一批研究对象在连续时间段内作追踪性研究，以探讨某一现象的发展规律。该研究方式还可依据研究的启动时间分为前瞻性研究和回顾性研究两种。

（1）前瞻性研究（prospective study）：指以当前为起点，综合采用多种研究方法追踪至未来的研究方式。前瞻性研究虽具有很高的科学价值，但因其实施难度较大，对研究者的知识结构、学术水平要求较高，目前在护理心理学研究领域中应用尚不普遍。

（2）回顾性研究（retrospective study）：指以当前为终点，综合采用多种研究方法追溯既往的研究方式。回顾性研究较多采用交谈、访问、查阅记录等方法收集资料和数据，分析和评价既往诸多因素对当前事件的影响。临床心理学领域使用该研究方式较为普遍，但其科学价值远不及前瞻性研究，并且存在较大缺陷，其研究结果易受研究对象所报告资料的真实性和准确程度的制约。如原发性高血压病人可能自认为当前病况与既往经历有关，因而夸大生活事件及其影响程度，由此可能误导研究者得出"该病人的疾病状况与其所经历生活事件密切相关"的不真实结论。

4. 横向研究（transverse study） 指对相匹配的实验组、对照组的研究对象选择同一时间内就相同变量进行的比较分析研究；或对背景相同的几组研究对象分别设置不同的刺激条件和刺激强度，观察各组研究对象所呈现出反应的差异，据此分析并推导其主要影响因素的研究方法。如实施"癌症病人的家庭功能特点及常用应对方式的研究"，在随机抽取一定数量的癌症病人进入实验组的同时，还需随机抽取与癌症病人的家庭背景类似、数量相当的正常个体进入对照组，并尽可能控制两组被试的家庭功能、应对方式之外的其他条件，即两组被试的其他条件经统计学处理无显著差异。随后通过对两组被试的家庭功能、应对方式的分析比较，得出"癌症病人的家庭功能特点及常用应对方式"的研究结论。横向研究常用于护理心理学研究。

5. 质性研究 质性研究（qualitative research）又称定性研究，是一种以研究者本人为研究工具，在自然情境下，对个体的生活世界以及社会组织的日常运作进行观察、交流、体验、理解与解释的研究。质性研究以解释现象为导向，其研究焦点是构建和维持有意义、复杂、有微小差别的过程，目的是捕获个体的社会生活经历，以及人们基于自己的观点对其经历的解释。与量性研究遵循的实证主义范式不同，质性研究遵循诠释主义、建构主义和批判主义等科学范式。因而其结果能够比较充分地显示研究对象的生活经历、价值观、情境体验和感受等。质性研究在护理心理学领域的运用日益受到关注，常用的质性研究方法包括现象学研究、扎根理论研究、人种学研究、行动研究等。

（1）现象学研究：现象学研究（phenomenology, phenomenological approach）基于现象学的哲学思维，运用归纳及描述，在没有预设及期望下，强调从一个过来人的角度研究其日常生活中所经历的生活世界的本质及其基本结构。如"护士工作倦怠及其影响因素的现象学研究"，即以现象学研究方法对护士的工作倦怠及影响因素进行半结构式深度访谈，了解护士对工作倦怠的个人体验，进而探究影响护士工作倦怠的影响因素。现象学研究方法通过有系统的对所研究的生活世界的经历和主观意义，采取开放的态度，不断地质疑、反思、洞察，让经验尽可能地呈现其整体性，以寻求所研究现象的本质。

（2）扎根理论研究（grounded theory）：扎根理论研究是一种自下而上建立理论的研究方法，即在系统收集资料的基础上，寻找反映社会现象的核心概念，然后通过相关概念之间建立起的联系而形成理论。与现象学研究的着眼点不同，扎根理论的重点不在其经验性，而是强调基于资料的理论抽象。如依据"具有'坚强'特质的乳腺癌病人的抗癌体验"，运用扎根理论研究方法，形成乳腺癌病人坚强的理论模型。

（3）人种学研究（ethnography）：又称民族志学研究，是聚焦于文化视角的诠释和呈现研究的研究方法，其研究目标是尝试从寻找意义及情感的模式发现文化框架，分析其结构和内容，并以此解释社会现象。民族志研究的核心是完好或深度的描述，要求研究者必须沉浸到一个团体或一种社会环境中去获取信息（田野作业）。民族志研究中资料搜集的途径相当丰富，常用方法有参与观察、无结构性深入访谈和文件分析等。民族志研究适合于探讨不同文化环境中人们的健康信念或特定人群的生活方式及其健康行为等。

（4）行动研究（action research）：指由社会情境（如教育情境）的参与者，为提高对所从事的社会或教育实践的理性认识，加深对实践活动及其依赖背景的理解所进行的反思研究，一般包括"计划、行动、观察、反思、计划"等循环步骤。行动研究强调以反思理性为基础，认为行动中的"知"很难用概念和语言表达，只有在具体情境和问题解决中才能真正了解行动者思维和情感。行动研究强调行动者做研究，在行动中研究，为行动而研究，重视以实践中的问题为主要导向，不但强调行动本身，还强调行动的背景；重视行动者的研究参与和协同合作，重视行动者的反思过程，强调具体问题的解决，其研究结果可使行动者自身获得研究解决问题的经验，促进专业成长。如"改善初中生亲子沟通状况的行动研究"，即对13个亲子家庭进行为期8周的行动干预研究，结果证明行动研究方法可在一定程度上改善初中生的亲子沟通状况。

第三节 护理心理学发展历程

护理心理学是在现代护理学发展过程中逐渐形成的交叉学科，随着医学模式的转变和人民群众健康需求的不断提高，护理心理学在护理学学科体系中的地位和作用越来越重要，了解护理心理学的发展历史和发展趋势，对丰富和完善护理心理学学科体系具有积极作用。

一、我国护理心理学发展概况

我国护理心理学是随着护理学、心理学和医学心理学的发展而逐渐发展成为独立学科的。

（一）我国护理心理学历史沿革

1917年北京大学开设心理学课程，首次建立心理学实验室，标志着我国现代心理学进入科学时代。1920年南京高等师范学校建立了我国第一个心理学系。1921年中华心理学会在南京正式成立。1922年我国第一本心理学的杂志《心理》出版。建国后仅有少数医院有专职的医学心理学人员从事心理诊断和心理治疗工作。直到1958年中国科学院研究所成立了"医学心理学组"，针对当时为数众多的神经衰弱病人开展以心理治疗为主的综合快速治疗，获得了显著疗效。在"十年动乱"期间心理学和医学心理学受到重创。直到1978年改革开放后，医学心理学才在全国各地陆续开展起来。

1981年有学者提出应该建立和研究护理心理学的呼吁，由此我国护理心理学的研究逐步深入，其科学性以及在临床护理工作中的重要性引起学术界及卫生管理部门的高度重视，整个社会逐渐接受了护理心理学的理念。在过去的30多年的时间里，护理心理学取得了令人瞩目的成就。在1991年人民卫生出版社出版的高等医学院校本科教材《医学心理学》中，将护理心理学归为医学心理学的分支学科。1995年11月，中国心理卫生协会护理心理学专业委员会在北京正式成立，标志着护理心理学作为独立学科在国内学术界有了最高层次的学术机构。1996年，经有关专家学者讨论，将护理心理学教材正式命名为《护理心理学》，并被列为教育部"九五"规划教材，由此护理心理学在我国成为一门独立的学科，护理心理学的学科建设步入了新的历史发展时期。

（二）我国护理心理学发展现状

自1996年我国第一本护理心理学教材问世以来，护理心理学作为一门独立学科得到了长足的发展，我国护理心理学发展趋势具有以下3方面的特征：

1. 学科建设日趋成熟完善 护理心理学作为一门具有心理学本质属性、应用于临床护理实践领域中的新兴独立学科，随着人类健康观的发展与完善，在进一步确定学科性质、学科发展目标、构建学科理论体系及实践模式中逐渐走向成熟。

首先，形成了完备的护理心理学人才队伍。随着护理心理学知识的普及和临床心理护理实践的广泛开展，护理心理学人才队伍不断壮大。在这支队伍中既有具有丰富临床经验和心理学造诣的护理专家，还有热爱心理护理工作的临床护理骨干，在他们中间涌现出越来越多

11

的护理心理学领域的学科带头人。由于重视护士自身心理素质培养，具有优秀护士人格的优秀护理人才大量涌现。其次，成立了护理心理学的最高学术机构，即中国心理卫生协会护理心理学专业委员会，使护理心理学的学科地位得到进一步提高。最后，由于护理心理学专业教材的出现使得护理教育体系更加完善。《护理心理学》作为护理教育的必修课，始于20世纪80年代初我国恢复高等护理教育后，不久即从浅显的知识性讲座过渡到了系统讲授专业化理论的必修课程。目前，护理心理学教学体系已经形成，护理心理学既有本科教学，还有护理心理学研究方向的研究生教育，为培养专业性心理护理人才和具有较高心理素质的心理护理专家奠定了基础。

2. 心理护理科研活动得到深入开展　目前广大护理工作者积极开展心理护理的应用研究，随着心理护理方法研究的不断深入，对病人心理活动共性规律和个性特征探索的科学研究，取代了既往千篇一律的经验总结；临床心理护理的个案研究、系统性的病人心理研究及前瞻性研究逐渐增多，标准化心理测验的量化研究正在逐渐取代陈旧的研究方法，这些对心理诊断、心理护理程序、心理评估体系、优秀护理人才选拔和培养都起到了积极的推动作用。心理护理研究开始注重研究设计和影响因素控制，研究论文大多采用量表或问卷评估病人的心理状况，以生命质量评估护理效果，还有大量的文章采用 Meta 分析，这些都是护理心理学科研方法的进步。研究论文在数量上逐年递增，论文大量发表在《中华护理杂志》、《中国心理卫生杂志》等核心刊物上，推动了护理心理学的学术研究和交流，极大地促进了护理心理学的学科发展。

3. 临床心理护理方法得到广泛应用　随着护理心理学地位和作用的日益突出，广大临床护士开展心理护理研究的热情不断提升，他们探究有针对性的心理护理方法，在临床心理护理中不断强调根据病人的人格心理特征，实施个性化的心理护理方法，提高了心理护理的质量和效果，有效地推动了我国临床护理事业的发展。护理心理学要求护士要掌握个体化原则，针对每个病人不同情境下的心理状态和特点施以相应的护理。运用"护理程序"指导心理护理实践，逐步完善和创建科学的心理护理方法，加强临床心理护理的可操作性研究。随着社会的发展、人类的进步，以及人类健康观的发展，护理心理学在构建独特理论体系、明确学科发展目标的过程中，会逐渐走向成熟。

二、西方护理心理学发展概况

西方的护理心理学历史可上溯到古希腊罗马时期，希波克拉底的"体液学说"将人的气质划分为四种类型，提出医治疾病应考虑病人个性特征等因素的治疗原则，对日后的临床心理护理理论和实践产生了很大影响。创立于公元4世纪的大教会医院，将照顾病人伤病和拯救病人的灵魂视为同等重要的工作，甚至认为，护理由于可以帮助人们净化灵魂，其地位和作用比医疗更为重要。上述论述都可以作为护理心理学的历史溯源，同时也印证了护理是对人包括身体和心灵的全方位照护的护理理念。

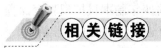

相关链接

希波克拉底的体液学说

希波克拉底认为在人的肝中产生的液体分为胆液质、血液质、黏液质和黑胆质四种。四种体液在体内自然形成，不断消耗又不断产生，保持一定的平衡状态。正常体液系指保持原有的自然状态，为人体正常的生命活动提供活力，并适合于该人气质的体液。分为：

（1）胆液质：一种色黄、味极苦的烈性液体，属干热。有刺激加速肠蠕动，促进粪便排出，以及防毒、解毒的作用。与"火"相似，被认为是"火"在体内的象征。胆液质偏盛者精神状态灵活，易怒，体轻形瘦，眼、舌较黄，少寐。这种人被称为胆液质气质者。

（2）血液质：是最好的体液，是人生存的基本物质。色为红，味微甜，属湿性。与"空气"相似，故被认为是"空气"在体内的象征。血液质偏盛者气质为湿热，其面色红润，心情开朗，有力，胖瘦适宜，睡眠较好，通常身体健康。这种人被称为血液质气质者。

（3）黏液质：产生于人体的各种营养物及液体，是储存于组织极小单位间的蛋清体液。与"水"相似，故被认为是"水"在体内的象征。黏液质偏盛者气质为湿寒，面目苍白，舌淡苔白，肌肉松软，形体肥胖，性情沉静，嗜睡，易流口水。这种人被称为黏液质气质者。

（4）黑胆质：色暗黑、味臭而酸的液体。属性为干寒，有保持各器官形状的作用；能制约胆液质、黏液质的过盛，防止其他体液从各自的渠道中流出蔓延；储存各种营养物，为各干寒性器官（如：骨骼、软骨、筋、韧带等）提供黑胆质。此外，黑胆质还是心理过程的物质基础。黑胆质与"土"相似，故被认为是"土"在体内的象征。黑胆质偏盛者面容及舌质暗黑或近似青蓝，少寐，易怒，感情脆弱，容易激动，思维较快。这种人也被称为黑胆质气质者。

（一）西方护理心理学历史沿革

西方护理心理学的发展经历了 3 个阶段的发展历程。第一阶段是从 19 世纪 60 年代开始，南丁格尔的全新护理理念将护理心理学引入了科学发展道路，使护理心理学逐渐得到护理界的普遍重视。南丁格尔对护理工作的定位为护理心理学奠定了学科发展的基础。继南丁格尔之后，随着护理学内涵的不断拓展，重视病人心理成为临床护理工作的重要内容，这种新的护理理念对护理心理学的学科建设与发展具有极大的推动作用。

第二阶段是从 20 世纪 50 年代开始，随着护理程序（nursing process）概念的提出，以及责任制护理在美国明尼苏达大学医院开始付诸实践，护理界逐渐认识到护士的工作重点不仅是疾病本身，还必须掌握诸如心理情绪变化、所处的社会环境家庭环境等对病人恢复健康有影响作用的非生物因素。因此，加强专业护士人文社会知识教育成为护理专业自身发展的要求。

第三阶段是从新医学模式提出后开始，新医学模式的提出更清晰地阐明了心理因素与健康间的关系，以及心理因素对治疗疾病的影响。更明确了护理心理学的发展任务，为护理心理学发展提供了契机，护理心理学进入快速发展阶段，逐渐成为现代护理学的重要支撑。护理心理学日益受到护理管理、护理教育领域的高度重视，如美国的四年制本科护理教育课程体系中全部开设以护理心理学为核心的心理学类课程，平均每年有近百学时的心理学课程。

（二）西方护理心理学发展现状

西方护理心理学经过上述三个阶段的发展，已经进入了学科成熟阶段，并呈现出以下 3 方面的学科特征：

1. 心理学理论与临床护理实践日益融合　"以病人为中心"的护理理念的确立引发了护理领域的一系列变革，现代护理理论更加注重心理、精神、社会状况因素对健康和疾病的影响；护士角色也由单一的医疗辅助者转变为兼有照顾者、教育者、研究者、管理者等多重角色；医生和护士的关系由过去的主导辅助关系转变为协作伙伴关系；在临床护理过程中，护士更加重视病人的感受和体验，在诊疗过程中病人可以参与其治疗护理方案的制订，其主观能动性得到充分调动；在护理过程中更加注重病人的个体差异，许多护理制度、措施均以病人为中心，采用个体化的护理方案实施临床护理服务。上述变革使得无论是临床护理实践还是护理教育大量引入心理学理论和技能，使得心理学与临床护理实践的结合日益紧密。

2. 心理学理论与临床护理模式日益融合　整体护理模式是西方国家普遍采用的临床模式。护理程序是整体护理的核心内容，强调护理过程是一个持续的循环过程，认为人的生命过程自始至终都在与环境相互作用，会出现生理、心理和社会等方面的活动。护理程序认为人是一个开放系统，健康问题会不断出现，在影响健康的诸因素中心理问题是非常重要的原因。临床心理护理模式突出危机干预，强调全方位、最有效的心理援助方法，危机干预的理论基础和临床技术都源于心理学理论，随着整体护理模式被广泛使用，心理学理论与临床护理理论越来越呈现出不断融合的发展趋势。

3. 心理学理论与护理人才培养内容日益融合　根据现代护理理念制定的培养目标，对课程设置和护理专业学生知识结构进行了大幅度调整。根据整体护理模式对护士知识结构的全新要求，在课程设置中显著增加了心理学领域的相关课程。如美国四年制本科护理专业就开设了包括普通心理学、发展心理学、生理心理学、社会心理学、变态心理学、临床心理治疗学等与心理护理相关的课程。新加坡的护理专业开设心理学、行为学等课程，内容包括普通心理学、发展心理学、生理心理学、社会心理学、变态心理学等，使护理人才的知识体系更贴近整体护理模式的需求；英国三年制护理教育加强了心理学、交谈与安慰艺术等课程的教学；法国护理专业课程加入了心理学、社会医学、行为学等知识；澳大利亚悉尼大学护理学院的本科教育也增加了行为科学和人际沟通；日本护理专业的学生入学后，也要学习许多包括心理学在内的人文社会科学课程。

三、护理心理学发展趋势

护理心理学的学科发展和学科体系建设与护理学自身的学科发展密切相关，护理学作为一门独立学科具有很强的科学性、社会性及服务性。护理学的根本任务是维护健康、预防疾病、恢复健康、减轻病痛。随着护理学一级学科体系的建立，当代护理学的发展趋势主要体现在以下 4 个方面：

（一）护理教育领域发展趋势

护理教育体系随着护理学科的发展得到进一步完善，将出现多层次、多形式的护理教育体系。护理教育将以高等护理教育为学历教育的主流，现有的高等职业教育、本科教育和研究生教育将随着人民群众对健康需求的不断提高而不断完善。护理教育在课程设置方面将更加体现人文精神和整体护理思想。

随着临床护理领域对护士学历要求的不断提高，护士继续学历教育将成为护理教育体系的重要组成部分，护士继续学历教育在培养目标、课程体系建设、教育教育评估等方面将不断完善，形成具有中国特色的护士继续学历教育体系。

（二）临床护理实践领域发展趋势

随着医学科学的飞速发展，临床护理实践的专业性越来越强，分科越来越细，越来越多的高、新技术应用于临床护理领域的各个方面。在这一过程中护士的角色不断扩大，除了原有的临床护士角色外，还会根据各医院的具体情况和临床需要设立临床护理专家、护理独立开业者、高级护理咨询专家、专科护士、护理顾问、个案管理者等角色。

护士工作场所将从医院逐步转向社区、家庭和社会团体等场所。护理对象也由单纯的病人转换为病人和以预防和保健护理为主的健康人。

（三）护理管理领域发展趋势

随着护理领域相关法律和法规的不断地完善，护理管理的科学化程度越来越高，标准化管理逐步取代经验管理。护理质量保障体系的建立及完善将成为护理管理的重点内容。在护理管理过程中对护士的激励、尊重及帮助其自我实现将成为护理管理的重要组成部分。

（四）护理科研领域发展趋势

护理研究将进一步深化，护理研究的重点将就如何解决临床护理问题进行深入探讨。护理研究方法也将出现多元化发展趋势，除传统的定量研究方法外，定性研究及综合研究将成为护理研究的主要方法之一。

针对护理学科的发展趋势，护理心理学作为高等护理教学体系中的重要组成部分具有如下发展趋势：

1. 拓展护士自身心理素质研究领域　护理心理学越来越重视研究和探讨如何维护和提高护士自身的心理健康水平；如何提高护士的自身心理素质，包括研究护士应具备哪些心理素质，如何对护士进行心理负荷训练，以及如何加强管理心理学在临床护理领域中的应用等等。

2. 深化心理护理理论与临床实践方法有机结合研究　重视研究心理护理的临床实践技术，在临床心理过程中摆脱经验和体会，采用科学合理的个体化心理护理手段，提高心理护理质量和效果。在科学研究过程中注重研究计划的科学性和合理性，注意控制相关影响因素，采用标准化的评估方法和科学的统计技术手段是临床心理护理研究的发展趋势。

学习小结

本章系统论述了护理心理学产生的历史背景和发展过程，护理心理学的研究对象和研究方法，以及护理心理学国内外发展概况和发展趋势，重点掌握护理心理学的研究对象和研究方法。

（史宝欣）

复习思考题

1. 护理心理学的研究对象有哪些？
2. 简述护理心理学研究的研究方法。
3. 简述护理心理学的发展趋势。

第 二 章

心理学基础理论与护理临床实践

第一节　心理现象

心理学是研究心理现象发生、发展及其变化规律的科学。心理现象包括心理过程和人格（个性）两个方面。心理过程是指人的心理活动发生、发展的过程，包括认识过程、情感过程和意志过程。人格也称个性，是指一个人的整体精神面貌，是具有一定倾向性的心理特征的总和，包括人格倾向性、人格特征和自我意识。

一、认 知 过 程

（一）感觉与知觉

1. 感觉

（1）概念：感觉（sensation）是当前直接作用于感觉器官的客观事物个别属性在人脑中的反映；或者说是机体的感觉器官对环境变化（刺激）的反应。通过感觉人们能够了解自身机体的状况，如身体倾斜、手臂的伸展、腹痛等。

感觉是认识的开端，是一切知识的来源。如果一个人丧失了感觉，将不能产生认识，更不能产生情感和意志。感觉是维持人正常心理活动的必要条件。

（2）种类：根据刺激的来源不同，可以将感觉分为外部感觉和内部感觉。外部感觉是由机体以外的客观刺激引起、反映外界事物个别属性的感觉，包括视觉、听觉、嗅觉、味觉和肤觉；内部感觉是由机体内部的客观刺激引起、反映机体自身状态的感觉，包括运动觉、平衡觉和机体觉。

（3）感受性及其变化规律

1）感受器与适宜刺激：感受器是动物体表、体腔或组织内能接受内、外环境刺激，并将之转换成神经过程的结构，可分为内感受器和外感受器。环境刺激只有经过感受器进行能量的转换，通过传入神经到达大脑相应的感觉区形成感觉。

2）感受性与感觉阈限：感受性（sensibility）是指感觉器官对刺激的敏感程度。感觉阈限（sensory threshold）是用于测量感觉系统感受性大小的指标，用刚能引起感觉的刺激量来表示。绝对感觉阈限（absolute sensory threshold）是指刚能引起感觉的最小刺激量。感受性的高低与感觉阈限的大小呈反比关系。能够引起差别感觉的最小刺激量称为差别感觉阈限。差别感觉阈限的大小与差别感受性的高低同样呈反比关系。

3）感觉适应：同一刺激持续作用于同一感受器而产生的感受性提高或降低的现象，称作感觉适应。感觉适应现象是感觉中的普遍现象。嗅觉的适应性最强，而视觉适应最为复杂，痛觉的适应最难发生。

4）感觉的相互作用：在一定条件下，各种不同的感觉可发生相互影响和相互作用，从而使感受性发生变化。如噪声可以使痛觉增强，而明快的乐曲可以减轻疼痛等等。

5）感受性的补偿与发展：感觉的补偿指某感觉系统的功能丧失后而由其他感觉系统的功能来弥补。人的各种感受性都是在生活实践中发展起来的，如音乐家有高度精确的听觉，调味师有高度完善的味觉和嗅觉等。人的感受性通过实践训练是可以充分发展的，人的感受性有巨大的潜力。

6）感觉后像：刺激物对感受器的作用停止后，感觉现象并不立即消失，它能保留一个短暂的时间，这个现象称为感觉后像。感觉后像包括正后像和负后像，正后像在性质上和原感觉的性质相同，负后像的性质则同原感觉的性质相反。

2. 知觉

（1）概念：知觉（perception）是人脑对直接作用于感觉器官的客观事物的整体属性的反映，是一系列组织并解释外界客体和事件的产生的感觉信息的加工过程。当物体作用于人的感觉器官时，人不仅能反映这个物体的个别属性，而且通过各种感觉器官的协同活动，在大脑里将物体的各种属性，按其相互的联系和关系，组合成一个整体，这种对客观事物和机体自身状态的整体反映过程就是知觉。

（2）基本特性

1）选择性：对于大量的刺激物人们总是有选择地将其中的少数作为知觉的对象，这就是知觉的选择性。被选为知觉内容的事物称为对象，其他衬托对象的事物称为背景。从背景中区分出知觉对象，应符合下列2个条件：一是对象与背景的差别，差别越大从背景中区分对象就越容易；二是注意的指向作用，当注意指向某个事物时，该事物便成为知觉对象，其他事物则成为知觉的背景。

影响知觉选择和知觉效果的有主观和客观因素。主观因素包括人的动机、需要、兴趣、任务、爱好、情绪状态、经验等。客观因素指刺激物的变化、对比、位置、运动、反复出现等等。

2）整体性：知觉的对象都是由不同属性的各个部分组成的，人们在知觉它时却能依据以往的经验把它组织成一个整体，知觉的这种特性就是知觉的整体性。知觉并非感觉信息的机械相加，而是源于感觉又高于感觉的认识活动。当人感知一个熟悉的对象时，只要感觉了它的个别属性或主要特征，就可以根据经验而知道它的其他属性或特征，从而整个知觉它。

3）理解性：是指人们以知识经验为基础，对感知的事物加工处理，并用词语加以概括赋予说明的组织加工的过程。知觉的理解性主要受个体知识经验、言语指导、个人兴趣及实践活动等多种因素的影响。知觉的理解性是以知识经验为前提的，知识经验越丰富，对事物的知觉就越深刻、越精确、越迅速。

4）恒常性：当知觉的客观条件在一定范围内改变以后，知觉的映像仍然保持不变，这就是知觉的恒常性。它是人们知觉客观事物的重要特征。知觉的恒常性以经验、知识、对比为基础。在各种知觉中，视知觉的恒常性最明显。

（3）错觉（illusion）：是在特定条件下产生的对客观事物的歪曲知觉。错觉又称错误知觉，是指不符合客观实际的知觉，包括几何图形错觉、时间错觉、运动错觉、空间错觉以及光渗错觉、整体影响部分的错觉、声音方位错觉、形重错觉、触觉错觉等。

（二）注意

1. 概念　注意（attention）是个体的心理活动对一定对象的指向和集中。平时所说的"专心致志"、"目不转睛"和"全神贯注"等都是对注意的描述。集中性和指向性是注意的两大特性。

2. 种类　根据注意时的主动程度分为无意注意、有意注意和有意后注意3种类型。

（1）无意注意：也称不随意注意，指既没有预定目的、也不需要意志努力的注意，即外界事物引起的不由自主的注意。情绪、兴趣、需要等与无意注意有密切联系。

（2）有意注意：又称随意注意，指有预定目的也需要意志努力的注意。有意注意是主动注意，受人意识的调节支配。保持有意注意的条件有活动目的与任务、兴趣、过去经验和人格等。

（3）有意后注意：指有既定目的又无需太多意志努力的注意，有意注意之后出现的注意的特殊形式。有意后注意对完成长期任务有积极的意义，关键是要对活动本身产生直接兴趣。

3. 注意的品质

（1）注意的广度：也称注意的范围，即同一时间内注意所能清楚把握的对象的数量。影响注意广度的因素有2个：①对象方面：越集中、有规律、能构成相互联系的对象，被注意的范围也就越大。如字母排列成行比分散时被注意的数目要多些；颜色、形状相同的图形要比颜色、形状不同的图形注意范围要大些；②个体方面：个人的活动任务和知识经验影响注意广度。

（2）注意的稳定性：注意的稳定性是指注意能较长时间地集中在某种事物或从事某种活动上的特性。注意稳定性的标志是活动在某一段时间内的高效率，是衡量注意品质的一个重要指标。影响注意稳定性的有个体差异、兴趣和状态，同时与训练有关。一般人的注意集中时间是10分钟左右，但经过严格训练的外科医师可以集中注意在手术部位达数小时之久。注意的稳定性不是一成不变的，而是在间歇地加强和减弱，这就是注意的起伏现象。

（3）注意的分配：注意的分配是指在同一时间内，把注意指向不同的对象或活动上，如学生一边听课一边记笔记。较好的注意分配决定2个条件：①同时进行的几种活动中，必须有一些活动是比较熟练的；②注意分配能力是可以训练的。

（4）注意的转移：注意的转移是个体有目的地、主动把注意从一个对象转移到另一个对象上。一般说，注意转移的速度主要取决于原来注意的紧张度，以及引起注意转移的新的刺激信息的性质。通常原来的注意紧张度越高，新信息越不符合引起注意的条件，转移注意就越困难。

每个人注意的广度、稳定性，注意的转移和分配都有差异，这与大脑皮层的动能状态有关。正常人通过有意识训练，可改善注意的品质，提高注意能力。

（三）记忆

1. 概念　记忆（memory）是过去的经验在头脑中的反映。包括识记、保持、再认和重现（回忆）三个基本环节。记忆是人脑对外界信息的编码、存贮和提取的过程。记忆是积极能动的心理活动。人不仅对外界信息的摄入是有选择的，而且信息在人脑中也不是静止的，而是在编码、加工和贮存。信息能否提取或提取的快慢，与编码的完善程度及贮存的组织结构有密切联系。

2. 分类

（1）记忆按其内容可以分为形象记忆、情绪记忆、逻辑记忆和运动记忆4种。

1）形象记忆：即对感知过的事物具体形象的记忆。它保存事物的感性特征，具有显著的直观性。例如，对事物的大小、形状、颜色、声音、气味、软硬、冷热等的记忆都属于形象记忆。

2）情绪记忆：对自己体验过的情绪和情感的记忆。如失去亲人后的痛苦心情很长一段时间难以忘怀，就是情绪记忆的表现。情绪记忆比其他记忆更持久。

3）逻辑记忆：是以概念、命题和思想等逻辑思维结果为内容的记忆，具有概括性、理解性等特点。逻辑记忆形式是人类所独有的。

4）运动记忆：是以曾经做过运动或学习过的动作为内容的记忆，是人们获得语言、掌握和改进各种生活和劳动技能的基础，运动记忆一旦形成很难遗忘。婴儿在出生后的第一个月就表现出运动记忆。

（2）按记忆的保留时间长短和编码方式可分为瞬时记忆、短时记忆及长时记忆3种。

1）瞬时记忆：瞬时记忆（immediate memory）又称感觉记忆（sensory memory），指刺

激停止以后，感觉信息在一个极短时间才消失的记忆。瞬时记忆是记忆系统的开始阶段，瞬时记忆是以信息的物理特性为编码的主要形式，有鲜明的形象性。它的编码实际上就是感觉刺激的换能编码，将它转换成知觉。如视觉后像的记忆、回声的记忆等。感觉记忆的材料保持时间很短约为 0.25～2 秒；感觉记忆中登记的材料受到特别注意就转入第二阶段即短时记忆，否则就会被遗忘。

2）短时记忆：短时记忆（short-term memory）又称初级记忆、操作记忆或工作记忆，是指在瞬时记忆基础上，信息能保持 5 秒至 1 分钟左右的记忆。它起着少量信息临时仓库的作用，除了重要的信息外，一般信息很快消失。一般包括直接记忆和工作记忆。

3）长时记忆：长时记忆（long-term memory）又称二级记忆，指保存时间从 1 分钟以上直至许多年甚至终身的记忆。长时记忆的信息是有组织的知识系统，该系统对人的学习和行为决策具有重要意义，既可使人有效地对新信息进行编码，以便更好地识记；也可使人迅速有效地从头脑中提取有用信息。因此，学习者将学到的知识系统化、组织化非常重要。

3. 记忆的基本过程　记忆过程包括识记、保持、再认或回忆 3 个阶段。

（1）识记：识记（memorization）是识别和记住事物，从而积累知识经验的过程，也就是外界信息输入大脑并进行编码的过程，是记忆的初始环节。

（2）保持：保持（retention）是知识经验在头脑中的积累和巩固过程，是识记和回忆的中间环节。知识在保持的过程中不是一成不变的，它会随着时间的推移和知识经验的增多发生变化，原来不重要的细节趋于消失，内容变得更加简略和概括；或者是增添了原来没有的细节，使内容变得更加完整、合理和有意义，或更为夸张和突出。

（3）再认或回忆：再认或回忆（recognition and recall）是记忆的两种表现形式，再认是指我们曾经感知过的、体验过的或经历过的事物重新出现时，我们仍能认识的心理现象。回忆也称再现（reproduction）是事物或知识经验不在面前时能在头脑中重现的过程（回想起来）。它们都以识记为前提，又都是检验保持的指标，从信息加工的观点看，都是提取信息的过程。对过去事物回忆的速度和准确性，取决于所掌握的知识经验是否成体系，是否经常应用。

4. 影响记忆的因素

（1）识记有无明确目的和任务：识记有无明确目的和任务对记忆效果有重要影响。心理实验表明：①有意识记的目的任务越明确，识记效果越好，反之则越差；②识记任务的具体化程度，影响着识记效果。所以学习时要有明确的目的，记忆的任务应该明确、具体以利记忆。泛泛的学习是没有学习效果的。

（2）识记材料的性质和数量：有意义的材料较无意义材料遗忘慢；形象材料较抽象材料遗忘慢；简单的材料较复杂的材料容易记住；较长的材料首尾遗忘少，中间遗忘多；运动性记忆巩固后不易遗忘。

（3）遗忘因素：心理实验表明，遗忘与学习程度在适当范围内成反比。学习程度愈高，复习次数越多，遗忘越少。过度学习达 150% 保持效果最好。

（4）识记方法：复习可以增加记忆保持，减少遗忘。应掌握正确的复习方法：①及时复习：根据遗忘的规律，学习后及时复习，可以事半功倍；②分散识记比集中识记效果好；③意义识记比机械识记效果好：应在理解的基础上，了解材料意义，把它概括为提纲，再进行记忆，容易记住和保持；④不要把性质相似的材料安排在一起学习，以便克服前摄抑制和倒摄抑制，避免内容相互干扰；⑤结合回忆的识记比单纯重复的识记效果好；⑥多样化的复习：把眼看、耳听、手写、嘴默念、脑想结合起来复习，比单纯视觉识记效果好。

5. 记忆与临床护理工作　护士在临床工作中应具备准确的记忆力和注意力，由于护士的职责是执行医嘱，每项工作都必须数量化，而且数量要准确。护士应该具有良好的记忆品质，要善于记住主管病人的护理问题、护理操作规程及用药特点，不能有错误。要注意病人的记忆特征，不少神经精神病病人常有记忆障碍，对病人进行健康教育时，要考虑到不同病人的记忆特点，采取针对性的护理措施。

（四）思维

1. 思维的概念　思维（thinking）是人脑借助语言、表象和动作对客观事物的一般特性和规律性的间接的、概括的反映。思维是认识的高级形式，它揭示了事物本质特征和内部联系，并以概括的形式进行判断、推理，解决人们面临的各种问题。思维离不开感知觉，只有在大量感性认识基础上，才能揭示出事物的本质特征和规律。思维具有间接性和概括性特征。

2. 思维的基本过程　思维过程是人们运用概念、判断、推理的形式对外界信息不断进行分析、综合、比较、抽象、概括的过程。

3. 思维的分类

（1）根据思维方式分类

1）动作思维：是以实际动作或操作来解决问题的思维，即思维以动作为支柱，依赖实际操作解决直观具体问题。在个体心理发展中，此种思维方式是1～3岁幼儿的主要思维方式，但在实际生活中，成人也常常依赖实际操作来解决一些问题。

2）形象思维：是利用具体形象来解决问题的思维，思维活动依赖具体形象和已有表象。从个体心理发展看是3～6岁的儿童主要采取的思维方式。在现实生活中，艺术家、文学家及设计师更多地运用形象思维。

3）抽象思维：是以抽象概念和理论知识解决问题的思维，这是人类思维的核心形式，成人的思维大部分是抽象思维，是由语言、符号参加的思维。

以上三种思维不能截然分开，在个体发展中，由于语言的发生和发展较晚，因此动作思维和形象思维就出现的早一些，抽象思维出现的晚一些。在成人思维中三种思维相互联系共同发挥作用。

（2）根据思维方向分类

1）求同思维：又称聚合思维或集中式思维，是把问题提供的各种信息聚合起来，朝着同一个方向，得出一个唯一正确的答案。这种思维有时会妨碍思考问题的灵活性。

2）求异思维：又称发散思维，是指从一个目标出发，沿着各种不同的途径去思考、探索多种多样答案的思维。例如，学生用多种方法来解答同一数学题，就属于求异思维。求异思维的主要特点是思维的变通性、流畅性、独特性。

（3）根据思维创新程度分类

1）习惯性思维：又称为常规思维和再造性思维。常规思维是经验证明行之有效的程序化思维，它是人们按照现成的方案或程序，用惯常的方法，固定的模式来解决问题的思维方式。既规范又节约时间。惰性思维不需经过深入思考就自动地给出答案。这种思维不创造新成果，创造性水平很低。

2）创造性思维：是以新颖、独特的方式来解决问题的思维，是在头脑中重新组织已有的知识经验，沿着新的思路寻求新的成果，有创造想象参加的思维。是人类思维的高级过程。

4. 思维与临床护理工作　现代护理的独立功能占 70%，而依赖功能只占 30%，且护理工作本身是一项创造性活动。因此护士必须具有独立、良好的思维品质。对每个病人要进行评估，作出护理诊断，制订护理计划，运用护理程序为病人提供护理服务。要注意培养和锻炼创造性思维能力，不断进行护理改革和创新，促进护理学科的发展。护士不仅要有敢于承担风险的勇气，还要有以渊博的医疗知识、精湛的医疗技术、丰富的医疗经验为内容的卓识和能力，勇敢以智慧卓识为基础，卓识以勇敢为表现，两者相辅相成，密切相关，共同构成胆识品质的内涵。另外，要注意病人的思维特点，特别是精神疾病常有思维障碍等。

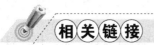
相关链接

如何保持良好的情绪

（1）不对自己过分苛求。有些人将自己的抱负定得过高，根本无法实现，受到别人嘲讽后终日郁郁不欢；有些人做事追求完美，常常因为小小的瑕疵而自责。如果将自己的目标和要求定在自己能力范围内自然就会心情舒畅。

（2）对他人期望不要太高。许多人将希望寄托在他人身上，若果对方达不到自己的要求，便会大失所望。其实每个人都有自己的优缺点，何必要求别人迎合自己的要求。

（3）疏导自己的愤怒情绪。勃然大怒时可能会做出许多蠢事，与其事后后悔不如事前自制，平息愤怒。

（4）学会忍让。要心胸开阔，做事从大处看，只要大前提不受影响，小事不必斤斤计较，以减少自己的烦恼。

（5）暂时回避。在遇到挫折时应该将烦恼放下，去做那些喜欢做的事。

（6）找人倾吐烦恼。如果将烦恼告诉你的挚友或师长，心情就会顿感舒畅。

（7）替别人做点事。帮助别人不但是使自己忘却烦恼，而且还可以确定自己的价值，更可以获得珍贵的友谊。

二、情　绪　过　程

（一）概述

1. 情绪与情感的概念　情绪（emotion）和情感（feeling）是人对客观事物的态度体验及相应的行为反应。

情绪是人对反应内容的一种特殊态度，具有独特的主观体验、外部表现，并伴有自主神经系统的生理反应。情感即情绪过程的主观体验，只用于人类，它既与生理需要相联系，也与社会需要相联系。情绪与有机体的需要密切联系着，它是一种以需要为中介的反映形式。只有与人的需要有直接或间接联系的事物，才使人产生情绪体验。

2. 情绪与情感的区别与联系　情绪与情感概念既有区别又有联系，两者的联系在于情绪和情感作为一种主观体验，是对客观现实的反映。但它反映的不是客观事物本身，而是具有一定需要的主体和客体之间的关系。情绪和情感是两种难以分割而又有区别的主观体验。广义而言，情感与情绪一样也是人对客观事物的态度体验；狭义而言情感不同于情绪，是与个体的社会性需要相联系的一种比较复杂而又稳定的态度体验。

情绪与情感的区别在于：①从需要角度看，情绪是和有机体的生物需要联系的体验，情感是同人的高级的社会性需要相联系的；②从发生角度看，情绪发生较早，为人和动物所共有，情感则发生较晚，是人类所特有的，是个体社会进程发展到一定阶段才产生的；③从稳定性程度看，情绪永远带有情境的性质，而情感则既是有情境性，又具有稳固性和长期性，稳固的情感体验是情绪概括化的结果，情感是在情绪基础上形成的，反过来情感对情绪又产生巨大影响；④从反应上看情绪反应强烈，外部表现明显，情感反应较深沉，外部表现不明显。

（二）情绪与情感分类

1. 情绪的分类　对于情绪的类别长期以来没有统一标准。我国古代有喜、怒、忧、思、悲、恐、惊等七情说，美国心理学家普拉切克（Plutchik）提出了八种基本情绪：即悲痛、恐惧、惊奇、接受、狂喜、狂怒、警惕、憎恨。还有的心理学家提出了 9 种类别。虽然类别不同，但一般认为个体的情绪分为基本情绪和复合情绪 2 种，其中基本情绪有 4 种即快乐、愤怒、恐惧和悲哀；复合情绪是由基本情绪的不同组合派生出来的。

2. 情绪状态分类　情绪状态是指在一定的生活事件影响下，一段时间内各种情绪体验的一般特征表现。根据情绪状态的强度和持续时间可分为心境、激情和应激。

（1）心境：心境是一种微弱、持久、带有渲染性的情绪状态。如发生在我们身上的一件喜事让我们很长时间保持着愉快的心情；但有时候一件不如意的事也会让我们很长一段时间忧心忡忡，情绪低落。这些都是心境的表现。

（2）激情：激情是一种迅猛爆发、强烈、激动、短暂的情绪状态。人们在生活中的狂喜、狂怒、深重的悲痛和异常的恐惧等都是激情的表现。与心境相比激情在强度上更大，但维持的时间一般较短暂。激情具有爆发性和冲动性，同时伴随有明显的生理变化和行为表现。

3. 情感的分类　情感是同人的社会性需要相联系的主观体验，是人类所特有的心理现象之一。人类高级的社会性情感主要有道德感、理智感和美感。

（1）道德感：是根据一定的道德标准在评价人的思想、意图和行为时所产生的主观体验。是个人根据社会道德准则评价自己或别人行为时所产生的情感，是一种高级形式的社会情感。道德属于社会历史范畴，不同时代、不同民族、不同阶级有着不同的道德评价标准。

（2）理智感：是在智力活动过程中，认识和评价事物时所产生的情绪体验。例如，人们在探索未知的事件时所表现的求知的欲望、认识的兴趣和好奇心；在解决问题过程中出现的迟疑、惊讶、焦躁以及问题解决后的喜悦、快慰；在评价事物时坚持自己见解的热情；为真理献身时感到的幸福与自豪；由于违背和歪曲了事实真相而感到羞愧等，都属于理智感。

（3）美感：是根据一定的审美标准评价事物时所产生的情感体验。人的审美标准既反映事物的客观属性，又受个人的思想观点和价值观念的影响。因此，在不同文化背景下，不同民族、不同阶级的人对事物美的评价既有共同的方面，也有不同的地方。

（三）情绪的功能

1. 情绪是适应生存的心理工具 在低等动物种系中，所有的情绪只是一些具有适应价值的行为反应模式。当特定的行为模式、生理唤醒及相应的感受状态出现后，就具备了情绪的适应性，其作用在于发动机体能量使机体处于适宜的活动状态。因此，情绪自产生之日起便成为适应生存的工具。人类继承和发展了动物情绪这一高级适应手段。情绪的适应功能根本在于改善和完善人的生存和生活条件。由于人生活在具有高度文化的社会里，情绪适应功能的形式有了很大的变化，人用微笑向对方表示友好，通过移情和同情来维护人际联结，情绪起着促进社会亲和力的作用，但对立情绪又有着极大的破坏作用。

2. 激发心理活动和行为的动机 情绪能够驱策有机体发生反应、从事活动在最广泛的领域里为人类的各种活动提供动机。情绪的这一动机功能既体现在生理活动中，也体现在人的认识活动中。生理内驱力是激活有机体行为的动力。而情绪的作用则在于能够放大内驱力的信号，从而更强有力地激发行动。情绪反应却比内驱力更为灵活，它不但能根据主客观的需要及时地发生反应，而且可以脱离内驱力而独立地起动机作用。

3. 情绪是心理活动的组织者 情绪是独立的心理过程，有自己的发生机制和操作规律。作为脑内的一个监测系统，情绪对其他心理活动具有组织作用。情绪的组织作用包括对活动的促进和瓦解两方面，正性情绪起协调、组织作用，负性情绪起破坏、瓦解或阻断作用。研究证明，情绪能影响认知操作的效果，影响效应取决于情绪的性质和强度。

4. 情绪是人际交往的重要手段 情绪和语言一样，具有服务于人际沟通的功能。情绪通过独特的沟通手段，即表情来实现信息传递和人际间相互了解：其中面部表情是最重要的情绪信息媒介。情绪的组织作用体现在对记忆和行为的影响方面。良好情绪状态下，容易回忆带有愉快情绪色彩的材料；如果识记材料在某种情绪状态下被记忆，那么在同样的情绪状态下，这些材料更容易被回忆出来。当人处在积极、乐观的情绪状态时，倾向于注意事物美好的一面，而在消极情绪状态下则使人产生悲观意识，失去希望和渴求，更易产生攻击性行为。

（四）情绪的外部表达

情绪和情感本是一种内部体验，当这种体验发生时，又总是伴随着某些外部表现，并可以观察到。人的外显行为主要指面部可动部位的变化、身体姿态和手势，以及言语器官的活动等。这些与情绪、情感有关联的行为特征称为表情，包括面部表情、体态表情和言语表情。

1. 面部表情 面部表情（facial expression）是指通过眼部肌肉、颜面肌肉和口部肌肉的变化来表现各种情绪状态。达尔文在他的《人类和动物的表情》一书中认为，表情是动物和人进化过程中适应性动作的痕迹。

2. 体态表情 体态表情（body expression）指情绪发生时身体各部分呈现的姿态，通常也称为"体语"。手势是重要的身段表情，它通常和言语一起使用来表达人的某种思想感情。在一些情况下，手势也可以单独使用，如人们在无法用言语沟通时，往往通过手势等肢体语言进行交流，表达个人情感，传达个人信息。

3. 言语表情 言语表情（language expression）指情绪发生时在语调、节奏和速度等方面的变化，是人类特有的表达情绪的手段。言语中音调的高低、强弱，节奏的快慢等所表达的情绪是言语交际的重要辅助手段。

（五）情绪与护理临床实践

护士的情绪变化尤其是面部表情，对病人及其家属有直接的感染作用，护士应该具有对生活、工作积极、热爱、乐观、稳定的心境。在工作中调控好自己情绪，对病人的关爱通过言语、面部、体态等外部表现传达给病人。大部分病人存在痛苦、悲哀、恐惧、焦虑等不良情绪，尤其神经精神病病人常有情绪表达、反应、体验等障碍，护士在对病人进行心理护理和一般护理时，应考虑不同病人的情绪特点，采取有针对性的护理措施。使病人有安全感、亲切感及信任感。

三、意 志 过 程

（一）意志的概念

意志（will）是人自觉地确定目的，并以此支配调节自身的行动，克服困难，努力实现预期目的的心理过程。人生活在社会中不仅要认识客观世界，还要改造客观世界，以便更好地适应环境。与此相应的人的心理、意识的职能不仅局限于对客观事物的认识过程，以及产生一定的态度检验，更重要地还表现在针对客观现实进行有意识、有目的、有计划的改造活动，这种自觉地确定活动目的，并为实现预定目的有意识地支配、调节行动的心理现象构成了人的心理过程的重要方面即意志过程。

（二）意志品质

意志在个体身上的表现不同，有的人意志坚强，有的人则意志薄弱。而坚强的意志品质是克服困难、完成各项任务的重要保证。意志品质归纳为自觉性、果断性、坚韧性和自制性等4个方面。

1. 意志的自觉性　意志的自觉性是指个体在行为目的明确、行为意义认识充分后，再采取行动的品质。这种品质与坚强的信念、科学的世界观密不可分。只有具备自觉性的个体，才能主动独立地控制和调节自己的行动，才能够以满腔的热情克服困难、勇往直前。与自觉性相反的则是意志的盲目性和缺乏自信心。

2. 意志的果断性　意志的果断性是指个体能够明辨是非、迅速而合理地决断，并采取决定的品质。这种品质是以深思熟虑为基础，能够正确全面地考虑行动目的和方法，当机立断。意志的果断性与思维的灵活性和敏捷性分不开，也与个体的机智、学识、胆识息息相关。与此相反的意志品质是冒失和优柔寡断。

3. 意志的坚韧性　意志的坚韧性也称顽强性，是指个体以充沛的毅力和顽强的斗志克服重重困难，努力实现目标的品质。意志的坚韧性是经过长期磨炼得来的，其含意一方面是指善于抵制各种主观诱因的干扰；另一方面能够较持久地坚持决定。意志的坚韧性表现为锲而不舍和善始善终；与此相反的是执拗和顽固不化，对自我缺乏正确评估、一意孤行。此外见异思迁和朝三暮四等也是与坚韧性相反的意志品质。

4. 意志的自制性　意志的自制性是指个体能够自觉地控制自己的情绪，约束自己的言语和行为的品质。集中反映了个体的抑制能力。一种高尚的"慎独"修养对来自于躯体内外的消极情绪有克制能力，无论在何时何地都能自觉地排除各种干扰，坚持执行决定，圆满完成任务。

（三）意志与护理临床实践

护理工作是一种复杂而具体的工作，涉及许多复杂的人际关系，会遇到各方面的问题，困难、委屈、挫折或误解，甚至会遇到难以想象的问题，遇到难以处理的人际关系。神经精神病病人常有意志障碍，这些都需要护士有坚强的个人意志力。在遇到困难及挫折时能应用自己的意志力及控制力排除干扰，约束自己的言行，首先将病人的生命和健康放在首位，认真做好各项工作，有效地排除困难带来的影响。

第二节　个性与人格

一、个性与人格概述

（一）人格的概念

人格（personality）也称个性，是指一个整体的精神面貌，是具有一定倾向性的和比较稳定的心理特征的总和。

（二）人格特征

1. 人格的整体性　一个现实的人具有多种心理成分和特质，如才智、情绪、愿望、价值观和习惯等，但它们并不是孤立存在的，而是密切联系并整合成为一个有机组织。一个现实的人的行为不仅是某个特定部分运作的结果，而且总是与其他部分紧密联系、协调一致进行活动的结果。

2. 人格的稳定性和可变性　人格的稳定性表现为2个方面：一是人格的跨时间的持续性。在人生的不同时期人格持续性首先表现为自我的持久性；二是人格的跨情境一致性。人格特征是指一个人经常表现出来的稳定的心理与行为特征。人格的稳定性并不意味着人格是一成不变的，而是指较为持久的、一再出现的定型的东西。人格变化有以下2种情况：一是人格特征随着年龄增长，其表现方式也有所不同；二是对个体有重大影响的环境因素和机体因素，如移民、严重疾病等都有可能造成人格的某些特征，如自我观念、价值观、信仰等的改变。

3. 人格的独特性和共同性　人格的独特性是指人与人之间的心理与行为是各不相同的。由于人格结构组合的多样性，使每个人的人格都有其自己的特点。我们强调人格的独特性，并不排除人们之间在心理与行为上的共同性。人类文化造就了人性。同一民族、同一阶层、同一群体的人们具有相似的人格特征。文化人类学家把同一种文化陶冶出的共同的人格特征称为群体人格或众数人格。

4. 人格的社会性与生物性　人格的社会性是指社会化把人这样的动物变成社会的成员。人格是社会的人所特有的。人格是在个体的遗传和生物基础上形成的，受个体生物特性的制约。从这个意义上也可以说，人格是个体的生物性和社会性的综合。但是人的本质并不是所有属性相加的混合物，或者是几种属性相加的混合物。构成人的本质的东西，是那种为人所特有的，失去了它人就不能称其为人的因素，而这种因素就是人的社会性。其实，即使是人的生物性需要和本能，也是受人的社会性制约的。例如，人满足食物需要的内容和方式是受具体的社会历史条件制约的。

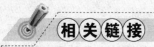

ABCDE 性格类型

国外有人提出了 ABCDE 典型性格类型，这种分类方法比较全面地反映一个人的性格面貌。这种分类方法认为人的性格由 12 种不同的特性构成：

首先，表现在情绪稳定性上。包括是否忧郁、容易悲伤；情绪是否容易变化、不稳定；自卑感的大小程度；是否容易担心某种事情或容易烦躁。

其次，表现在社会适应性上。包括是否容易空想、过敏而不能入睡，是否信任别人、与社会协调；是否不倾听别人的意见而自行其事、爱发脾气、有攻击。

最后，表现在向性上。包括是否乐观开朗；是慢性子还是急性子；是否喜欢沉思和反省；是否能当群众领导；是否善于交际。

根据上述性格特性在个体身上的表现和不同结合，将性格分为五种类型（见下表）。

	情绪稳定性	社会适应性	向性
A	不稳定	较差	外向
B	稳定	一般	平稳
C	不稳定	较好	外向
D	稳定	一般	外向
E	稳定	较好	平稳

二、个性倾向性

个性倾向性是推动人进行活动的动力系统，是个性结构中最活跃的因素。决定着人对周围世界认识和态度的选择和趋向，决定人追求什么。包括：需要、动机、兴趣、爱好、态度、理想、信仰和价值观等。

（一）需要

1. 概念 需要是由生理上或心理上的缺失或不足所引起一种内部的紧张状态。它是机体自身或外部生活条件的要求在人脑中的反映。是人们在主观上能感受或体验到的不足之感和求足之感。

需要是个体心理活动和行为的内部动力，它在人的活动、心理过程和个性中起着重要作用。首先，需要是保证人的正常生存和发展的基础，离开了一定的合理而基本的需要，如衣、食等日常需要和学习交往的需要，也就如同"植物人"而无法正常的生活和活动。其次，需要永远带有动力性，从而使人不会因暂时的满足而终止。人们在某些需要得到满足以后，又会产生新的需要，新的需要又会推动人们去从事新的活动。在活动中需要得到不断的满足，又不断滋生新的需要。再次，需要对人的认识过程、情绪情感、意志影响很大。为了满足需要，个人必须对有关事物进行观察和思考，需要调节和控制人的认识倾向。情绪情感是以客观事物是否满足人的需要为中介，与人的需要毫无关系的事物，则不能引起人的情绪和情感。需要推动意志的发展，人为了满足需要，从事一定的活动，在克服困难中锻炼了意志。需要是个性倾向性的基础，个性倾向性的其他方面，如动机、信念等等，都是需要的变形。

需要形成的基本条件有：①生理上或心理上出现对某些必需因素的缺失或不足；②指向一定的对象。需要具有对象性、紧张性、动力性、起伏性、社会历史制约性等特征。

2. 种类

(1) 根据需要的起源，可以将需要分为自然性需要和社会性需要。自然性需要与维持个体的生存与种族繁衍密切联系，是一种本能的需要。如人对空气、水分、食物、睡眠、性生活、安全、运动等的需要。自然性需要又称生物性需要或生理性需要，是人和动物都具有的一类需要。但人与动物在满足自然性需要的对象和方式上存在本质的差异。动物只有依靠自然界现成的天然物质来满足需要；而人的需要的满足则主要靠劳动生产满足需要的对象，其满足需要的水平受个体的社会生活条件的制约，其满足需要的方式受文化习俗和个人特点的制约。

社会性需要与个体的社会生活相联系，是后天习得的需要。如人对劳动、交往、学习、审美、威信、道德等的需要。社会性需要是人类所特有的一类需要。它是从社会要求转化而来的。人们在社会生活中，社会不断向个体提出各种要求，当个体认识到接受这些要求的必要性时，社会的要求就会转化为个体的需要。

(2) 按照需要对象的性质，可以将需要分为物质需要和精神需要。物质需要是个体对生存和发展所必需的物质生活的需要，既包括对自然界产物的需要，又包括对社会文化产品的需要。人体的物质需要既有自然性需要的内容，也有社会性需要的内容。例如，在对服装的需要中，既有满足人们防寒、防晒等自然性需要的内容，也有满足人们自尊、追求美的需要的内容。

精神需要是个体对生存和发展所必需的精神生活的需要。如对劳动、交往、审美、道德、创造等的需要。随着社会的进步和社会生产力的发展，人类所特有的精神需要不断发展。人类对劳动和交往的需要是最早形成的精神需要。这些需要对人类历史的发展起着十分重要的作用。精神需要有高尚与低级趣味之分。高尚的精神需要可以使人不断取得进步，而低级趣味的精神需要则会消磨人的意志，使人走向歧途。

(二) 动机

1. 概念　动机（motivation）一词来源于拉丁文 Movere，意思是移动、推动或引起活动。现代心理学将动机定义为推动个体从事某种活动的内在原因。具体说，动机是引起、维持个体活动并使活动朝向某一目标进行的内在动力。动机是用来说明个体为什么要从事某种活动，而不是用来说明某种活动本身是什么（what）或怎样进行的（how）。动机是在需要的基础上产生的，动机是行为活动的内在原因。

2. 功能　心理学家通过大量研究发现，动机对于个体活动具有三种基本功能：

(1) 激活功能：动机能激发有机体产生某种活动。带着某种动机的有机体对某些刺激，特别对那些与动机有关的刺激反应特别敏感，从而激发有机体去从事某种反应或活动。例如饥饿者对食物、干渴者对水特别敏感，因此也容易激起寻觅活动。

（2）引导功能：动机与需要的一个根本不同就是：需要是有机体因缺乏而产生的主观状态，这种主观状态是一种无目标状态。而动机不同，动机是针对一定目标（或诱因），是受目标引导的。也就是说需要一旦受到目标引导就变成了动机。由于动机种类不同，人们行为活动的方向和它所追求的目标也不同。例如在学习动机的支配下学生的活动指向与学习有关的目标，如书本、课堂等；而在娱乐动机支配下，其活动指向的目标则是娱乐设施。

（3）维持和调整功能：当个体的某种活动产生以后，动机维持着这种活动针对一定的目标，并调节着活动的强度和持续时间。如果达到了目标，动机就会促使有机体终止这种活动；如果尚未达到目标，动机将驱使有机体维持或加强这种活动，以达到目标。

3. 分类　从动机起源的角度可将动机分为生理性动机（或原发性、原始性、生物性动机）与社会性动机（或心理性、习得性、继发性动机）；从动机对象的性质可以分为物质性动机和精神性动机；从动机影响范围和持续作用的时间可以分为近景性动机（或短暂性动机）和远景性动机（或长远性动机）；从对动机内容的意识程度可分为无意识动机和有意识动机；从动机在活动中的地位与作用大小可分为主导性动机与辅助性动机。

（1）生理性动机：如前所述，生理性动机又称原发性动机、原始性动机、生物性动机，它是以生物性需要为基础的动机，如饥饿、渴、睡眠、空气、性、躲避危险等动机。

（2）社会性动机：又叫继发性动机、习得性动机和心理性动机，是以社会需要为基础的动机。社会性动机的内容十分丰富，如兴趣动机、成就动机、权力动机和交往动机均属于社会性动机。

（三）心理冲突

心理冲突（又称动机冲突）是指个体在某种活动中，同时存在着一个或数个所欲求的目标，或存在两个或两个以上互相排斥的动机，当处于相互矛盾的状态时，个体难以决定取舍，表现为行动上的犹豫不决，这种相互冲击的心理状态，称为动机冲突，它是造成挫折和心理应激的一个重要原因。心理冲突可分为4种基本类型。

1. 双趋冲突　双趋冲突指两种对个体都具有吸引力的目标同时出现，形成强度相同的两个动机。由于条件限制，只能选其中的一个目标，此时个体往往会表现出难于取舍的矛盾心理，这就是双趋冲突。"鱼与熊掌不可兼得"就是双趋冲突的真实写照。

2. 双避冲突　双避冲突指两种对个体都具有威胁性的目标同时出现，使个体对这两个目标均产生逃避动机，但由于条件和环境的限制，也只能选择其中的一个目标，这种选择时的心理冲突称之为双避冲突。"前遇大河，后有追兵"正是这种处境的表现。

3. 趋避冲突　趋避冲突指某一事物对个体具有利与弊的双重意义时，会使人产生两种动机态度：一方面好而趋之，另一方面则恶而远之。所谓"想吃鱼又怕鱼刺"就是这种冲突的表现。

4. 多重趋避冲突　在实际生活中，人们的趋避冲突常常表现出一种更复杂的形式，即人们面对着两个或两个以上的目标，而每个目标又分别具有吸引和排斥两方面的作用。人们无法简单的选择一个目标，而回避或拒绝另一个目标，必须进行多重的选择。由此引起的冲突叫做多重趋避冲突。

在现实生活中，个体常常遇到各种动机冲突。如果对动机冲突不能很好处理，就会产生强烈的消极情绪，使人陷入困惑和苦闷之中，甚至颓废和绝望，无力自拔。动机冲突不但影响人的正常工作和学习的积极性，还会给人的身心健康带来严重的威胁，甚至使人的精神状态趋于崩溃，乃至行为失常。

三、个性心理特征

个体在社会活动中表现出来的比较稳定的成分，包括能力、气质和性格。个性心理特征在个性结构中并非孤立存在，它受到个性倾向性的制约。如能力和性格是在动机、理想等推动作用下形成、稳定或者再变化，也需要依赖于动机和理想等动力机制才表现出来。两者相互制约、相互作用，使个体表现出时间上和情景中的一贯性，体现个体行为。

（一）气质

1. 概念　气质（temperament）是表现在心理活动的强度、速度、灵活性与指向性等方面的一种稳定的心理特征。它与日常生活中人们所说的"脾气"、"性格"、"性情"等含义相近。

人的气质差异是先天形成的，受神经系统活动过程的特性所制约。气质与人的生物学素质有关，无好坏之分。它只给人们的言行涂上某种色彩，但不能决定人的社会价值，也不直接具有社会道德评价含义。气质不能决定一个人的成就，任何气质的人只要经过自己的努力都能在不同实践领域中取得成就，也可能成为平庸无为的人。气质与性格的差别：气质没有好坏之分，是先天的与生俱来的和不易改变的。性格是后天形成的，较易改变。某种气质的人更容易形成某种性格，性格可以在一定程度上掩饰、改变气质。气质的可塑性小，性格的可塑性大。

2. 类型　关于气质类型及其划分依据不同的观点提出各种类型学说。如德国精神病学家克雷奇默（E. Kretschmer）提出的体型说，他根据对精神病病人的临床观察，认为可以按体型划分人的气质类型。根据体型特点，他把人分成三种类型，即肥满型、瘦长型、筋骨型。生理学家柏尔曼（Berman）提出激素说，他认为，人的气质特点与内分泌腺的活动有密切关系。日本学者古川竹二等人提出血型说，他们认为气质是由不同血型决定的，血型有 A 型、B 型、AB 型、O 型，与之相对应气质也可分为 A 型、B 型、AB 型与 O 型四种。美国心理学家巴斯（A. H. Bass）提出活动特性说，他用反应活动的特性，即活动性、情绪性、社交性和冲动性作为划分气质的指标，由此区分出四种气质类型。

3. 气质与高级神经活动类型　巴甫洛夫及其学派的研究认为，高级神经活动的基本过程就是兴奋和抑制过程，它有 3 个基本特征：即强度、平衡性和灵活性。神经过程的三个基本特征的独特组合就形成了高级神经活动的类型。巴甫洛夫高级神经活动类型分成 4 种基本类型，见表 2-1。

表 2-1　高级神经活动类型及其特征

神经（气质）类型	强度	均衡性	灵活性	行 为 特 点
兴奋型（胆汁质）	强	不均衡	灵活	攻击性强，易兴奋，不易约束，抑制力差、外倾性明显，情绪兴奋高、易变
活泼型（多血质）	强	均衡	灵活	活泼好动，反应灵活，好交际，情绪兴奋性高，外倾，注意和兴趣易发生转移

续表

神经（气质）类型	强度	均衡性	灵活性	行 为 特 点
安静型（黏液型）	强	均衡	不灵活	安静、坚定、反应迟缓、有节制、不好交际，内倾，可塑少，情感稳固深刻且不易外露，善于忍耐，言语不多，注意稳定难以转移
抑制型（抑郁型）	弱	不均衡	不灵活	胆小畏缩，消极防御反应强，多愁善感，不耐挫折，情感体验深刻且不易形之于外，观察细致，想象丰富

4. 意义　气质主要表现为心理活动的动力和方式，而不涉及其方向和内容。因此就一个人活动的社会价值和成就来说，气质无好坏之分。任何气质都有其积极方面和消极方面，任何气质类型的人都可以在事业上获得成功。

在特定的条件下，选择气质特征合适的人员从事某项工作，可提高工作效率，减少失误。这对于职业选择和工作调配等具有一定的意义。

不同的气质类型对人的心身健康有不同的影响。情绪不稳定、易伤感、过分性急、冲动等特征不利于心理健康，有些可成为心身疾病的易感素质。

在教育工作中，气质特征为我们提供了因材施教的依据。教师只有了解学生的气质特点，并针对这些特点采取不同的教育手段和方法，才能取得良好的教育效果。

（二）性格

1. 概念　性格（character）是一个人表现在对现实的态度和习惯化的行为方式上的稳定的个性心理特征。它表现一个人的品德，受人的价值观、人生观、世界观的影响。这些具有道德评价含义的人格差异，我们称之为性格差异。性格是在后天社会环境中逐渐形成的，同时也受个体的生物学因素的影响。是人的核心的人格差异。性格有好坏之分，能最直接地反映出一个人的道德风貌。

2. 类型　心理学家按照一定的原则对性格做出分类。性格是人格的重要组成部分。个体在一定社会条件下表现出来的习惯化了的行为反应与情感，形成相对稳定人格心理特征。由于性格的复杂性，性格类型的划分至今没能达成共识。心理学所划分的性格类型主要有：

（1）根据知、情、意三者在性格中何者占优势，将性格划分为理智型、情绪型和意志型。理智型的人，通常以理智来评价、支配和控制自己的行动；情绪型的人，往往不善于思考，其言行举止易受情绪左右；意志型的人一般表现为行动目标明确，主动积极。

（2）荣格根据人的心理活动倾向于外部还是内部，将性格分为外倾型和内倾型，也称为内向型和外向型。

（3）美国心理学家威特金根据个体独立性程度，将性格划分为独立型和顺从型。独立型的人善于独立思考，不易受外来因素的干扰，能够独立地发现问题和解决问题；顺从型的人，易受外来因素的干扰，常不加分析地接受他人意见，应变能力较差。

（4）根据人的社会生活方式以及由此而形成的价值观，将性格类型分为理论型、经济型、审美型、社会型、权力型和宗教型。

（5）根据人际关系，把人们的性格划分为 A、B、C、D、E 5 种。

（三）能力

1. 概念 就是指顺利完成某一活动所必需的主观条件。能力是直接影响活动效率，并使活动顺利完成的个性心理特征。能力总是和人完成一定的活动相联系在一起的。离开了具体活动既不能表现人的能力，也不能发展人的能力。能力与知识、经验和个性特质共同构成人的素质，成为胜任某项任务的条件。心理学家认为天才不是"天赋之才"，不是一个人先天就有的才能，而是指在后天社会实践活动中得到高度发展的才能，是各种能力的独特完善的结合。因此，我们可以说牛顿、爱因斯坦、爱迪生等科学家是天才，但他们的杰出才能并非是先天就有的，他们在童年时代甚至表现出低于一般儿童的才能。如果他们没有经过后天的勤奋学习和艰苦劳动，是不可能成为天才的。正如爱迪生所说"天才就是 99％的汗水加 1％的灵感"。

2. 分类

（1）一般能力和特殊能力：一般能力是指观察、记忆、思维、想象等能力，通常也叫智力。它是人们完成任何活动所不可缺少的，是能力中最主要也最一般的部分。其核心是抽象逻辑思维能力。特殊能力是指人们从事特殊职业或专业需要的能力。例如音乐中所需要的听觉表象能力。人们从事任何一项专业性活动既需要一般能力，也需要特殊能力。两者的发展也是相互促进的。

（2）流体能力和晶体能力：晶体能力（晶体智力）是以学得的经验为基础的认知能力，如人类学会的技能、语言文字能力、判断力、联想力等，与流体能力相对应。晶体能力受后天的经验影响较大，主要表现为运用已有知识和技能去吸收新知识和解决新问题的能力，这些能力不随年龄的增长而减退，只是某些技能在新的社会条件下变得无用了。流体能力（流体智力）指基本心理过程的能力，它随年龄的衰老而减退。晶体能力在人的一生中一直在发展，它与教育、文化有关，并不因年龄增长而降低，只是到 25 岁以后，发展的速度渐趋平缓。

（3）模仿能力和创造能力：模仿能力指通过观察别人的行为、活动来学习各种知识，然后以相同的方式做出反应的能力。而创造力则是指产生新思想和新产品的能力。

（4）认知能力、操作能力和社交能力：能力按照它的功能可划分为认知能力、操作能力和社交能力。

3. 能力的差异 能力差异是指人与人之间在智力、体力及工作能力等方面的差异，是由性别、年龄、文化背景等因素造成的。

（1）能力的类型差异：这种差异是指能力在质的方面的差异。在知觉、记忆、表象、思维等方面相对稳定的心理品质。在知觉能力方面有分析型、综合型、分析-综合型、情绪型；在记忆能力方面有视觉型、听觉型、运动型、混合型；在表象方面有视觉型、听觉型、动觉型、综合型，在思维能力方面有形象型、抽象型、中间型。

另外，人的特殊能力的差异也很明显。如有文学才能的人，具有敏锐而又深刻的观察自然和社会的能力、丰富的想象力、较强的语言表达能力等。而具有音乐才能的人，则是具有敏锐的音乐感觉能力、较强的听觉表象记忆能力等。

（2）能力的水平差异：在一般能力方面，能力的水平差异主要指智力发展水平的差异。心理学家通过大量研究得出共同的结论，即智力的个别差异在一般人中呈常态曲线分布。

68%的人的智商在 85～115 之间，他们的聪明程度属于中等水平；智商超过 140 的人属于智力超常；智商低于 70 的人属于智力障碍。特殊能力方面，具有同一种特殊能力的人，其水平也有明显的差异。

（3）能力的年龄差异：能力的年龄差异，即能力表现早晚的差异。有的人在儿童时期就显露出非凡的智力和特殊能力，属于才华早露或称早慧。古今中外能力早慧者不胜枚举，如：奥地利作曲家莫扎特 5 岁就创作了他的第一首乐曲，8 岁时举办独奏音乐会。唐初四杰之一的王勃 10 岁能作赋，13 岁写出著名的《滕王阁序》。除了才华早露之外，还有大器晚成。如画家齐白石长期做木匠，40 岁才显露绘画才能，成为著名的国画家。我国明代医学家李时珍在 61 岁时才写成《本草纲目》。

（翁孝琴）

第三节　心理学理论

在心理学成为一门独立的科学后，学者们开始用各自不同的专业角度观点去观察和解释心理现象，受科学技术和一定的历史、地理、文化条件的影响，每一种理论都各有特色，因而形成了许多不同的心理学派，每一学派提出的学说都有其理论观点及支持这些观点的依据，每一学说都有其对心理疾病发生机制的解释及其在临床实践或学科中的意义。但都不足以完全解释清楚心身的联系和本质问题。对于这些基本理论而言，我们既不能照抄照搬也不能全盘否定。本章内容主要为我们介绍几种与人的健康和疾病有关的心理学基本理论。

一、人本主义理论

人本主义心理学（humanistic psychology）兴起于 20 世纪 50、60 年代的美国，是第二次世界大战后美国在当代西方心理学中的一种革新运动。该理论的哲学之根就存在古希腊流传下来的人性论和人道主义中，同时受到近现代现象学和存在主义的影响，它强调充分发掘人的潜能、追求健康人格和自我实现。人本主义反对精神分析的无意识决定论、性恶论和贬低了人的价值的观点，同时它也反对人是机器，人是动物，人完全受环境等外力的控制和决定的行为主义观点。所以凡是提出人具有潜在的善性和美德，尊重知识、关心人的价值尊严和人的自然天性，捍卫人类社会的公平和正义的观点都可视为人本主义心理学思想。

（一）代表人物及贡献

在人本主义心理学领域有很多人曾作出过重要的贡献，但是马斯洛（A. Maslow）和罗杰斯（C. R. Rogers）对人本主义心理学的贡献是无人能比的。

马斯洛被誉为"人本主义心理学之父"。20 世纪 40 年代末期，他对当时盛行的行为主义心理学研究取向日益不满，开始发表一些"不合正统"的心理学观点，被学术界视为美国人本主义心理学的萌芽。1954 年，马斯洛出版了人本主义心理学的奠基之作——《动机与人格》。同年，马斯洛还与持有跟他观点相似的许多学者联系和交流，开展许多学术活动。1959 年，马洛斯主编了《人类价值的新知识》一书，成为人本主义心理学发展史上的重要文献。这些重要事件和学术活动，有力地促成了人本主义心理学时代的到来。

罗杰斯是人本主义心理学的主要创建者，他的人格自我理论、以人为中心疗法和非指导性教育原则曾风靡世界各地。1957 年罗杰斯任威斯康星大学心理学教授，在这里他系统地研究了以患者为中心的心理治疗理论体系。1964～1968 年罗杰斯成为加利福尼亚州西部的一家"人的研究中心"的常驻研究员，主要致力于人本主义人际关系的研究。代表作有：《咨询与心理治疗》、《来访者中心治疗》、《论人的成长》等。

（二）人本主义心理学概述

1. 马斯洛的需要动机理论　又称为"整体动力理论"，需要问题是马斯洛人本主义心理学思想中最受关注的内容，也是人本主义心理学的支柱性理论。马斯洛将人类的需要划分为五个层次：①生理的需要：这是人们最原始、最基本的需要。这类需要若得不到满足，有机体将会有生命危险。它是最强烈的不可避免的最底层需要，也是推动人们行为的强大动力。②安全的需要：这一需要包括对人身安全、生活稳定以及免遭痛苦、威胁或疾病的需要。安全需要比生理需要高一级，当生理需要得到满足以后就要保障这种需要。③爱与归属的需要：也称为社交的需要，是指个人渴望得到家庭、团体、朋友、同事的认同，对友情、信任、温暖、爱情的需要。④尊重的需要：尊重的需要可分为自尊、他尊和权力欲三类，包括自我尊重、自我评价，也包括他人的认可和尊重以及尊重他人。尊重的需要很少能够得到完全的满足，但基本上的满足就可以产生推动力。⑤自我实现的需要：是人的需要层次中最高等级的需要，其目标是自我实现。这些需要由低向高排列，只有在低层次的基本需要得到满足之后才能产生高层次的心理需要。各个层次的需要是相互依赖和彼此关联的，层次较高的需要发展后，层次较低的需要并不消失，而是依然存在，只是对人的行为的影响降为较低的地位而已。

2. 罗杰斯的人性观　罗杰斯认为，首先人性不仅是乐观的、积极的，而且是富有建设性的。这种理论的基本假设是：有机体有一种先天的、最基本的、"自我实现"的动机，所有其他的动机都是"自我实现"动机的不同表现形式。以心理治疗患者为例，罗杰斯发现：在每一个有机体中，在任何程度上，都有一股向着建设性地实现它的内在可能性的潜流。其次，人性是发展变化的。人的变化并不完全是在消极地适应社会、文化，人完全可以通过自身的变化达到对社会文化的控制和创造。最后，人的认识活动的基础是意识经验。人的变化也是由经验造成的。他指出："科学、治疗以及生活的所有其他方面首先植根于并且依据一个人瞬间的主观经验。它从内在的、整体的和机体的经验中生长出来。"

人本主义观点的本质都是要发挥自己的潜能（友爱、自尊、自由、平等、创造、追求真善美和公正的价值），实现自己的理想，并不断追求新的更高目标，没有止境，永远不会满足。当环境阻碍自我实现，便会产生各种心理障碍和心身疾病。它强调人的自主作用，提出"动机层次论"、"自我实现"、"潜能"等概念。人本主义的积极意义在于，它不同于行为主义学派的以动物和儿童的心理现象为研究基础的理论，更不同于精神分析理论只是以精神病患者的心理现象为研究基础，它以健康人为研究对象，强调发挥人的潜能，因此，被称为心理学上的第三势力。人本心理学的兴起对心理咨询和心理治疗产生了很大的影响。

（三）人本主义理论与护理临床实践

从马斯洛的需要动机理论的角度出发，研究人这样一个高等动物的行为、个性、情绪等整个心理活动的变化发展规律，从而探讨心理社会因素在疾病发生发展过程中的规律，更符合医学模式的转变。因为个体的行为、情绪、兴趣等总要反映到一定的需要上，而需要的满足与否肯定会影响到个体心理和生理的变化发展，甚至导致各种疾病的发生。而且个体需要的满足与否又与个体的文化、民族、经济地位等许多社会文化因素相关联。因此，心理学的基本理论框架除了离不开人的大脑这一物质基础外，在文化社会意义上需要层次论就是一个重要的核心理论。

以人本主义理论为基础的临床实践首先是要求医护人员设身处地地理解患者、同情患者，将患者看做一个完整的"人"来看待。了解患者的心理状态以及情感需求，通过有效沟通来消除医患交流阻抗。这就使得我们在宣扬医学人文关怀时，还要注意医患沟通与人际交流技巧的培训，只有准确地表达自己内心的这种愿望，患者及家属才能从医护人员的言行中听到、看到并感受到这种人文关怀。

人本主义理论在护理临床实践中还主要表现为整体护理的提出。整体护理是以护理对象为中心，以提高护理对象的健康水平为最终目标的护理体系。它是建立在认知和感情基础之上的，它不仅是程序的完美、技能的熟练，更重要的是思想的认识和感情的投入。因此，我们设立认知、技能、情感统一的发展目标，让每一位护理对象能自主地面对现实的健康问题。同时，引导护士根据护理对象的心理、生理、生活、学习等方面的实际情况不断研究有效的护理方案，实现护理目标和康复动机的高度统一。

二、精神分析理论

精神分析理论（psychoanalysis）又称为心理动力学（psychodynamic theory）或深层心理学说，是心理学中最古老、最富有争议同时也是最具影响力的学派之一。

（一）代表人物及贡献

精神分析学派是由奥地利精神病学医生弗洛伊德（Freud S，1856—1939 年）创立，又称"弗洛伊德主义"。1895 年与布洛伊尔合作发表《癔症研究》，被称为精神分析的正式起点。1900 年发表的《释梦》一书成为精神分析学说诞生的标志。1902 年与阿德勒等人成立"星期三心理学学会"，使精神分析学派的影响逐渐扩大。1905 年发表《性学三论》，讨论了性异常的病理、心性发展过程、性动力理论以及行动力在人类行为中的种种表现，论证了性力对个体心理的决定作用并系统地探索了人类自幼年时代起的性力发展规律。1909 年他访问美国，使精神分析理论在美国也得到了传播。

（二）精神分析理论概述

精神分析理论包括心理结构学说、人格结构学说、性心理发展学说、释梦学说和心理防御机制学说 5 部分。现简要介绍心理结构学说、人格结构学说以及性心理发展学说。

1. 心理结构学说　弗洛伊德将人的心理活动分为 3 层：意识（consciousness）、前意识（preconsciousness）和潜意识（unconsciousness）。

（1）意识：是心理活动的表层，它与感知觉有关并与语言紧密联系。意识活动遵循"现实原则"（reality principle），即只有合乎社会规范和道德标准的各种观念才能进入。

（2）潜意识：是被压抑到意识下面的、无法从记忆中召回的部分，它通常是被社会的风俗习惯、道德、法律所禁止的内容，包括个人原始的冲动和与本能有关的欲望等。潜意识的主要特点是非理性、冲动性、无道德性、反社会性、非时间性、非逻辑性、不可知性、非语言性。它决定了个体行为的真正原因和动机。其活动遵循"享乐原则"（pleasure principle）。

（3）前意识：是介于意识与潜意识之间的部分，当前未曾注意，经他人提醒或自己集中注意、努力回忆即可进入意识的心理活动，即是可以召回到意识中的那部分经验和记忆。其作用是保持对欲望和需求的控制，使其尽可能按照外界现实要求和个人的道德来调节。

弗洛伊德把意识的这三个不同层次比喻为漂移在大海上的冰山的不同部分，其中心理活动的意识部分就如那冰山露出在海平面上的山尖部分，把心理活动的潜意识形容为潜伏在水下面的庞大部分，而前意识则比作冰山中有时呈现有时藏匿的那部分。

心理结构学说是精神分析理论的核心概念之一，是弗洛伊德学说的基石。弗洛伊德认为，人的大部分心理活动是潜意识的，人的大部分行为由潜意识的动机所左右着；意识和潜意识之间壁垒分明，意识门口有着严密的防守，不准潜意识中的本能欲望随意侵入，被压抑到潜意识中的各种欲望、观念或创伤性经验，如果不能被允许进入到意识中，它们通常会以心理障碍的形式表现出来，从而成为导致心理疾病的根源。例如：哮喘症状可能是潜意识中童年期与母亲的分离焦虑的变相表达；强迫性洗手可能是潜意识中自我罪恶感的变相表达。因此，精神分析治疗的治疗目标就是把未知的潜意识内容转化成为可以意识到的层面，协助患者更好地做自我选择。

2. 人格结构理论　弗洛伊德还把人格分为三个部分，即本我（id）、自我（ego）和超我（superego）。概括地说，本我是人格的生物成分，代表不受控制的生物驱力；超我是人格的社会成分，是社会良心的内化；自我是人格的心理成分，是调节本我与超我并与现实打交道的理性思维。这三个系统不是孤立存在的，而是作为一个整体共同起作用的。

（1）本我：它是最原始的、与生俱来的、潜意识的人格部分，由先天的本能和欲望组成，是贮存心理能量的地方，仿佛一只沸腾着本能和欲望的大锅，主要是性本能和破坏性。由于本我处于潜意识之中，因而不能被个人所觉察。本我具有要求即刻被满足的倾向，遵循着所谓的"快乐原则"（pleasure principle）。本我与外部不能直接接触，其唯一的出路就是通过自我。

（2）自我：其大部分存在于意识中，小部分是潜意识的。自我是从本我中分化出来的，自我是本我的管理者，一方面，自我的动力来自于本我，即为了满足本能的冲动和欲望；另一方面，它又要顺应外在的现实环境，采取社会所允许的方式指导行为，保护个体的安全，自我遵循着"现实原则"（reality principle），调节和控制本我的活动。因此，自我可以说是人格的执行部门，它努力使人格结构保持平衡。

（3）超我：大部分属于意识，它包括两个方面，一方面就是自我理想，另一方面就是通常所讲的良心。自我理想负责确定道德行为的标准，而良心负责违反道德标准的行为进行惩罚。超我是在长期社会生活过程中，通过社会规范、道德观念的内化，由自我转化而来的。超我的主要职能在于指导自我去限制本我的冲动，对个人的行为进行监督管理，使人格达到完善的程度。它是道德和良心的自我，是人们在社会生活过程中，将社会规范、道德观念等内化而成，按"至善原则"（principle of ideal）行事，是人格最后形成的最文明的部分（图2-1）。

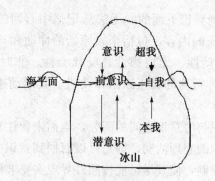

图 2-1 心理层次示意图

弗洛伊德认为人格是由本我、自我和超我三个系统相互作用构成的。自我按"现实原则"调节和控制"本我"的活动。按"超我"的要求，采取社会所允许的方式指导自己的行为。在人格结构中"自我"起着中介作用，使"本我"和"超我"之间保持平衡。人格的形成是企图满足潜意识的本能欲望和力求符合社会道德标准两者间长期冲突的结果。由于本我、自我和超我各自遵循不同的行为原则，所以三者之间的矛盾冲突在所难免。当本我有太多的控制力的时候，个体可能变得很冲动或具有破坏性；当超我太强时，个体可能为自己设定不现实的过高的道德标准或完美主义标准，从而产生自我挫败。自我在本我和超我中间起协调作用，使两者之间保持平衡。正常情况下，这三者是处于相对平衡状态中的。如果本我和超我之间的矛盾冲突达到自我无法调节时，就会产生各种精神障碍和病态行为。

3. 性心理发展学说 弗洛伊德在性心理发展理论中提出一个新概念——力比多（libido）。力比多是一种性力量，它是人格发展的重要力量源泉。在他看来，人格的发展就是性心理的发展，这一发展从婴儿时期就已经开始。随着儿童的成长成熟，儿童身体上的集中体现快感的部位有规律的变化。而每一个时期力比多都有一个关注的重心，在相应的时期如果发展不顺利，那么就会形成相应的障碍。弗洛伊德据此将人的性心理发展从婴儿期到青春期分为 5 个阶段：

（1）口唇期（0～1 岁）：婴儿几乎都由本我驱使，最初不能将自己和周围环境分开。所以这时力比多贯注于口唇、口腔活动，如吸吮、吃东西，并对能满足口的需要的东西如乳头、手指等产生依恋之情。此时婴儿从吸吮母乳中不但获得必要的营养，而且也获得极大快感。当父母的养育方式是过分的满足或不能够满足口唇的需要，都有可能使个体在以后形成口唇人格。过分满足，就会形成依赖人或纠缠人的人格；满足过少则会形成紧张和不信任的人格。

（2）肛门期（1～3 岁）：在这一时期，自我正从本我中渐渐分化出来，幼儿开始要求独立地通过考虑多种因素后作出某种理性的决定。这一时期也是幼儿会进入意志竞赛并坚持自我控制的时期。所以，该时期力比多下移贯注于肛门、直肠区的活动，此时也是训练幼儿大小便习惯的时期。幼儿可从排便与控制大便中获得快感，即肛欲满足。当然，在这一时期的训练出现问题会在青少年时代出现某些特殊行为。控制过严可导致谨小慎微，缺乏自我意识的人格特征。控制过松可导致自以为是、消极、无条理的人格特征。

（3）性器期（4～5 岁）：这一时期力比多转移到幼儿尚未发育的生殖器，他们通过玩弄生殖器而获得快感。在这一时期，个体出现恋慕与自己性别相异的父母，排斥与自己性别相同的父母的无意识的愿望和情感。如果顺利解决此期的矛盾冲突，可促使儿童形成正确的性别行为和道德观念，否则可能导致各种性偏离行为。

（4）潜伏期（6～11、12岁）：儿童进入了性潜隐期。在此阶段，力比多比较平静，没有上述各期复杂、激烈的矛盾冲突。此期，随着恋母恋父情结的克服，超我产生，儿童早期的性欲冲动被压抑到潜意识领域，把精力投放到学习、文体等活动中。如果发展好，可获得许多人际交往经验，促进自我发展。发展不好，会造成压抑、强迫人格。

（5）生殖期（11、12～20岁）：这一时期力比多活动以异性爱为标志。生殖器官发育成熟，出现两性生殖的可能性。儿童期深埋于潜意识中的性欲冲动，随着青春期的到来又开始涌动。这时力比多的关注的中心转移到异性的方向，而对异性的关注就会使个体具有责任心、值得信任而且充满活力等；如果发育不良，可导致一些病态人格。

（三）精神分析理论与护理临床实践

精神分析理论在心理学发展史上具有举足轻重的地位，无论是对更好地了解人的内心世界及行为的动力、对心理疾病和心身疾病的病因学探讨、治疗和预防，还是对文学、艺术、历史、宗教、教育、思想等领域，都产生了极其深远的影响。

精神分析理论倡导的精神分析疗法一直是心理治疗中一股强大的力量，对于解释和治疗心理疾病和心身疾病很有价值。弗洛伊德认为，潜意识中的心理冲突可造成焦虑状态，为了克服这种焦虑并保持心理的平衡，个体常会采取一系列的自我防御机制来使之得到缓解，其中压抑是最基本、最重要的自我防御方式。为满足力比多不得不以其他方式寻求满足。被压抑的心理冲突在一定条件下可能转化成心理症状，如焦虑症、强迫症、癔症等。也可能转化成躯体症状，如心血管、呼吸、消化等内脏功能的紊乱和障碍。因此，症状仿佛是作为安全阀起作用的，用以解释被压抑的力比多能量，避免引起灾难性的爆炸。

精神分析理论应用于护士对患者的心理护理过程也是完全可行的，护士可以通过患者的症状深刻理解其动机、需求以及内心冲突和痛苦，从而能与患者达到共情，给患者以关心、理解、接纳与真诚的专业化的帮助。以此建立良好的护患关系，不仅有助于护士全面而深入地理解患者，对于患者也是一种治疗，可以起到巨大的帮助和促进作用。

精神分析理论对于维护心理健康、预防心理疾病也有一定指导意义。其重点强调在个体发展过程中，人格的健康发展有赖于早年重要且安全的依恋关系的建立、基于需要的满足、与年龄相当的行为训练和教育、适宜的压力与支持等因素。从预防角度来看，及时处理好人格发展过程中各个阶段所出现的问题，防止固着现象，对于保持心身健康发展和维持健全人格都是非常重要的。

三、行为主义理论

行为主义既是西方心理学的一个理论或流派，又是西方心理学的一种方法论。作为一个理论或流派，他指的是美国心理学家华生所创立的一种体系；作为一种方法论，它指的是在心理学的研究对象和研究方法方面的客观主义倾向。行为主义认为心理学的目标是行为的预测和控制，主张将注意力从内在的意识转向到可观察的行为。

（一）代表人物及贡献

20世纪20年代美国心理学家华生（J. B. Watson）始创行为主义学派（learning theories of behavior）。他认为：心理学属于自然科学，只能应用客观观察的方法进行研究，而只有行为才是可以直接观察并进行科学研究的对象，所以心理学的研究对象是行为，而不是意识。1913年，华生的《行为主义者心目中的心理学》在他自己创立的杂志《心理学评论》上发表，标志着行为主义心理学的诞生。除华生外，巴甫洛夫的经典条件反射和斯金纳（B. F. Skinner，1904—1990年）的操作条件反射也是行为主义学派的主要理论支柱。桑代克（E. L. Thorndike，1874—1949年）和赫尔（C. L. Hull）等人也均为此做出了重要贡献。他们以动物实验和对人类行为的观察为依据，认为人的正常或病态的行为（包括外显行为及其伴随的心身反应）都可以通过学习或训练的过程而形成。

（二）行为主义理论概述

1. 经典条件反射理论　经典条件反射是俄国著名生理学家巴甫洛夫在研究狗的消化过程时偶然发现的。实验期间，当狗嘴里有食物时，会有分泌唾液的反应，这种反应是本能固有的，巴甫洛夫把这种反射性唾液分泌称为无条件反射。为了使狗对某一种刺激（铃声）形成条件作用，把这种原来只会引起探索性反射的中性刺激（铃声）与无条件刺激（食物）配对。经过一系列配对尝试后，如果仅发出铃声，不提供食物，也能引起狗分泌唾液，在这种情况下，铃声就成了条件刺激，铃声引起的唾液分泌就是条件反射。我国成语"望梅止渴"便是一例。由此可见，条件反射是由于条件刺激与无条件刺激配对呈现的结果。经典条件反射常借助下列概念来描述行为的习得过程：

（1）强化：强化（reinforcement）指在呈现中性刺激物的同时呈现无条件刺激的过程。在这里，无条件刺激物就成为使行为得以维持的强化物。该理论认为，强化是形成条件反射的基础。

（2）消退：消退（extinction）是指已经形成的条件反射，如果不再受到强化，其反应强度会逐步减弱甚至不再出现。这在临床上意味着，假如我们取消某种异常行为的强化物，根据消退理论，该异常行为的出现频率将减少，直至消失。

（3）泛化：泛化（generalization）是指某种特定刺激的条件反射形成后，其他类似的刺激也会诱发同样的条件反射。新刺激越近似于原刺激，条件反射被诱发的可能性就越大。这一现象称为泛化。俗话说"一朝被蛇咬，十年怕井绳"就是一种典型的泛化。

2. 操作条件反射　就在巴甫洛夫开展经典条件反射的研究时，美国心理学家桑代克则在以另一种方式开展相关实验。实验时，他把猫放在自己设计制造的迷笼中，其中每一个迷笼内都有一个杠杆装置，当猫在迷笼中活动并且按压这个装置时，迷笼的门就会被打开。桑代克的实验结果表明，猫可以学会通过按压杠杆装置来打开迷笼的门。另外，斯金纳用白鼠取代猫，白鼠同样可以学会按压行为。通过这个实验，斯金纳提出了操作性条件反射的原理和强化理论。

关于操作性条件反射的消退，斯金纳总结说："如果在一个已经通过强化而增强的操作性活动发生之后，没有强化刺激物出现，它的力量就削弱。"由此可见，与条件反射的形成一样，消退的关键也在于强化。但是，反射的消退表现为一个过程。即一个已经习得的行为并不即刻随强化的停止而终止，而是继续反应一段时间，最终趋于消失。

3. 示范作用　又称"社会性学习"是指人可通过模仿和社会性学习，学会一种新的行为类型，社会学习理论意味着异常行为的习得可能并非由个体直接经历的某种事件引发，而是由于看到别人的行为而习得的。"榜样的作用"就是一例，如追星族对明星的模仿，子女仿效家长的行为等。

4. 认知行为学习理论　是认知理论与行为理论结合的学派，是 20 世纪 70 年代在美国出现的一种新的行为学派。此学派区别于传统行为理论之处在于，强调个体的认识、人格、价值观等自身因素在行为学习过程中的作用。认为当环境刺激（S）发生时，因个体（O）自身因素的不同，会作出不同的反应（R），而行为反应的结果又能改变环境刺激，即"S-O-R"的模式。

行为主义否认传统心理学以主观体验到的知觉或意识为研究对象的做法，认为心理学要想成为一门科学，必须摒弃意识、意象等主观的东西，只研究所观察到的，并能客观地加以测量的刺激和反应——行为。在《行为主义者心目中的心理学》中华生宣称："在行为主义者看来，心理学纯粹是自然科学的一个客观的实验分支，它的理论目标就是预测和控制行为。"华生认为心理学是自然科学，只能研究可观察到的并能客观加以测量的行为和刺激，强调情景对于行为的决定作用。该理论强调个体行为的习得性，认为人类的行为都是后天习得的，环境决定了一个人的行为模式，无论是正常的行为还是病态的行为都是经过学习而获得的，因此，也可以通过学习或训练的方式改变个体的行为使已建立的错误反射消退。

（三）行为主义理论与护理临床实践

行为主义理论可以解释和解决许多医学心理学问题。人的个性可以被理解成是一系列习得性行为的综合结果。例如，固执的性格特点可能是儿童时期从父母那里经过学习强化而获得的。某些疾病的发生可能是"错误的习得性行为"的结果。根据行为主义理论，护士可以把人的各种心理病态和躯体症状，都看成是一种适应不良或异常的行为，这些适应不良的行为都是患者在过去的生活经历中经过条件反射，即所谓"学习"的方法所形成的。而这些行为在得不到强化的情况下会慢慢消退，便可以消除或纠正患者异常的行为和生理功能。

有关人类行为方面的心理学知识能帮助护理人员对患者的特殊行为方式给予理解。通过学习心理学的沟通交流技巧能改善护患关系，掌握不同年龄、性别和患有不同疾病的患者的心理特征，有助于对患者制订针对性的护理计划，提高对患者的整体护理质量。

四 、健康信念理论

（一）健康信念理论概述

健康信念模式（health belief model，HBM）是最早运用于个体健康行为阐释的理论模型。该理论诞生于 20 世纪 50 年代，由美国心理学家 Rosenstock 首先提出并由 Becker 和 Maiman 加以修订。该模式的发展为探讨健康信念对人们行为的影响提供了理论框架。它解释了为什么有些无病的人能采取有针对性的行为避免疾病的发生，而另一些人即使已患有某种疾病，也没有采取特定行为来保护其健康，并强调信念是人们采取有利于健康的行为基础，人们对健康、疾病持有什么样的信念，就会采取相应的行为，从而影响个体的总体健康。

（二）健康信念理论的核心内容

健康信念模式从社会心理学角度，分析影响健康行为的各种因素，强调个体主观心理过程，如期望、思维、推理、态度、信念等。根据健康信念模式，有 4 个关键因素与行为改变紧密相关，人们会根据自己对每一个因素的认知程度来决定未来的行为。

1. 感知疾病的易感性　即个体对自身患某种疾病或出现某种健康问题的可能性判断。对疾病易感性的感知反映个体对是否可能受到某种特定疾病侵袭的自我感觉或主观判断。

2. 感知疾病的严重性　即个体对疾病会产生多大程度的躯体、心理和社会后果的判断。对疾病严重性的感知取决于个体对该疾病后果的认知程度。当个体相信自己易患某种疾病并认识到该疾病具有严重后果时，才会感到该疾病对自己的威胁，进而才有可能采取健康行为。个体对疾病威胁性评价越高，采取健康行为的可能性就越大。

3. 感知健康行为的益处　即个体对采纳健康行为可能带来的益处的主观判断，包括改善健康状况的益处和其他边际收益。健康行为益处的得知可以通过大众媒体对疾病防治的宣传、家人或朋友的劝告、医生的警示等方式。显然，益处越多，个体采纳健康行为的可能性就越大。

4. 感知健康行为的障碍　个体是否采纳预防性健康行为取决于感知到行为的益处是否大于行为的障碍。即个体对采纳健康行为可能付出代价的判断。个体对健康行为益处的感知是指对某种推荐的预防健康问题的行为有效性的认可。对健康行为障碍的感知是指对采取某种推荐行为的潜在负面影响的认识，如费用昂贵、危险、不愉快、不方便或耗时等。如果个体认识到的行为益处大于行为的障碍，采纳健康行为的可能性就比较大。

以上述 4 因素为基础，研究者进一步补充、发展和完善该理论，先后提出自我效能（self-efficacy）和行为线索（cues to action）的概念。自我效能被定义为成功控制内在与外在因素而采纳健康行为，并取得期望结果的信念，即个体对自己能力的评价和判断。自我效能高，则更有可能采纳所建议的积极健康行为。行为线索是导致个体改变行为的"最后推动力"，指任何与健康问题有关的促进个体改变行为的关键事件和暗示，包括内在和外在两个方面。内在线索包括身体出现不适的症状等；外在线索包括传媒有关健康危险行为严重后果的报道、医生的劝告、家人或朋友的患病体验等。

正如该理论的创始人 Rosenstock 所说："感知到易感性和严重性确实为行动提供了动力；但只有当公众感知到利益，并能先了解困难再决心并有能力克服之，才算真正找到行为改变的道路。"

（三）健康信念理论与护理临床实践

健康信念模式提出后，即被广泛地应用于各种短、长期健康行为的解释、预测和干预上，如戒烟、戒毒、调整不良饮食、安全性行为、锻炼、乳腺健康检查、心脑血管疾病等慢性非传染疾病遵医嘱治疗等。利用健康信念模式指导护理干预，纠正患者认知上的偏差，不断加强其信念的改变和行为督导的力度，改善其依从性，可以大大提高患者的自我护理能力水平。其次，健康信念模式是指导人们改变行为的重要理论模式，它强调了个体的主观心理过程对采取健康行为的主导作用。在临床护理工作中，当护士希望患者摒弃目前不良的行为方式而采取健康行为方式时，可应用健康信念模式来帮助患者达到目的。

在健康教育中运用健康信念模式，护士可根据患者的健康信念高低来选择教育内容和教育计划，使护士可以有针对性地进行个体护理，个体对自身行为和疾病有正确、充分的认识，从而改变不良行为，自觉地采纳健康行为，提高个体的健康水平。健康信念模式强调了个体的主观心理过程对采取健康行为的主导作用。因此，实施健康教育时应重视个体的主观心理过程，应用健康信念模式的概念、观点，制订积极有效的健康教育计划，改变个体不利于健康的信念，促成其采取健康行为，维持或促进健康。

当然，任何一种模式都有其缺陷和不足，因健康信念模式特别强调的是患者的认知，对疾病严重程度的认知等，这就有可能违反一些必要的保护性保密原则，造成或加重患者不必要的心理紧张，因此，在实际应用时，要以"人"为本，根据患者的具体情况而定。

五、激励理论

(一) 激励理论概述

20世纪初，管理学家、心理学家和社会学家从不同角度研究了怎样激励人的问题，并提出了相应的激励理论。

激励是激发、鼓励的意思，是利用某种外部诱因调动人的积极性和创造性，使人有一股内在的动力，朝所期望的目标前进的心理过程。每个人都需要激励，需要自我激励，需要得到来自同事、领导和组织方面的激励。

人类行为激励的一般规律：环境影响需要，需要产生动机，动机支配行为，行为趋向目标。具体来说，就是在一定客观环境的影响下，人们就会有某种需要，当人们产生某种需要而未得到满足时，就会产生一种紧张不安的心理状态，形成了人的内在驱动力，即动机。在动机的支配下，人体行为开始选择并实现某个目标。一旦达到了目标，需要就得到满足，紧张不安的心理就会消除。在此基础上，人又会产生新需要，激发新的动机，引起新的行为，去实现新的目标。可以说，环境、需要、动机、行为、目标这五者之间，存在密切的联系。

(二) 激励理论的核心内容

激励理论主要分为三大类：内容型激励理论、过程型激励理论和改造型激励理论。

1. 内容型激励理论　内容型激励理论（content theories）着重研究激发人们行为动机的各种因素。由于需要是人类行为的原动力，因此这一理论实际上是围绕人们的各种需要来进行研究的，故又把这种理论称之为需要理论。内容型激励理论主要包括：赫兹伯格的双因素理论、马斯洛的需要层次理论、奥尔德佛的 ERG 理论、麦克莱兰的需要理论、哈克曼与奥德海姆的工作特性模型理论等。

(1) 赫兹伯格的双因素理论：赫兹伯格把影响人的工作动机的种种因素分为保健因素和激励因素两大类，又称激励因素-保健因素理论。他对在美国匹兹堡地区两百多名工程师、会计师进行了调查访问，着手去研究哪些事情使人们在工作中快乐和满足，哪些事情造成不愉快和不满足。结果他发现，感到不满足的因素和满足的因素是不同的，使职工感到满意的都是属于工作本身或工作内容方面的；使职工感到不满的，都是属于工作环境或工作关系方面的。他把前者叫做激励因素，后者叫做保健因素。该理论的主要观点有：①关于保健因素的认识：保健因素都是属于工作环境和工作关系的，当这些因素恶化到人们认为可以接受的水平以下时，就会产生对工作的不满意。但是，当人们认为这些因素很好时，它只是消除了不满意，并不会导致积极的态度，这就形成了某种既不是满意，又不是不满意的中性状态。②关于激励因素的认识：激励因素基本上都是属于工作本身和工作内容的，这些激励因素能激发人们具有最好的表现，就像锻炼身体可以提高人的身体素质和健康水平一样，使人产生积极性。赫兹伯格认为，只有靠激励因素，才能真正调动员工的工作积极性，提高生产率。

(2) 马斯洛的需要层次理论：马斯洛的需要层次理论既是人本主义理论的一个分支，又是激励理论的一部分，主要看操作者怎样运用它。其内容从低级到高级主要包括：生理需要、安全需要、爱与归属的需要、自尊的需要、自我实现的需要。马斯洛认为：①五种需要从低到高逐级递升，但这样的次序不是完全固定的，可以变化，也有种种例外的情况；②某一层次的需要相对满足后，就会向高一层次发展，追求更高一层次的需要就成为驱动行为的动力；③同一时期一个人可能有几种需要，但每一时期总有一种需要占支配地位，对行为起决定作用；④任何一种需要都不会因为更高层次需要的发展而消失；⑤各层次的需要相互依赖和重叠，高层次的需要发展后，低层次的需要仍然存在，只是对行为影响的程度大大减小。

（3）奥尔德佛的 ERG 理论：奥尔德佛的 ERG 理论是一种新的人本主要需要理论，包括生存（existence）的需要、相互关系（relatedness）的需要和成长发展（growth）的需要。该理论与马斯洛需要理论的不同之处在于：①马斯洛的需要理论是一种呈阶梯式上升的结构，即认为较低层次的需要必须在较高层次的需要满足之前得到充分的满足，两者具有不可逆性，而 ERG 理论认为在一个人的生存和相互关系需要尚未得到完全满足时，他仍然可以为成长发展的需要工作，而且这三种需要可以同时起作用。②马斯洛认为当一个人的某一层次需要尚未得到满足时，他可能会停留在这一需要层次上，直到获得满足为止；相反地，ERG 理论认为，当一个人在某一更高等级的需要层次受挫时，那么作为替代，他的某一较低层次的需要可能会有所增加。例如，如果一个人社会交往需要得不到满足，可能会增强他对得到更多金钱或更好的工作条件的愿望。

2. 过程型激励理论　着重研究人从动机产生到采取行动的心理过程。该理论主要包括期望理论、公平理论和归因理论等。

（1）期望理论：该理论认为当人们在预期其行为将有助于达到某个目标、并且该目标对他们是有意义的情况下，才会被激励起来去做某些事情以达到该目标。该理论可以用如下公式表示：

$$激励力量＝效价×期望概率$$

其中激励力量是指调动一个人的积极性、激发人们内部潜力的强度，它能表明动机的作用程度；效价是指达到目标对个人有多大价值，即被激励对象对目标看得有多大；期望概率是指一个人对实现目标可能性大小的估计，即被激励对象估计自己所追求的目标是否有可能实现。该公式表明，动机的激发力量取决于被激励者的目标价值以及估计实现这一目标的可能性。当一个人对某项结果的价值看得比较大，而且他判断出自己获得这项结果的可能性也很大时，那么，用这项结果来激励他就非常有作用，并能产生较大的激励力量。

（2）公平力量：该理论侧重研究工资报酬的合理性、公平性对职工积极性的影响。从公平理论我们可以看出人们的工作动机，不仅受其所得的绝对报酬的影响，而且更受相对报酬的影响，每个人都会不自觉地把自己所得的报酬以及自己付出的劳动，与他人所得的报酬及他人付出的劳动进行社会比较。如果它们相等，就认为是公平的，就会成为激励力量，能激发职工的积极性。

（3）归因理论：该理论对人们行为活动的因果关系进行分析，即通过改变人们的自我感觉和自我认识来改变和调整人的行为的激励理论。个人对成败的解释不外乎 4 种因素：自身的能力，所付出的努力程度，任务的难度，运气的好坏。

3. 改造型激励理论　该理论是说明怎样引导护士改正错误的行为，强化正确的行为。其代表理论主要是挫折理论和强化理论。

（1）挫折理论：主要揭示人的动机行为受阻而未能满足需要时的心理状态，并由此而导致的行为表现，并研究如何积极地引导应对挫折的理论。其主要观点是：①挫折理论认为引起挫折的原因既有主观的，也有客观的。人是否受挫折与许多随机因素有关，也因人而异。归根到底，挫折的形成是由于人的认知与外界刺激因素相互作用失调所致。②对于同样的挫折情境，不同的人会有不同的感受；引起某一个人挫折的情境，不一定是引起其他人挫折的情境。挫折的感受因人而异的原因主要是由于人的挫折容忍力有差异。所谓挫折容忍力，是指受到挫折时免于行为失常的能力，也就是经得起挫折的能力，它在一定程度上反映了人对环境的使用能力。③挫折对人的影响具有两面性：一方面，挫折可增加个体的心理承受能力，使人猛醒，汲取教训，改变目标或策略，从逆境中重新奋起；另一方面，挫折也可使人们处于不良的心理状态中，出现负向情绪反应，并采取消极的防卫方式来对付挫折情境，从而导致不良的行为反应。

（2）强化理论：该理论认为通过不断改变环境的刺激因素可以达到增强、减弱或消除某行为的目的。该理论认为个体活动的结果会影响其行为在以后发生的概率，如果行为的结果是积极的——个体获得奖励，那么就会形成条件反射，这种行为在以后还会发生；如果行为的结果是消极的——个体受到惩罚，那么就只会产生消退作用，个人在以后就不会再出现这种行为。

（三）激励理论与护理临床实践

随着社会的进步，人们对生活质量提出更高的要求，住院患者在治疗原发疾病的同时，要求得到很好的护理服务。我国护理人力资源管理中存在着人员不足、工作负荷大、工作满意度低、护理队伍稳定差等问题。合理运用有效的管理手段从人本原理的角度来激发下属的积极性、主动性和创造性，是每位护理管理者所面临的而且应该深思的问题。

美国哈佛大学心理学家弗詹姆、赫兹伯格、亚当斯等分别在激励理论研究中发现一般情况下职工能力可发挥 20%～30%；当受到充分激励后，其能力可发挥到 80%～90%，相当于激励前的 3～4 倍。因此，护理管理者学会运用各种激励理论，可激发护士的主观能动性，促进整体功能的发挥，使有限的管理要素达到最优的运转。通过适宜的激励方法可充分提高和发挥不同层次护理人员的工作热情，合理利用人力资源，从而提高护理质量及工作效率。

由于人类心理和行为的复杂性，产生多种理论解释和心理治疗方法并不奇怪。这些理论从不同的角度揭示了心理和行为的规律，但都有其局限性。近年来，出现了一种整合（integration）趋势，即将各种类型的方法以不同的形式结合起来应用，整合的含义是指将人看成一个生物—心理—社会的开放系统，病人的行为多由变量间相互作用而决定，主张对病人干预时采取相应的、多层次的整体干预，每种干预都和其他层次的干预关联而发挥其最大作用。这种趋势正逐渐形成医学心理学理论发展的主流。

学习小结

本章系统阐述了心理学的基础理论，主要介绍了主要心理学基本理论。以马斯洛和罗杰斯为代表的人本主义心理学主张研究对人类进步富有意义的问题，关心人的价值和尊严；由弗洛伊德始创的精神分析心理学其主要有心理层次论、人格结构论和性心理发展学说；以华生为代表的行为主义，主张心理学应研究可观察的外显行为，采取严密的实验方法，使心理学的研究科学化；健康信念理论强调信念是人们采取有利于健康的行为基础；激励理论可激发人的主观能动性，促进整体功能的发挥，有内容型激励理论、过程型激励理论和改造型激励理论。

（傅 静）

复习思考题

1. 简述如何运用心理学基础理论解决临床护理实践中的具体问题。
2. 简述心理学各流派的主要理论的核心内容。

第 三 章

应激与健康

学习目标

掌握：

1. 应激、应激源、应激反应、认知评价、社会支持、应对、心身疾病的概念。

2. 应激的中介机制理论。

3. 应激理论模型。

熟悉：

1. 应激源的分类。

2. 应激管理的策略。

3. 应激反应类型。

4. 常见心身疾病的心理社会因素。

了解：

1. 应激反应的评定。

2. 心身疾病的诊断及护理原则。

第一节　应激概述

一、应激与应激源

(一) 应激的概念

应激是医学和心理学领域的常用术语，随着社会的发展，能引发应激状态的因素越来越多，并且越来越复杂，由于人们认识水平不断深化，对应激的研究逐步深化并形成了不同的理论派别。近年来对应激的研究已从生理和医学的微观领域扩大到心理与社会的宏观领域。心理应激已成为医学界和心理学界普遍关注的问题。

1. 应激概念的形成　应激的概念最早是由著名神经生理学家坎农（W. B. Cannon）提出的。坎农发展了内环境"恒定"的理论，提出"内稳态"的概念和应急学说。坎农将引起应急反应的刺激（就是现在称为应激源的一部分）看做是扰乱"稳态"的一种力量；并认为应急反应的"搏斗或逃跑"行为模式的生理基础是交感-肾上腺髓质功能的唤醒。坎农（1914

年）在阐述应急学说时曾用过"重大的情绪应激"及"瞬间应激"等概念。

加拿大著名学者塞里（H. Seley）最早将引起全身多系统反应的伤害刺激或需求称为"应激"（后来改称为"应激源"），他认为应激是机体对紧张刺激的一种非特异性的适应性反应，他还将应激源持续存在引起机体产生的症状与体征称为"一般适应综合征"（general adaptation syndrome，GAS）。塞里认为一般适应综合征与刺激的类型无关，他将这些变化归因于垂体（促肾上腺皮质激素，ACTH）-肾上腺皮质（糖皮质激素）轴的激活和耗竭过程。塞里认为由于有多种应激源可促使垂体释放 ACTH，因此应该有一个共同的传入信号，他称之为"第一中介者"，并推论其应该是神经或体液性的。塞里用"条件化或条件化因子"来解释最终出现的"适应病"。他提出的"条件化"不是巴甫洛夫的条件反射，而是指内源性的特质（如性别、年龄、遗传素质）或外源性因素（如促进易感性的食物或环境）。

美国学者阿克斯特（C. W. Ackster）认为应激状态是导致人体基本功能不平衡的所有环境力量，如不能实现的期望、目的和手段冲突、负担过重或过轻、剥夺感、无可作为、创伤、可察觉到的威胁等等。

20 世纪 60 年代，美国心理学家拉扎勒斯（Lazarus RS）强调认知评价和应对方式在应激反应中的中介作用，应激的发生并不伴随特定的刺激或特定的反应，而是发生于个体察觉或评估一种有威胁的情景之时，即应激刺激或生活事件虽然是应激源，但应激反应是否出现以及如何出现，决定于当事人对事件的认知。

2. 应激的定义　基于上述关于应激的论述，可将应激归纳为有机体在某种环境刺激作用下由于客观要求和应付能力的不平衡所产生的一种适应环境的紧张反应状态。

社会个体在一定的社会环境中生活，总会有各种各样的情境变化或刺激对其产生影响，如果这种影响被个体感知到了，或作为信息被其接收（输入），个体就会对其进行主观评价，因而可能会导致一系列的生理心理变化，个体最终对刺激（情境）做出相应的反应。如果刺激（情境）需要个体做出很大的努力才能实现适应性反应，或这种反应超出了个体所能承受的适应能力，就会引起生理、心理平衡失调，即出现紧张反应状态。但这一过程非常复杂，是否会出现心理应激取决于多种变量共同作用的结果。其中最重要的因素是必须要有"应激源"。但是有了应激源以后机体却不一定都会形成应激状态，因为应激状态的形成还要有许多其他条件，如主观心理状态作为中介条件。

（二）应激源的概念

应激源（stressor）指能够引起个体产生应激的各种因素。在动物实验中，常见的应激源包括电击、水浸、捆绑、拥挤、恐吓等。在人类，应激源就是各种生活事件，包括来自心理的、社会的、文化的和生物的各种事件。

（三）应激源的分类

1. 躯体性应激源　指直接作用于躯体而产生应激的刺激物，包括理化因素、生物因素和疾病因素等。如冷、热、噪声、机械损伤、细菌、病毒、放射性物质等均属于躯体性应激源。

2. 心理性应激源　主要指导致个体产生焦虑、恐惧和抑郁等情绪反应的各种心理冲突和心理挫折。

心理冲突是一种心理困境，因个人同时有两种动机却无法同时获得满足而引起。心理冲突有四种基本形式：①双趋冲突，也称接近-接近式冲突。两个目标具有同样的吸引力，产生同等强度的动机只能选择一个；②双避冲突，也称避-避式冲突。两个事物同时对个人造成威胁、厌恶感，产生同样的逃避动机，但又必须接受一个才能避免另一个；③趋避冲突，也称接近-避式冲突。对单一事物同时产生两种动机，即向往得到它，同时又想避开它；④双重趋避式冲突，也称双重接近-避式冲突。遇到多个目标每个目标对自己都有利也有弊，举棋不定而产生的冲突。

心理挫折指个体在从事有目的的活动过程中，遇到无法克服的障碍或干扰，致使个人动机无法实现、个人需要不能满足的一种情绪状态。日常生活中，人们随时随地都可能遭遇挫折的情境，因而产生挫折。如因患重病而不能工作，婚事遭到父母反对，经济困难而不能上学等等。

3. 社会性应激源　社会性应激源范围极广，日常生活中各类事件，诸如战争、动乱、天灾人祸、亲人去世、子女生病、家庭冲突等都属于此类。社会性应激源是人类生活中最为普遍的一类应激源，它与人类的许多疾病有着密切的联系。

4. 文化性应激源　指一个人从熟悉环境到陌生环境中，由于生活方式、语言环境、价值观念、风俗习惯的变化所引起的冲突和挑战。文化性应激源对个体的影响持久且深刻。

二、应激理论模型

应激的理论模型是用来解释应激发生、发展过程的理论体系。应激的理论模型有多种，以下介绍 3 种主要应激理论模型。

（一）应激的刺激理论模型

这种理论模型把应激定义为能够引起个体产生紧张反应的外部环境刺激。如失业、人际纠纷天灾、战争、贫困等。它在研究中往往把应激看做自变量，重点分析什么样的环境刺激可使人产生紧张反应，试图寻求刺激和紧张反应之间的因果关系。如 Adolph、Meyer、Holmes、Rahe、Hahe、Hawhins 等人在这方面进行了细致的研究，揭示了生活事件和躯体疾病及精神病症状的密切关系，对于人们根据生活事件预测患病可能性并进而进行及早的预防和干预，具有重要的现实意义（图 3-1）。

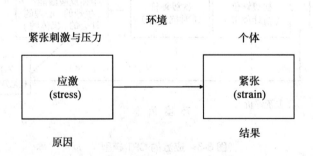

图 3-1　应激的刺激模型

（二）应激的反应理论模型

这种理论模型把应激看做是人或动物有机体对环境刺激的一种生物学反应现象，可由加在机体上的许多不同环境刺激和需求（从剧烈的生理因素如出血，到单纯的心理学因素如居丧）而引起，并且是非特异性的，即环境刺激或需求可能是多种多样的，但机体生物学反应却是固定不变的，称之为"一般性适应综合征"（the general adaptation syndrome，GAS）。它包括警戒期、阻抗期、衰竭期三阶段。这个理论的代表人物是 Seley。他是一位内分泌专家，被称为"应激综合征之父"。他认为下丘脑-脑垂体-肾上腺皮质轴（the hypothalamic-pi-tuitary-adrenal cortex axis，HPACA），这一生理学控制系统在 GAS 的产生中具有重要作用，并详细阐述了应激的生理机制，提出了应激的反应模型（图 3-2）。

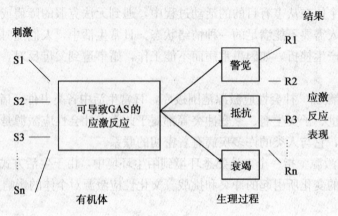

图 3-2　应激的 GAS 反应模型

（三）应激的 CPT 理论模型

应激的 CPT 理论模型，即认知-现象学-相互作用（cognitive-phenomenological-transactional，CPT）理论模型是一种心理学模型，更多地涉及应激中的心理及行为过程。代表人物有 Lazarus、Folkman、Cox、Mackay 等（图 3-3）。

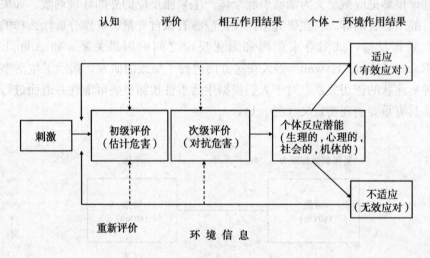

图 3-3　应激的 CPT 模型

CPT 理论有三个重要的观点：①认知的观点。它认为思维、经验以及个体所体验到的事件的意义是决定应激反应的主要中介和直接动因，即应激是否发生，以什么形式出现，这都是由个体评价他与环境之间的关系的方式决定的，包括初级评价和次级评价。初级评价是指个体对事件的危害性进行评价，可能是挑战、威胁、损害丧失或利益。次级评价是指个体对自身应对资源、应对能力进行评价。如果认为自己完全有能力解决困境，那么应激强度就会很低或根本不存在应激体验。②现象学的观点。这种观点比较强调与应激有关的时间、地点、事件、环境以及人物的具体性。③相互作用的观点。认为应激是通过个体与环境之间存在的特定关系而产生的，如果个体认为自身无力对付环境需求则会产生应激体验。该观点强调个体和环境之间的相互作用，注重个体在应激情境中的主观能动性，并且看到了信息反馈和行为调整在其中起着重要作用。

三、应 激 反 应

应激反应（strain reaction）也称应激的心身反应 指个体由于应激源存在而导致的各种生理、心理、行为等变化。人在应激源的刺激作用下，会产生各种各样、涉及多个层面的应激反应。

（一）应激的情绪反应

1. 焦虑 焦虑是人们对环境中一些即将来临的、可能会造成的威胁和灾祸或对环境变化要做出重大努力和牺牲进行适应时，主观上引起的紧张、不安、焦急、忧虑的一种不愉快的期待情绪。焦虑是心理应激下最常见的反应，焦虑与恐惧的不同点在于恐惧是在面临危险时发生，焦虑则发生在危险或不利情况来临之前。焦虑是一种非常普遍的心理现象，如学生在考试前、病人在接受医生或某种检查前、等待重要会见等时刻常常会伴有焦虑体验。焦虑是一种保护性反应，能使个体力图避开不利情境或积极参加可减轻威胁的活动。因此适度焦虑可以提高个体的警觉水平，促使其投入行动以适宜的方式应对应激源。过度的焦虑则是有害的，会妨碍个体准确地认识、分析和考察自己所面临的挑战和环境条件，因而难以作出符合理性的判断和决定。

2. 恐惧 感到恐惧的个体常常会意识到危险存在，同时也知道恐惧原因，但对如何避免危险和从威胁的环境中逃出或战胜危险则无能为力或丧失信心。有时恐惧也具有积极意义，如汽车驾驶员由于害怕发生意外会更加注意行车安全；军人和警察由于意识到随时可能发生的危险而经常保持警觉。

3. 愤怒 愤怒是由于遇到与愿望相违背并一再受到妨碍而逐渐累积起来的高度紧张情绪。愤怒是对目标的接受和争夺的情绪反应，与遭遇挫折以及同威胁斗争有关。尤其是在有目的的活动中，个体由于所追求的目标受阻自尊心受到严重损伤，为排除阻碍或恢复自尊而出现的反应状态。

4. 抑郁 抑郁包括悲观、失望、无助感、过度依赖、绝望等一组负性情绪。抑郁会使个体心境不佳、愉悦感丧失、自身感觉不良、自我评价降低、无兴趣、自罪自责等等。研究表明，亲人丧亡、失业、失恋、失助、被诬陷等灾害性的生活事件容易使个体产生抑郁反应。抑郁病人常常会萌发消极自杀念头。

（二）应激的生理反应

应激的生理反应涉及机体多个系统的调节作用，以下将从神经、内分泌及免疫系统进行介绍。

1. 心理-神经中介机制 该机制主要通过交感神经-肾上腺髓质轴调节。当机体处在急性应激状态时，应激刺激被中枢神经接收、加工和整合，后者将冲动传递到下丘脑，使交感神经-肾上腺髓质轴被激活，释放大量儿茶酚胺，引起肾上腺素和去甲肾上腺素大量分泌，引起中枢兴奋性增高，导致心理、躯体、内脏等功能改变，即所谓非特应系统（ergotropic）功能增高，而与之相对应的营养系统（trophotropic system）功能降低。结果，网状结构的兴奋增强了心理上的警觉性和敏感性；骨骼及系统的兴奋导致躯体张力增强；交感神经的激活引起一系列内脏生理变化，如心率、心肌收缩力和心排血量增加，血压升高，瞳孔扩大，汗腺分泌增多，血液重新分配，脾脏缩小，皮肤和内脏血流量减少，心、脑和肌肉获得充足的血液，分解代谢加速，肝糖原分解，血糖升高，脂类分解加强，血中游离脂肪酸增多等，为机体适应和应对应激源提供充足的功能和能量准备。必须指出，如果应激源刺激过强或时间太久，也可造成副交感神经活动相对增强或紊乱，从而表现为心率变缓、心排血量和血压下降，血糖降低造成眩晕或休克等。

2. 心理-神经-内分泌中介机制　该中介途径通过下丘脑-腺垂体-靶腺轴进行调节。腺垂体被认为是人体内最重要的内分泌腺，而肾上腺是腺垂体的重要靶腺之一。研究发现，当人在飞行跳伞、阵地作战、预期手术、参加考试等应激情况下，都有上述两轴系统即肾上腺皮质和肾上腺髓质被激活。塞里曾用 GAS 来概括下丘脑-腺垂体-肾上腺皮质轴被激活所引起的生理反应，并描述了 GAS 三个不同阶段生理变化的特点。当应激源作用强烈或持久时，冲动传递到下丘脑引起促肾上腺皮质激素释放因子（CRH）分泌，通过脑垂体门脉系统作用于腺垂体，促使腺垂体释放促肾上腺皮质激素（ACTH），进而促进肾上腺皮质激素特别是糖皮质激素氢化可的松的合成与分泌，从而引起一系列生理变化，包括血内 ACTH 和皮质醇、尿中 17-羟皮质类固醇增多，血糖上升，抑制炎症，蛋白质分解，增强抗体等。

3. 心理-神经-免疫中介机制　现有研究表明，免疫系统并非功能自主的独立体，而是在应激反应过程中，与中枢神经系统进行双向性调节。一般认为短暂、不强烈的应激不影响或略增强免疫功能，如 Weiss 等观察到轻微应激对免疫应答呈抑制趋向，中等度应激可增强免疫应答；高强度应激则显著抑制细胞免疫功能。但长期较强烈的应激可损害下丘脑，导致皮质激素分泌过多、机体内环境严重紊乱，从而导致胸腺和淋巴组织退化或萎缩，抗体反应抑制，巨噬细胞活动能力下降，嗜酸性粒细胞减少和阻滞中性粒细胞向炎症部位移动等一系列变化，最终致机体免疫功能抑制等，降低机体对抗感染、变态反应和自身免疫的能力。Bartrop 等（1977 年）对澳大利亚某次火车失事遇难者配偶的研究显示，被试者在丧偶第五周的淋巴细胞功能抑制十分显著，仅相当于对照组的 1/10。又如 Riley（1975 年）把同样接种可致乳腺肿瘤病毒的两组小鼠分别放入有强烈应激的拥挤环境、无应激刺激的环境，结果显示，其肿瘤发生率前者为 92%，后者仅为 7%。

（三）应激的心理反应

应激的心理反应可以涉及心理现象的各个方面，以下重点介绍与健康和疾病相关的认知反应和情绪反应。

1. 认知反应　轻度的应激刺激如面临考试，可以使人适度唤起，此时个体的认知能力，如注意力、记忆力和思维想象力增强，以适应和应对外界环境的变化。此为积极性认知反应。如果应激水平过高或长期处于应激状态就会使个体产生负面的认知性应激反应。可表现为意识障碍，如意识蒙眬、意识范围狭小；注意力受损，如注意集中困难、注意范围变窄；注意、思维、想象力减退等。以下介绍几种常见的认知性应激反应。

（1）偏执（paranoia）：当事人表现认识上的狭窄、偏激或不知变通，平时理智的人，此时可能会表现出固执、钻牛角尖、蛮不讲理。也可表现为过分自我关注，即注意自身感受、想法、信念等内部世界，而不是外部世界。

（2）灾难化（catastrophizing）：是一种常见的认知性应激反应，表现为当事人过度强调应激事件的潜在和消极的后果，导致整日的不良情绪反应。

（3）反复沉思（rumination）：即对应激事件情不自禁的反复思考，从而影响适应性应对策略（如宽恕、否认等机制）的出现。导致适应受阻。这种反复的思考往往不能自我控制，具有强迫症状特性，这与某些人格因素有关系。

（4）"闪回"（flashback）与"闯入（intrusive）性思维"：是指遭遇严重灾难性应激事件以后，会经常不由自主的闪回灾难的场景，或者脑海中突然闯入既往的一些灾难性痛苦情景或思维内容，表现为挥之不去的特点。这些也是创伤后应激障碍的重要症状之一。

（5）否认、投射、选择性遗忘：这些均为心理防御机制的表现形式，在重大应激后出现，具有保护机体的作用，但过度使用也会带来不利影响。

2. 情绪反应　常见的应激情绪反应包括焦虑、恐惧、抑郁、愤怒，实际上应激能唤起受挫折、冲突、压力、伤害、悲伤、迷惑、力不从心、内疚、羞耻、孤独等几乎所有的负性情绪。这些负性情绪反应还可与其他心理行为活动产生相互影响，使自我意识变狭窄、注意力下降，判断能力和社会适应能力下降等。以下介绍几种常见的应激情绪反应。

（1）焦虑（anxiety）：是应激反应中最常出现的情绪反应，是人预期将要发生危险或不良后果的事物时所表现的紧张、恐惧和担心等情绪状态。在心理应激条件下，适度的焦虑可提高人的警觉水平，伴随焦虑产生的交感神经系统的被激活可提高人对环境的适应和应对能力，是一种保护性反应。但如果焦虑过度或不适当，就是有害的心理反应。

（2）恐惧（fear）：是一种企图摆脱已经明确的、有特定危险、会受到伤害或生命受威胁情景时的情绪状态。恐惧伴有交感神经兴奋，肾上腺髓质分泌增加，全身动员，但没有信心和能力战胜危险，只能回避或逃跑，过度或持久的恐惧会对人产生严重的不利影响。

（3）抑郁（depression）：抑郁表现为悲哀、寂寞、孤独、丧失感和厌世感等消极情绪状态，伴有失眠、食欲减退、性欲降低等。抑郁常由亲人丧亡、失恋、失学、失业、遭受重大挫折和长期病痛等原因引起。

（4）愤怒（anger）：愤怒是挫折和威胁有关的情绪状态，由于目标受到阻碍，自尊心受到打击，为排除阻碍或恢复自尊，常可激起愤怒。愤怒时交感神经兴奋，肾上腺分泌增加，因而心率增快，心排血量增加，血液重新分配，支气管扩张，肝糖原分解，并多伴有攻击性行为。

（四）应激的行为反应

伴随应激的心理反应，个体的行为也可有相应的改变。以下介绍几种主要的行为反应。

1. 逃避与回避　是为了远离应激源的行为。逃避（escape）指已接触到应激源后采取远离应激源的行动。回避（avoidance）指事先知道应激源将要出现，在未接触应激源之前就采取行动远离应激源。两者的目的均为摆脱情绪应激，排除自我烦恼。

2. 退化与依赖　退化（regression）是当人受到挫折或遭遇应激时，放弃成年人应对方式而使用幼儿时期的方式应对环境变化或满足自己的欲望。退化行为主要是为了获得别人的同情、支持和照顾，以减轻心理上的压力和痛苦。退化行为必然会伴随产生依赖（dependence）心理和行为，即事事处处依靠别人关心照顾而不是自己去努力完成本应自己去做的事情。退化与依赖多见于病情危重经抢救脱险后的病人以及慢性病病人。

3. 敌对与攻击　其共同的心理基础是愤怒。敌对（hostility）是内心有攻击的欲望但表现为不友好、谩骂、憎恨或羞辱别人。攻击（attack）是在应激刺激下个体以攻击方式做出反应，攻击对象可以是人或物，可针对别人也可针对自己。如某些病人不肯服药或拒绝接受治疗，或表现自损自伤行为。

4. 无助与自怜　无助（helplessness）指一种无能为力、无所适从、听从天命、任由他人摆布的行为状态，通常是在经过反复应对不能奏效、对应激情景无法控制时产生，其心理基础包含了一定的抑郁成分。自怜（self-pity）即个体对自己感到怜悯、惋惜，其心理基础包含对自身的焦虑和愤怒等成分。自怜多见于独居、对外界环境缺乏兴趣者，当他们遭遇应激时常独自哀叹、缺乏安全感和自尊心。

5. 物质滥用　某些人在心理冲突或应激情况下会以习惯性的饮酒、吸烟或服用某些药物的行为方式转换其对应激的行为反应方式。尽管这些物质滥用对身体无益，但这些不良行为能达到暂时麻痹自己、摆脱自我烦恼和困境之目的。

（五）心理防御机制

心理防御机制（defense mechanism）的概念最初由弗洛伊德（Freud）提出，后由他的女儿安娜·弗洛伊德（Anna Freud）进行了系统的研究。它是指人们面对紧张情境时避免精神上痛苦、不安的自我保护性的一种应对方式。一般，人们遭遇挫折时，心理防御机制具有四个特征：①借助心理防御机制可以减弱、回避或克服消极的情绪状态，它们对维持个体的心理健康常态起着重要作用。防御机制本身不是病理性的，但若正常防御功能的作用改变可引起心理病理状态。②防御机制通过自我肯定支持自尊，保护并防护自己免于伤害。多数心理防御机制涉及对现实的歪曲，如对现实挫折情境视而不见，错误地把某些特征赋予并不具备这些特征的他人等。实际上，防御机制也是一种心理的自我保护。③个体在使用心理防御机制时通常自己并未意识到，是在不知不觉中运用的。④防御机制可同时由以两种或两种以上方式共同发挥作用。

按个体的心理发展过程、心理防御机制分为以下四种类型：①自恋型防御机制，又称精神病型。是婴幼儿常采用这种防御机制，正常成人多暂时使用，因精神病患常极端地采用，故称精神病型。包括否认、曲解和外射等。②不成熟的防御机制，多发生于幼儿期，也常被成年人采用。包括内射、退行和幻想等。③神经症性防御机制，少儿时期得到充分采用，成年人常采用，但神经症病患常极端地采用，故称神经症型。包括合理化、转移、反向、抵消、补偿、隔离、压抑等。④成熟的防御机制，出现较晚，是一种很有效的心理防御机制，成熟的正常成人经常采用，包括幽默、升华、压抑等。

安娜·弗洛伊德归纳出 300 多种心理防御机制，其中常见的有以下 13 种：

1. 升华　指个体把社会所不能接受的冲动或欲望转向更高级的、社会所能接受的方式表现出来，以保持内心的宁静和平衡。这样，由于升华机制的作用，原来的动机冲突得到了宣泄，不仅消除了动机受挫而产生的焦虑，而且还使个人获得成功满足感。如居里夫人年轻时曾恋爱受挫，对方因其学识浅薄而嫌弃她，从此，她立志在学术上超过此人，于是埋头科研，奋发努力，终于不但与居里比翼双飞，且成为举世闻名的科学家。

2. 合理化　又称文饰作用和理性化，指潜意识地用一种似乎有理的解释或实际上站不住脚的理由来为其难以接受的情感、行为或动机辩护，以使这种理由为自己接受，其目的是减少或免除因挫折而产生的焦虑，保持个人的自尊。这种防御机制，人们在日常生活中使用最多，如"不打不成才，棍棒下面出人才"、"良药苦口利于病"、病人把疾病导致的明显体重下降解释为"减肥"等。

3. 补偿 指个人存在真实的或想象的躯体或心理缺陷时，通过代偿而得到非常有效的纠正，即个体意识到在某方面较弱时，便针对该薄弱环节做出更大的努力来克服自卑感和相应的焦虑。补偿是一种意识的过程。例如，某些残疾者通过惊人的努力，克服自身的缺陷，成为了著名作家、画家或运动员等。某些口吃者通过补偿作用而成为讲话流利的演说家。但过度补偿对心理健康不利，如果使用补偿过度，会导致心理异常，如某些自卑感很强的人在行为上可表现为自以为是、攻击好斗、自不量力等。

4. 抵消 指以某种象征性活动或事情潜意识地抵消已经发生的不愉快的事情，好像那些事情根本没有发生过似的，以此来减轻心里的不安。例如，按我国的习俗，过年或婚嫁等喜庆日子，忌讳言"死"、"碰鬼"等不吉利的话；在医院里，亲朋好友的去世，常常不叫"死亡"，而称之为"永远的离开"，停放死尸的地方也大都称为"太平间"，以此来减轻失去亲朋好友的内心痛苦。

5. 替代 当个人所确立的目标与社会的要求相矛盾时，或者受到条件限制而无法达到时，他会设法制定另一目标，取代原来的目标。

6. 认同 指把别人具有的而自己感到羡慕的品质在不知不觉中加到自己身上。如有的人总喜欢把自己和在事业上非常成功的名人或有名望的单位联系在一起，从而求得一些间接的光荣，借此减少挫折的影响；儿童在成长过程中，总是潜移默化地吸取父母的一些品质，纳入自己的人格之中。

7. 幽默 是一种以奇特、含蓄、双关、讽喻、诙谐、巧合等行为表现形式的良性刺激，常与乐观相联系，以此在不知不觉中化解挫折困境和尴尬场面，并赋予生活以情趣和活力。有时在某种场合下，一句微不足道的诙谐语，往往一语转变窘境，使原来的困境大事化小，小事化了，渡过难关。如大哲学家苏格拉底在和一群学生谈论学术问题时，其夫人突然跑来，先是大骂，接着往苏格拉底头上泼了一桶水，把他全身都弄湿了。可是苏格拉底只是笑一笑说："我早知道，打雷之后一定会下大雨。"本来很尴尬的场面，经此幽默，也就把事情付之一笑了。

8. 压抑 是所有心理防御机制的基础和最基本的方法，指把为社会道德规范所不接受的冲动、欲望、思想、情感等在其尚未觉察时压抑在潜意识层，或把痛苦的记忆予以选择性遗忘，从而免受动机、紧张、焦虑而形成的心理压力。按精神动力学派的观点，这些被压抑的内容并非消失，一有机会仍会逸出，如触景生情；压抑的内容平日虽不被意识，但在特殊情况下能影响人们的日常行为，如梦境、健忘或言行上的一时失误，可能在某种程度上反映了压抑的动机和冲动。倘若压抑在潜意识的冲突内容过多，超过自我的控制力，则有可能从其他途径表现出来，导致心理障碍、精神疾病或心身障碍等。

9. 否认 是一种潜意识的、简单而原始的心理防御机制，否认与压抑不同，不是把痛苦事件有选择性的忘记，而是把已发生的不愉快的事件加以否认，认为它根本没有发生过，以此来逃避心理挫折和痛苦感。如亲朋好友的突然去世，自己患了绝症，事业上短时间内一败涂地等，个体常常难以相信会发生这类情况。通过否认，可以缓冲突然来临的打击，不致过于震惊和过度悲痛，暂时维持心理平衡，以使心理上对接受痛苦现实有所准备。但是如果否认持续时间过长，现实中的问题并未消失，有可能错过了解决问题的时机，则可能引起更大的挫折。

10. 反向 指对内心的一种难以接受的观念或情感以相反的态度或行为表现出来。在日常生活中，有的人自己极为需要某一种东西，却表现为极力反对；有的病人非常关心自己的病情，但在别人面前却表现出无所谓的姿态。此类种种现象，均属反向。

11. 幻想 当个人无力克服前进道路上障碍时，企图以一种非现实的想象的情境来逃避挫折情境，以得到自我满足。白日梦是一种幻想，儿童常常以幻想方式来处理心理问题，但成人终日做白日梦，不面对现实，则肯定是一种病态。

12. 投射 指把自己所具有的，但又为自己所不喜欢或不能接受的性格、态度、意念、欲望等转移到外部世界或他人身上，以此来避免内心的不安。常言道："以小人之心，度君子之腹"，就是投射的典型表现。

13. 推诿 指把自己的过失或失败归因于自身以外的原因，以推卸责任的方式来减轻内疚，求得心里平安。比如，学生考试失利，认为是老师出题太难；护士不努力学习护理技术，反而抱怨护理条件不好，等等。推诿可暂时减轻挫折时焦虑情绪，但长久如此，不找自身原因，不提高自己的能力，会遭遇到更多的心理挫折。

（六）应激反应评定

引起应激反应的因素很多，有机械性的（如创伤）、物理性的（如过热、过冷）、化学性的（如毒物）、生物性的（如急性感染），也有心理方面的（如惊恐、忧伤、精神过度紧张）。因此，有关应激反应的评估和量化应包括生理、生物化学、心理评估三方面。

1. 应激反应的生理评估 应激状态下交感神经释放和增大的肾上腺髓质去甲肾上腺素活动，引起的应激状态可以造成外周血管收缩，继而导致外周血流的变化。这些变化可以用皮肤表面温度测量出来，也可以利用电子测温仪测定肛温。应激反应中，肾上腺髓质肾上腺素分泌的增加，影响着心脏的活动，血压和心率是容易准确测量的生理指标。Andersson 等观察到脑损伤病人在心理应激时皮肤电导率和自发的皮肤电反应次数明显增加。

2. 应激反应的生物化学评估 近年来，国际上越来越多的学者认为应激的内分泌机制是复杂的，尚难划出应激激素的范围，在他们的实验里都测量了多种内分泌，试用多种内分泌的综合评价评定应激状态。Spencer 认为血浆皮质醇、甲状腺激素和泌乳素是评估应激反应的指标。Kataranovski 等对热应激大鼠的白细胞介素-1、白细胞介素-6、肿瘤坏死因子以及 α-球蛋白、结合珠蛋白反应进行观察，发现这些细胞因子和蛋白变化是早期评估热应激反应较好的指标。有关不同应激状态下胃肠应激激素的变化也有一些报道。

3. 应激反应的心理评估 对应激反应的心理评估主要采用量表或问卷测量法。下面简要介绍生活事件评估和日常困扰评估。

（1）生活事件评估：美国华盛顿大学医学院精神病学家 Holmes 及 Rahe 等对 5000 多人进行社会调查，编制了"社会再适应量表"（Social Readjustment Rating Scale，SRRS），为生活事件作为应激源的强度分析及其与疾病的相关性研究提供了量化工具。该量表列出了 43 种生活变化事件，并以生活变化单位（life change unit，LCU）为指标加以评分。1976 年他们报道，心脏病猝死、心肌梗死、结核病、白血病、糖尿病、多发性硬化等与 LCU 升高有明显关系。心理上丧失感对于健康的危害最大。这种丧失感可以是具体的事或物，如亲人死亡等；也可以是抽象的丧失感，如工作的失败等。其中，尤以亲人（如配偶）丧亡的影响最大。他们的研究证实，LCU 与 10 年内的重大健康变化有关，LCU 的一年累计值的健康预测意义是：超过 300，预示第二年患重大的疾病的可能性为 80%；200～300，预示患病可能性为 50%；150～200，预示患病可能性为 33%；不超过 150，预示的生活事件未对其健康构成风险（表 3-1）。

表 3-1　社会再适应量表

等级	生活事件	LCU	等级	生活事件	LCU
1	配偶死亡	100	23	儿女离家	29
2	离婚	73	24	姻亲纠纷	29
3	夫妻分居	65	25	杰出的个人成就	28
4	坐牢	63	26	妻子开始或停止工作	26
5	家庭成员死亡	63	27	上学或就业	26
6	个人受伤或患病	53	28	生活条件发生变化	25
7	结婚	50	29	个人习惯改变	24
8	被解雇	47	30	与上司发生矛盾	23
9	复婚	45	31	工作时间或条件变化	20
10	退休	45	32	搬迁	20
11	家庭成员健康情况变化	44	33	转学	20
12	妊娠	40	34	娱乐方式改变	19
13	性障碍	39	35	宗教活动变化	19
14	家庭增加新成员	39	36	社会活动变化	18
15	工作调整	39	37	抵押或贷款少于 1 万元	17
16	经济状况发生变化	38	38	睡眠习惯改变	16
17	好友死亡	37	39	共同生活家庭成员数目发生变化	15
18	工作性质变化	36	40	饮食习惯改变	15
19	夫妻不睦	35	41	休假	13
20	抵押超过 1 万元	31	42	圣诞节	12
21	抵押品赎回权被取消	30	43	轻微违法行为	11
22	工作责任的变化	29			

（资料来源：Holmes TH & Rahe RH. The Social Read justment Rating Scale. Psychosom. Res，1967，11：213-218）

（2）日常困扰评估：日常困扰是指重大生活事件带来的余波效应和日常麻烦带来的苦恼，如"工作生活中的千头万绪"、"操心日常的生活开支"、"交通阻塞"、"同学、同事间的争吵"。拉泽鲁斯（R. Lazarus）等将此类应激源称为困扰或微应激源。他们对 100 名男女作了问卷调查，结果发现，频繁的困扰对近期日常情绪与躯体健康的预测优于对重大生活事件。因此认为，日常困扰可预测近期健康状况，而重大生活事件则可预测 1～2 年后的健康变化。后来的研究又发现，应激反应的性质和强度不仅与应激源有关，也与当事人的个性特征、价值观和知觉等主观因素有关。

（七）应激反应对健康的影响

心理应激同个体的健康有密切的联系，一方面心理应激可以影响个体的健康，另一方面个体的健康状态也会影响心理应激反应的强度和耐受力。

1. 心理应激对个体健康的积极影响　适度的心理应激对个体的健康和功能活动有积极的促进作用。主要表现在以下几个方面：一是适度的心理应激是人类成长和发展的必要条件。心理应激是一种特殊的环境，若幼年和青少年时期经受适度的心理应激，可以增强个体应对困难和挫折并提高对社会生活的适应能力，能更好地耐受各种紧张性刺激，促进形成健全的人格和良好的社会适应能力。二是适度的心理应激是维持心理和生理功能的必要条件。个体在社会生活实践中，通过应对各种紧张性刺激，使生活富有挑战性，生活内容更加充实，能够体验成功的喜悦和欢乐，并激发兴趣，锻炼意志，提高工作效率。

2. 心理应激对个体健康的消极影响　心理应激对某些个体会引起比较强烈的心理和生理反应，以症状和体征表现出来，如疲乏、头痛、失眠、消瘦、精神痛苦等心身反应，一旦刺激物祛除，躯体症状会随之消失。如果心理应激持续、强烈地作用于个体，心身反应往往会进一步加重，持续时间延长，可引发多种心身疾病，如神经症、精神疾患、高血压、冠心病、支气管哮喘、消化性溃疡、甲状腺功能亢进、癌症等。

第二节　应激的心理中介机制

一、认　知　评　价

（一）认知评价的概念

认知评价（evaluation or appraisal）是指个体察觉所遇刺激与情境对自身影响的认知过程。是指个体对遇到的生活事件的性质、程度和可能的危害情况的认知估计。Folkman 和 Lazarus（1984 年）将个体对生活事件的认知评价过程分为两步：初级评价和次级评价。初级评价是指个体对所遇刺激与情境是否具有威胁以及威胁大小的估计。次级评价是在初级评价的基础上，个体针对存在的威胁，对自身应对能力的有无及是否有效所作的估计。

认知评价在生活事件到应激反应的过程中起重要的中介作用。具有不同认知及应对能力的人，对同一种应激源就有可能做出不同的评价。所谓"仁者见仁，智者见智"就是这个道理。个体的人格特征、价值观、宗教信仰、健康状态和既往经历均会影响对应激源的评价。社会支持在一定程度上可以改变个体的认知过程，而生活事件本身的属性与认知评价关系密切。如，在"社会再适应量表"中，是以配偶死亡作基准，来依次排列其他各种生活事件。对这一应激源而言，有的人可能悲痛欲绝，有的人可能暗自悲伤，还有的人情绪反应可能刚好相反。

（二）认知评价的影响因素

认知评价的影响因素有：①个体人格特征。对于同样的生活事件，乐观者往往比悲观者做出更积极的认知评价。②社会支持。如病人亲友、同事的安慰、鼓励和物质上的帮助可以减轻病人对疾病后果的认知评价。③应激反应。如病人在等待手术期间因过分紧张导致失眠，失眠又可能使手术当日病人的认知趋向于消极。④应对方式。当人们认为某件应激源可控制时，往往采用问题应对的方式应对应激源；而如果认为某件应激源不可控制时，往往采用情绪应对的方式应对应激源。

二、个体应对能力

（一）应对概述

1. 应对的概念　应对（cope）又称应付，是个体对生活事件以及因生活事件而出现的自身不平衡状态所采取的认知和行为措施。应对概念的涵义很广，并且是多维度的。如果将应激看成是过程，那么应对活动涉及应激作用过程的各个环节。从应对的主体角度看应对活动涉及个体的心理活动、行为操作和躯体变化等方面。

Lazarus（1966 年）依据应对的不同指向性将应对方式分为：①问题指向应对，也称问题关注应对（problem-focused coping），即针对事件或问题的应对策略，着重于改变现存的人与环境关系，个体针对已察觉的问题（应激源）或采取积极努力、寻求解决的办法，或回避问题；②情绪指向应对，又称情绪关注应对（emotion-focused coping），即个体情绪反应的应对策略，着重于调节和控制应激时的情绪反应，从而减轻烦恼并维持一个适当的内部状态，以便能处理各种信息。

Bililing 和 Moss（1980 年）根据其研究提出应对方式的 3 种类型：①积极的认知应对，指个体希望以一种自信有能力控制应激的乐观态度评价应激事件，以便在心理上有效地应对应激；②积极的行为应对，指个体采取明显的行动，希望以行动解决问题；③回避应对，指个体企图回避主动对抗或希望采用间接方式如过度饮食、大量吸烟等方式缓解与应激有关的情绪紧张。

Zimbardo（1985 年）提出，根据应对的目的，把应对分为两类：①是通过直接的行为改变应激源或个体与应激的关系，如抗争（fight）、逃避（flight）、妥协（compromising）等；②是通过麻痹自我感觉的活动改变自我，而不是改变应激源，如使用药物、放松治疗、分散注意、幻想等。

应对方式既受其他因素的影响，又影响其他因素。生活事件的属性不同，其应对方式往往不同，连续的负性生活事件可能使个体的应对方式倾向消极。认知评价直接决定个体采用问题关注应对或者情绪关注应对，个体的认知策略如再评价本身就是一种应对。社会支持在一定程度上可以改变个体的应对方式，如遇到危急情况时是否有熟悉的人伴随会影响个体的应对策略。个性特征间接影响个体对特定事件的应对方式。如具有暴发性人格特征的人在紧急事件面前容易失去有效的应对能力。应激反应同样会影响应对方式，如长期慢性应激可以使个体进入失助状态，失去积极应对环境的能力。

2. 提高应对能力的方法

（1）消除不合理的信念：信念是人们对于自己生活中应遵循的原则和理想的信仰，它深刻而稳固，是在人们在对现实采取积极的态度、对问题进行有根据的独立思考、对自己的职责有强烈的责任感的基础上逐步形成的。信念以理想为中心，通常与情感和意志融合在一起，表现为人的生活立场，支配着人的行为。乐观向上、理想崇高的人能更有效地应付各种紧张情景和事件；奋斗目标明确的人在紧张情景下会较快地恢复心理平衡。具有不合理信念的人对事物的看法常常以偏概全，一旦遭受挫折，便难以正确对待，容易产生自卑、自责、自罪感，或出现焦虑或抑郁情绪状态。因此，要注意消除不合理的信念。由于信念的形成是一个较长期的过程，故消除不合理的信念亦是一个较长期的过程。需要在生活中不断反思、认真领悟，并在实践中不断验证提高，才能逐渐克服不合理的信念。

（2）建立适宜期望值：对自己能力估价过高，对事物建立的期望值过高，容易使人产生或加重挫折感，导致失望、沮丧、抑郁的情绪出现。而对自己的能力估价过低，对事物建立的期望值过低，则会看不到希望和光明导致个体丧失信心和斗志。因此应正确评估自身能力，建立适宜的期望值，以便正确面对现实，面对挫折及克服挫折。

（3）寻求社会支持：来自社会各方面的精神或物质上的支持可作为一种保护性因素，支持个体的抗挫折能力，缓和应激源对个体的冲击，从而有利于个体调控心理应激反应。相反，缺乏社会支持，对有些个体来说，则会影响他们的抗挫折能力，妨碍其正常的心理应对。

（二）应激管理

应激管理是个体主动地应用一定的技术和方法，积极地应对应激事件，从而减轻生活事件的负面影响，尽可能地消除可能导致身心伤害的策略和方法。良好的应激处理模式可以有效地降低应激的强度来维护心身健康。应激的管理措施如下。

1. 正确看待压力　压力是个体的一种心理或生理状态，个体处在压力状态时就会感到应调整自己以适应环境。工作负担、婚姻问题和经济困难等问题会使个体感到压力；同样外出旅游、体育运动、调换新工作、结婚或约会等愉快事情也会使个体感到压力。即使在健康状态下的平静生活同样也包含着压力。适度的压力有益于个体的生存与发展，当压力过大时就会引起应激反应、无效行为和心理问题。

2. 学会机体反应控制技术

（1）锻炼：由于机体的紧张状态已经使个体做好了行动的准备，因此，身体运动能释放紧张，应选择那些诸如跑步、游泳等强度足够剧烈的活动项目以便使紧张得到充分释放，同时，还需要保证运动的趣味性使其能够持之以恒。

（2）静思：静思（冥想）是个体比较容易掌握的方法，同时也是最有效的放松方法之一。静思可以有不同形式，包括听音乐、自己演奏乐器、散步或静心做自己爱好的事情。任何一种能够有效打断心理烦恼并能够放松的静思方法都会使身体恢复平静。

（3）逐步放松：逐步放松是一种系统、全面和具有选择性的放松技术。该技术通过让身体某一部分（如手或足）的肌肉先绷紧，然后再有意识地使其放松。当身体的各个部位都得到放松时，便能很容易觉察和控制身体的变化。通过练习掌握放松技术，能有效消除紧张情绪。

（4）引导想象：引导想象技术指个体通过想象选择几个安全、宁静惬意的场景使自己产生平静、放松和有益的视觉形象过程。人们常选择的场景有树林、海滨和湖泊。如个体会想象自己暖暖的阳光照在身上，海风轻轻吹拂，赤脚走在轻柔的海滩上，或躺在漂浮在水面的气垫上，或静静地躺在一大片草地上等等。要达到上述视觉化效果，需要将自己独自置于舒适的环境中，想象要尽量真实，并尝试去感觉、品尝、呼吸或倾听，最好效果是找到真正处于该场景时的感觉。坚持每天想象数次，每次大约 5 分钟，当感觉景象变得具体和熟悉时即可达到减轻应激反应和放松的效果。

3. 矫正无效行为

（1）放慢节奏：人们对压力的仓促反应常常是给自己增加压力，因此个体需要有意放慢反应速度，在观念上树立目标最终原则。

（2）做好时间管理：计划性是克服压力的有效方法。个体通过重新审视要做的事情并重新计划；按重要性排出先后顺序，将精力集中在最重要的事情上。

（3）正视自己的能力：许多个体都要求自己实现完美的目标，而这种不切实际的期望会产生压力。个体应该认识到自己不可能在所有事情上都正确或完美，因而需要为自己设定渐进的能够达到的目标，实事求是地为自己设定计划，同时还要学会拒绝接受自己不可能完成的附加任务。

（4）维持平衡：个体在正常生活中需要顾及包括工作、学习、家庭、孩子、朋友、兴趣、爱好、娱乐等方方面面平衡关系。如果在其中的某一方面或某几方面花费过多的精力和时间，而耽误其他方面的目标完成，就会造成心理压力。个体应认识到人生追求的是生活质量而不是数量，因此应学会在压力和放松之间保持动态平衡。

（5）寻求社会支持：社会支持是他人提供的一种心理或物质方面的援助。个体的社会关系（如家庭成员、朋友、同事和邻居）都可以成为其需要时的社会支持源。这些支持将成为个体阻挡压力的缓冲器。个体的适时倾诉实际上就是缓解压力的方式和途径，另外，当其他个体需要帮助时为其提供帮助的过程，也是个体释放压力和感受心灵洗涤的方式和途径。

（6）改变思维方式：个体产生的压力在很大程度上受其对事件认知的影响，应使其尝试用其他方式应对应激源并对其重新界定，或想象应激源处于较小威胁的情境中以减轻压力。

（7）记录自己的感受：研究发现那些将自己烦恼时的体验、想法和感受记录下来的个体能够更快更好地适应压力。

三、人格特征

（一）不同人格特征个体对应激事件的反应

人格影响应激过程通常经过两种机制。一种是暴露差异假设（differential exposure hypothesis），即人格因素影响个体暴露于应激的程度，从而导致应激反应不同。这种情况发生在应激源是人格与应激反应的中介因素的情形下。如 A 型人格的个体期望较高，往往对自己提出不切合实际的要求，从而使其更多地暴露于应激源；敌意较高的个体往往也更多遭受人际冲突应激源。这种效应成为人格的直接效应。另一种是反应差异性假设（differential reactivity hypothesis），即人格因素影响个体对应激源的反应。这种情况发生在人格缓和应激源与应激反应的关系的情形下，可称之为缓和效应。如韧性较强的个体在同样应激情况下较少出现应激反应。在此机制中，人格不但可以缓冲应激反应，还通过人格影响包括认知评价、应对方式、社会支持等在内的其他应激因素实现其缓冲效应。

（二）坚韧人格

坚韧人格（hardiness）一词最初起源于农业领域，指农作物在不利的气候条件下生长的能力。坚韧人格概念被管理学家用以表述人格、工作应激和健康之间的关系。坚韧人格概念后来在健康与疾病的文献中成为表征应激和疾病关系的变量。Kobasa 将坚韧人格定义为一组能够帮助人们管理应激的态度、信念和行为的人格特质，它包含三个子概念：投入、控制与挑战。

人格坚韧性不同的个体对待同样的事件会有不同的评价，这种评价直接影响到个体对应激性事件（包括生活事件和日常琐事）的评价和态度，采取不同的认知和行为方式，产生不同的心理反应。Banon 等研究表明，高坚韧个体自我主宰意识较好，不会将应激事件灾难化，会以较高热情积极面对，表现出好的心理适应，出现较少的心理症状。我国学者研究发现，在相同应激水平下坚韧人格分数越高，被试心理应激与心理症状间的关系越弱。研究结果表明坚韧人格可以缓冲应激对心理症状的影响，人格坚韧性越高，个体越善于控制和管理应激，自我投入意识和工作投入意识就越强，较少体验应激带来的威胁，从而减轻了负性应激反应，由应激造成的心理症状也就越少；相反，人格坚韧性越低个体就越会将应激性事件评估为威胁性的、紧张不安和退缩回避，由于应激导致的心理症状就越多。

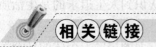

相关链接

坚韧人格与健康

　　20 世纪 60 年代，许多研究者试图发现人格特质与头号杀手——冠心病及癌症的关系。之后越来越多的研究表明压力水平越高，罹患疾病的概率越大。但有一组研究者，在 Suzanne Kobasa 博士的领导下，开始对一些个体感兴趣，这些个体不管压力情景如何都能抵抗压力的生理和心理影响。Kobasa 等人在联邦制解除管制时期，对数百名 TAT 公司的员工进行研究，当时许多经理完成 Holms 和 Rahe 压力问卷以及生理症状及疾病调查表。在同样的环境中数百名经理表现出压力的生理症状而有些人却没有。对于这一小部分群体进行进一步的研究，结果显示他们有独特的人格特征。Kobasa 等人把这种人格特质称为坚韧人格。坚韧人格用以描述那些体验高度的生活应激，但由于表现出一系列的态度、信念和行为倾向而使自己免于疾病的个体。坚韧性包括三个成分：承诺（commitment）、控制（control）和挑战（challenge）。承诺是指个体对于目的和意义的感知，这种感知通过个体积极卷入生活事件而不是消极被动避免卷入的方式表现出来。控制是指在不利的条件下，个体拥有的通过自身行动来改变生活事件的信念，并在这种信念指导下采取行动，努力对生活事件施加影响而不是孤立无助。挑战是指个体希望从积极的和消极的经验中进行持续学习，认为变化才是生活的正常状态，变化是成长的促进力量而不是对于安全的威胁。后来的研究者把承诺、控制和挑战称之为坚韧性的"3C"结构。

四、社会支持

（一）社会支持的概念

　　社会支持（social support）是指个体与社会各方面包括亲属、朋友、同事、伙伴等以及家庭、单位、党团、工会等社会组织所产生的精神上和物质上的联系程度。社会支持可分客观支持、主观支持和个人对支持的利用度。客观支持是指一个人与社会所发生的客观的实际的联系程度，例如得到物质上的直接援助和社会网络。这里的社会网络是指稳定的（如家庭、婚姻、朋友、同事等）或不稳定的（非正式团体、暂时性的交际等）社会联系的大小和获得程度。主观支持是指个体体验到在社会中被尊重、被支持和被理解的满意度。个人的利用度是指个体遇到生活事件时，能够利用别人的支持和帮助程度。

（二）社会支持与应激反应

目前学术界关于社会支持影响个体心理健康的机制存在两种观点，即独立作用假说和缓冲作用假说。

1. 独立作用假说　独立作用假说又称主效应模型（the main-effect model）。独立作用假说理论认为无论生活事件存在与否，个体是否处在压力状态下，社会支持始终具有一种潜在的维护身心健康的作用。由于此结论源自研究的统计结果，因统计结果仅显示社会支持对个体身心反应症状的主效应，而未出现社会支持与不良生活事件之间的交互作用，故称为主效应模型。

2. 缓冲作用假说　缓冲作用假说又称为缓冲器模型（the buffering model）。缓冲作用假说理论认为社会支持对健康的影响在于其可缓冲生活事件对健康的损害，但社会支持本身对健康无直接影响。缓冲作用主要体现在两个方面：其一，社会支持可影响个体对潜在应激事件的认知评价，即由于个体认识到社会支持存在，不会把潜在应激源评价为现实应激源。其二，应激源产生后，足够的社会支持可帮助个体消除或减弱应激源，并对应激源进行再评价，从而缓解应激反应症状。

社会支持与身心健康有密切关系。有研究表明，幼年严重的情绪剥夺，可产生某些神经内分泌的变化（如 ACTH 和生长激素不足等）。Thomas 等研究 256 名成年人的血胆固醇水平、血尿酸水平及免疫功能，通常应激会使血胆固醇水平升高，血尿酸水平升高，免疫功能降低。该研究发现，社会相互关系调查表（ISSI）的密友关系部分社会支持得分高，则血胆固醇水平及血尿酸水平低，免疫反应水平高。该结果与年龄、体重、吸烟、酗酒、情绪不良体验等因素无关。

动物实验也证明社会支持与心身健康之间的肯定联系。有研究发现在实验应激情景下，如果有同窝动物或动物母亲存在、有其他较弱小动物存在或有实验人员安抚时，可以减少小白鼠胃溃疡、地鼠高血压、山羊实验性神经症和兔动脉粥样硬化性心脏病的形成。相反，扰乱动物的社会关系，如模拟的"社会隔离"可导致动物行为的明显异常。

第三节　心身疾病

一、心身疾病概述

（一）心身疾病的概念

心身疾病（psychosomatic diseases）又称心理生理疾病（psychophysiological diseases），指心理社会因素在疾病的发生、发展过程中起重要作用的躯体器质性疾病和躯体功能性障碍。有狭义和广义两种含义，狭义的心身疾病指心理社会因素在疾病的发生、发展过程中起重要作用的躯体器质性疾病，如冠心病、原发性高血压和溃疡病。广义的心身疾病指心理社会因素在疾病的发生、发展过程中起重要作用的躯体器质性疾病和功能性障碍。

（二）心身疾病的人群特征

由于心身疾病界定的范围不同，心身疾病的发病率的报道数据差异甚大，国外调查人群中为10%～60%；国内的门诊与住院调查约为1/3左右。心身疾病的人群特征如下：

1. 性别差异心身疾病发病有所不同　女性高于男性。也有些心身疾病，如消化性溃疡、支气管哮喘、冠心病，男性高于女性。

2. 年龄不同心身疾病发病有所不同　患病率高峰为更年期，青年人略高，65岁以上的老年人和15岁以下的少年患病率较低。

3. 社会环境不同心身疾病发病有所不同　有调查研究表明，患病率最高的是美国，最低的是日本。

（三）心身疾病的范围

美国心身疾病专家Alexander最早提出了7种心身疾病，包括溃疡病、溃疡性结肠炎、甲状腺功能亢进、局限性肠炎、类风湿关节炎、原发性高血压及支气管哮喘。心身疾病的概念由狭义扩大到广义，其范围也得到了扩展，几乎包括了人类所有的疾病。据国内外各种调查统计，心身疾病目前占综合性医院门诊病人的1/3左右。目前比较公认的，可将心身疾病按系统分为以下几种：

1. 心血管系统的心身疾病　冠状动脉粥样硬化性心脏病、阵发性心动过速、心律不齐、原发性高血压、偏头痛、原发性低血压、雷诺病（Raynaud disease）等。

2. 呼吸系统的心身疾病　支气管哮喘、过度换气综合征、神经性咳嗽等。

3. 消化系统的心身疾病　胃、十二指肠溃疡、神经性厌食、神经性呕吐、溃疡性结肠炎、肠道易激综合征等。

4. 皮肤系统的心身疾病　神经性皮炎、瘙痒症、斑秃、银屑病、多汗症、慢性荨麻疹、湿疹等。

5. 肌肉骨骼系统的心身疾病　类风湿关节炎、腰背疼、肌肉疼痛、痉挛性斜颈、书写痉挛等。

6. 泌尿生殖系统的心身疾病　过敏性膀胱炎、勃起功能障碍、早泄、性欲低下、慢性前列腺炎、性欲减退等。

7. 内分泌系统的心身疾病　甲状腺功能亢进、糖尿病、低血糖、艾迪生病（Addison's disease）等。

8. 神经系统的心身疾病　血管神经性头痛、肌肉紧张性头痛、睡眠障碍等。

9. 妇科心身疾病　痛经、月经紊乱、经前期紧张综合征、功能性子宫出血、性功能障碍、功能性不孕症等。

10. 外科心身疾病　术后神经症、器官移植后综合征、整形术后综合征、肠粘连症等。

11. 儿科的心身疾病　遗尿症、夜惊、口吃等。

12. 眼科的心身疾病　原发性青光眼、眼睑痉挛、弱视等。

13. 耳鼻喉科的心身疾病　梅尼埃病、咽部异物感等。

14. 口腔科的心身疾病　特发性舌痛症、口腔溃疡、颞下颌关节紊乱综合征等。

二、心身疾病的发病机制

心身疾病的发病机制比较复杂。大量研究表明，心身疾病是社会、心理、生理等致病因素相互作用的结果，但其发病机制尚处于理论阶段。以下主要介绍三种理论。

（一）心理动力学理论

心理动力学理论认为，个体特异的潜意识特征决定了心理冲突在各种心身疾病发生中的作用。该理论认为心身疾病有3种发病因素：①未解决的心理冲突；②身体器官的脆弱易感性；③自主神经系统的过度活动性。心理冲突通过自主神经系统功能活动的改变，造成某些脆弱器官的病变，从而引起特定的心身疾病。心理动力学理论的发病机制在一定程度上过分夸大了潜意识的作用。

（二）心理生理学理论

心理生物学理论认为，心理神经中介途径、心理神经内分泌途径和心理神经免疫学途径是心身疾病发病的心理生理中介机制。心理社会因素通过免疫系统与健康和疾病的联系，可能涉及三条途径。①下丘脑-垂体-肾上腺轴：应激造成暂时性皮质醇水平升高，后者损伤细胞免疫功能，但持久应激与短期应激对免疫系统的影响效果不同，有时可使细胞免疫功能增强；②通过自主神经系统的递质：交感神经系统通过释放儿茶酚胺类物质，与淋巴细胞膜上的β受体结合，影响淋巴细胞功能改变；③中枢神经与免疫系统的直接联系：免疫机制可形成条件反射，改变免疫功能。有研究发现，免疫后的大鼠下丘脑内侧核电活动增加，推测抗原刺激与下丘脑功能之间存在着传入联系，实验性破坏下丘脑可以阻止变态反应。

该理论关于不同种类心理社会因素与心身疾病关系的研究表明，不同心身疾病的发生可能与特定心理社会因素有关，如紧张和抑郁情绪，可能产生不同的心身反应；心理生物学研究还注意到心理社会因素在不同遗传素质个体上的致病差异。例如高胃蛋白酶原血症的个体在心理因素影响下更易产生消化性溃疡。

（三）学习理论

行为学习理论认为某些社会环境刺激引发个体习得性心理和生理反应，由于个体素质的问题，或特殊环境因素的强化，或通过泛化作用，使其习得性心理和生理反应被固定，从而演变成为症状和疾病。如紧张性头痛、过度换气综合征、高血压等心身疾病症状的形成，均可用此机制解释。其中，身心障碍有一部分属于条件反射性学习，如哮喘儿童可因哮喘发作获得父母的更多照顾而得以强化，有些是通过观察或认知而学习获得的，如儿童的有些习惯可能是对大人习惯的模仿。

三、心身疾病的诊断与治疗护理原则

（一）心身疾病的诊断原则

1. 心身疾病的诊断要点

（1）疾病的发生包括心理社会因素，其与躯体症状有明确的时间关系。

（2）躯体症状有明确的器质性病理改变，或存在已知的病理生理学变化。

（3）排除神经症性障碍或精神疾病。

2. 心身疾病的诊断程序 心身疾病的诊断程序包括：躯体诊断和心理诊断，前者的诊断方法和原则与诊断学相同，这里只介绍心理诊断部分。

（1）病史采集：对疑有心身疾病的病例，在采集病史的同时，应该特别注意收集病人心理社会方面的有关材料，例如个体心理发展情况、个性或行为特点、社会生活事件以及人际关系状况、家庭或社会支持资源、个体的认知评价模式等资料，分析这些心理社会因素与心身疾病发生发展的相互关系。

（2）体格检查：与临床各科体检相同，但要注意体检时病人的心理行为反应方式，有时可以观察病人对待体检和治疗的特殊反应方式，恰当判断病人心理素质上的某些特点，例如是否过分敏感、拘谨等，以及不遵守医嘱或激烈的情绪反应。

（3）心理行为检查：对于初步疑为心身疾病者，应结合病史材料，采用晤谈、行为观察、心理测量或必要的心理生物学检查方法。所选取的心理测验应着重病人的情绪异常的测查。还可以采用适当手段评估心理应激、应对能力、社会支持等。评估结果有助于对病人进行较系统的医学心理学检查，确定心理社会因素的性质、内容，评价它们在疾病发生、发展、恶化和好转中的作用。

（4）综合分析：根据以上程序中收集的材料，结合心身疾病基本理论，对是否是心身疾病，是何种心身疾病，有哪些心理社会因素起主要作用及可能的作用机制等问题做出恰当评估。

（二）心身疾病的治疗护理原则

心身疾病的治疗包括躯体治疗、心理治疗、精神药物治疗及社会支持。首先应采取有效的躯体治疗，以解除症状，促进康复，但大多数躯体治疗属于对症性治疗。如需要持久的疗效，减少复发，则应及时请临床心理医师会诊，配合心理治疗和精神药物治疗，护士也可进行一般性支持治疗和广泛的社会支持。

1. 心理干预目标

（1）消除心理社会刺激因素：例如因某一事件引起焦虑继而使紧张性头痛发作的病人，通过心理支持、认知治疗、松弛训练或催眠疗法等，使其对这一事件的认识发生改变，减轻焦虑反应，进而在药物的共同作用下，缓解这一次疾病的发作。

（2）消除心理学病因：例如对冠心病病人，在其病情基本稳定后指导其对 A 型行为和其他冠心病危险因素进行综合行为矫正，帮助其改变认知模式，改变生活环境以减少心理刺激，从而从根本上消除心理学因素，逆转心身疾病的病理心理过程，使之向健康方面发展。

（3）消除生物学症状：这主要是通过心理学技术直接改变病人的生物学过程，提高身体素质，促进疾病的康复。例如采用长期松弛训练或生物反馈疗法治疗高血压病人。

2. 心身同治原则 心身疾病应采取心、身相结合的治疗原则，但对于具体病例，则应各有侧重。

对于急性发病并且躯体症状严重的病人，应以躯体对症治疗为主，辅之以心理治疗。例如对于急性心肌梗死病人，综合的生物性救助措施是解决问题的关键，同时也应对那些有严重焦虑和恐惧反应的病人实施其后的心理指导。部分病人虽然以躯体症状为主但已呈慢性过程的心身疾病，则可在实施常规躯体疗法治疗的同时，重点安排好心理治疗。例如原发性高血压、糖尿病的病人，除了给予适当的药物治疗外，应重点做好心理和行为指导等各项工作。心身疾病的心理干预手段，应视不同情况决定。

四、常见心身疾病的心理社会因素

(一) 冠心病

1. 人格特征　A 型行为类型者容易发生和加重冠心病，冠心病人中 A 型者两倍于 B 型者，患冠心病的 A 型者继发心肌梗死的可能性约 5 倍于非 A 型冠心病病人。有些学者认为 A 型者遇到应激性事件时，容易紧张、激动、愤怒、攻击和对人敌视，引起儿茶酚胺与促肾上腺皮质激素过量分泌，使血压波动，血黏度增加，血小板黏附力和聚集性增加，血脂增高，加速血栓形成，导致冠脉供血不足。

2. 生活事件与心理应激　研究结果表明与冠心病有关的常见应激源有夫妻关系不和睦、工作不顺心、事业受挫与失败、离婚及丧偶等。个体遇到这些应激性事件时，容易出现应激情绪反应如恐惧、愤怒、焦虑、激动等，继而影响心搏的速率、节律与心搏出量，诱发心绞痛和心肌梗死。近年来研究表明，强烈的、持续的心理应激可以伴有机体儿茶酚胺过量释放，心肌内钾离子减少，血压升高和局部心肌供血下降，使有冠心病素质或原有心肌供血不足者产生冠心病。

3. 生活方式　吸烟、饮酒过量、运动不足、高脂与高胆固醇饮食、肥胖等既是冠心病的易感因素，也是冠心病病情发展和治疗困难的重要因素。

4. 社会环境　西方国家研究结果表明，一般西方国家的冠心病患病率高于东方国家，发达国家高于发展中国家，城市高于农村；中等偏下阶层患病率高；社会不稳定时，冠心病病人数量随之增高。

(二) 原发性高血压

1. 人格特征　一般认为容易激动、冲动性、求全责备、刻板主观、不善表达情绪、压抑情绪但又难以控制情绪的个体容易患原发性高血压，这种人格特征可能与遗传有关。有些学者认为，具有这些人格特征者，遭遇慢性应激性刺激时，常压抑自己的情绪，但又难控制情绪，导致长期的心理不平衡，伴随着机体自主神经系统功能紊乱，促使高血压的发生。A 型行为类型者也易发原发性高血压。

2. 生活事件与心理应激　与原发性高血压有关的生活事件和心理应激具有两个显著特征：①职业性特征：研究结果表明，从事注意力高度集中、精神紧张而体力活动较少，以及对视觉、听觉形成慢性刺激的从业者，容易发生原发性高血压；②慢性应激性事件较急性应激性事件更易引起原发性高血压：研究结果发现，失业、离婚、长期生活不稳定或长期生活在噪声环境中者原发性高血压发生率高。应激时的情绪反应，尤其是焦虑、愤怒、恐惧容易引起血压升高，而沮丧或失望引起血压变化较轻；焦虑时以收缩压升高为主，愤怒和敌意时以舒张压升高为主；如愤怒发泄时，可致血中去甲肾上腺素浓度升高，但如强制压抑敌意或愤怒情绪时，血中去甲肾上腺素和肾上腺素浓度更为增高，因此压抑敌意或愤怒情绪的应对机制可能是原发性高血压发生的重要原因。个体发生心理应激时，开始只是血压阵发性升高，经过数月或数年的血压反复波动，最终形成原发性高血压。另外，持续的心理应激可加重病情，影响治疗效果和预后。

3. 社会环境　原发性高血压发生率随工业化、都市化进程加快而呈现增加趋势，显然这与工业化和都市化所带来的经济与生活方式变化有关。战争、政治变革、社会动荡都可能使人群原发性高血压的发生率增高。

（三）消化性溃疡

1. **人格特征** 精神分析学说强调儿童早期母子关系作用，认为如果婴儿"口部需要"过于强烈，而母亲又难以满足，从而产生挫折，使胃酸和胃蛋白酶原分泌增加，导致溃疡病的发生，但这一观点一直未能得到实验性研究结果证实。近年研究结果发现具有任何人格特征者均可发生溃疡病，因而溃疡病很可能无特异性的人格特征。

2. **生活事件与心理应激** 调查结果表明，溃疡病人经历了较多的生活事件，如家庭矛盾、经济压力、司法纠纷、失业等，溃疡病人中吸烟、饮酒者人数也远高于一般人群，说明溃疡病人承受较高水平的心理应激。事实上能导致心理应激的各种应激源均可能增加发生溃疡病的危险性。实验研究结果发现，愤怒时胃酸分泌增加，抑郁、失望、退缩时胃酸分泌减少；过去有高胃蛋白酶原血症者，心理应激时容易发生溃疡病，因而认为胃蛋白酶原水平高很可能是易感溃疡病的生理基础。有学者认为，个体出现应激反应时，通过下丘脑-垂体-肾上腺轴通路，促使肾上腺皮质激素大量分泌，使胃酸分泌增加，从而抑制黏膜上溃疡面的愈合过程，导致胃、十二指肠溃疡。同时，血管活性肠肽、胃抑制因子和胃动素等内分泌激素改变也是应激在溃疡病发生中作用的主要中介机制。

（四）支气管哮喘

支气管哮喘是一种常见病、多发病，是由嗜酸性粒细胞、肥大细胞和 T 淋巴细胞等多种炎性细胞参与的气道慢性炎症，表现为反复发作性的喘息、呼吸困难、胸闷或咳嗽等症状，常在夜间和（或）清晨发作或加剧。全球哮喘病人约 3 亿人，中国的哮喘病人约 3000 万。哮喘是影响人们身心健康的重要疾病。WHO 每年 5 月的第一个周二为世界哮喘日，旨在提醒公众对疾病的认识，提高对哮喘的防治水平。研究表明哮喘的发作与心理社会因素密切相关。

1. **人格特征** 早期研究发现，支气管哮喘多有依赖、较被动、顺从、敏感、易受暗示、希望被人照顾和自我中心等的性格，近年来研究表明哮喘的病人没有单一的或统一的人格类型。

2. **职业环境** 包括特殊的家庭居住环境，如经常暴露于烟雾中的儿童哮喘患病率远高于对照组儿童；空气污染、呼吸道感染与儿童哮喘的发生关系密切；摄入某些特异性食物可以引起哮喘；以及从事油漆工、汽修工等特殊职业的人群高发哮喘等。易诱发哮喘的药物主要有两类，一类是阿司匹林类及类似的解热镇痛药，另一类是作用于心脏的药物，如普萘洛尔等；此外，磺胺药等也可因引起过敏反应而诱发哮喘发作；此外，大哭大笑等剧烈运动和恐惧紧张等刺激也可引发儿童的哮喘发作。

3. **心理应激** 目前认为心理应激因素可能通过以下途径诱发或加重哮喘：①强烈的情绪变化作用于大脑皮层，大脑皮层兴奋作用于丘脑，通过迷走神经，促进乙酰胆碱释放，引起支气管平滑肌收缩、痉挛、黏膜水肿而导致哮喘；②不良精神刺激通过中枢神经系统引起内分泌功能失调和各种激素分泌异常，包括促皮质激素、去甲肾上腺素、生长激素和内啡肽的变化；③心理功能失调通过中枢神经系统，特别是下丘脑，干扰机体的正常免疫功能和影响机体对外界各种不良刺激反应的敏感性。

（五）消化性溃疡

1. **人格特征** 国内外研究表明，发现消化性溃疡病人具有内向及神经质的特点。其人格特点一般表现为孤独、缺少人际交往、被动拘谨、顺从、依赖性强、缺乏创造性、刻板、情绪不稳定、遇事过分思虑、愤怒而常受压抑等。由于此类病人习惯于自我克制，使其在应激时情绪得不到宣泄，从而使迷走神经反射更为强烈，胃酸和胃蛋白酶原水平增高明显，易诱发消化性溃疡。心理应激可引起疾病复发或加重病情。

2. 生活事件与应激　溃疡病人经历了较多的生活事件，如家庭矛盾、经济压力、司法纠纷等，溃疡病人中吸烟、饮酒者人数远远高于一般人群，可见溃疡病人承受较高水平的心理压力。事实上能导致心理应激的各种应激源均可增加发生溃疡病的危险。

(六) 恶性肿瘤

1. 人格特征　近年来，学者们就恶性肿瘤病人的人格特征进行了大量研究，虽未得出一致结论，但多数研究倾向于癌症病人具有 C 型人格特征。此类病人具有内向、抑郁、好生闷气、克制、压抑情绪发泄、缺乏灵活性、孤独、矛盾等人格特点。

2. 生活事件与心理应激　研究结果表明应激水平高的人群比应激水平低的人群癌症发生率高；应激性生活事件多、缺乏社会支持的癌症病人疾病复发率高。也有研究结果否认生活事件与心理应激影响癌症的发生及发展。

研究表明应激致癌作用很可能是通过免疫系统发生作用，应激时机体免疫功能下降，降低了机体对癌症的抵抗力。同时应激可以增加个体癌症行为危险因素如吸烟等。上述因素的共同作用使癌症易感者最终发生癌症。

学习小结

　　本章主要是论述了应激的基本理论及对心身健康的影响，探讨了缓解心理应激的原则与方法。对本章的学习应着重把握应激的中介机制，在此基础上理解应激的理论模型，分析如何进行应激的管理。作为护理心理学的基础知识，这部分内容与后面学习的临床各种疾病、各种症状及治疗的心理护理有密切关系，通过对身心疾病相关知识的学习，理解心理应激的重要意义。

(沈晓颖)

复习思考题

1. 举例说明认知评价在应对应激事件中的作用。
2. 针对个人的实际，谈谈如何做好应激管理。
3. 应激的中介机制有哪些?
4. 举例说明应激对身心健康的影响。
5. 评价三种应激模型的应用价值。

第 四 章

临床心理评估

学习目标 ▶▶

掌握:
1. 临床心理评估的概念。
2. 临床常用心理评估的方法、实施原则及注意事项。
3. 心理测验的概念。
4. 临床常用心理卫生评定量表的使用。

熟悉:
1. 临床心理评估的过程。
2. 标准化心理测验的基本特征。
3. 心理测验的类别。

了解:
1. 临床心理评估的功能。
2. 心理测验的实施原则和注意事项。

第一节 临床心理评估概述

一、临床心理评估的概念

(一) 临床心理评估的定义

心理评估 (psychological assessment) 是采用定性或定量的心理学方法和技术,对个体的心理现状及其水平做出全面、系统和深入的客观描述。通常采用的方法有观察法、访谈法、调查法和心理测验法。

临床心理评估 (clinical psychological assessment) 是指将心理评估的通用理论与方法运用于临床,以临床病人为主要评估对象,可评定及甄别病人心理状态的一系列应用性评估手段和技术。与心理评估相比,临床心理评估所涉及的范畴、内容相对局限,更侧重于个体身心健康及其影响因素。如临床心理评估较多关注与个体健康密切相关的人格特质倾向,而较少关注个体的智力等心理测验结果。因此有学者认为临床心理评估方式较接近于临床诊断,可判定和鉴别病人的心理问题、心理障碍与心理特征等。

（二）临床心理评估的功能

临床心理评估是整个护理过程中不可缺少的环节，对心理护理实施及质量评价等均具有指导意义。在护理过程中临床心理评估主要有以下功能：

1. 筛选干预对象　病人无论病情轻重，都会因疾病产生不同程度的心理失衡、偏差或危机，通过心理评估，可筛查出病人心理问题的程度，并给予及时干预，帮助其恢复心理健康。

2. 提供干预依据　通过临床心理评估，可以把握病人心理问题的轻重缓急，进一步了解引发问题的原因，找出主要影响因素，为实施针对性干预措施提供依据。

3. 评估干预效果　临床心理评估的另一个重要功能是评价心理护理效果，了解心理问题是否已经解决及恢复程度。

（三）临床心理评估的意义

临床心理评估贯穿护理活动的全过程，既可与其他护理评估同步开展，也可以独立实施。临床心理评估对提高整体护理质量、促进病人身心适宜、建立和谐护患关系等均具有重要的意义。

1. 有益于提高整体护理质量　"以病人为中心"旨在为病人提供全方位身心维护的整体护理理念，虽早已普及，但其临床应用模式却始终不尽如人意。目前临床心理评估的方法单一或不规范、操作随意或不深入，结果含糊或不可靠等问题长期困扰着临床护士。因此只有切实将临床心理评估引向规范操作、分析深入且结果可靠，才能真正实现对病人身心的全面维护，才能凸显新护理模式，提高护理质量。

2. 有益于病人身心舒适　对病人的心理评估如果列入临床医护常规，并作为疾病诊治的必需环节，一方面可强化医护人员关注病人心理状态的意识，以评估结果提醒医护人员时刻关注病人的心理动态，防范不当言行对病人身心的不利影响，身体力行地促成病人身心的适宜状态。此外，对病人实施访谈评估的过程，既可让病人感受到护士给予的关心，又可促使病人宣泄不堪负荷的压力，对病人的身心十分有益。

3. 有益于促进护患沟通　临床心理评估要求护士以观察、访谈、量表测评等途径，系统科学地评估病人的心理状态及其主要原因，评估心理干预的效果等。各环节均需以护患的充分接触、有效沟通为基础，因此，临床心理评估既为护患沟通提供实质性内容，又可经评估过程辅助护士走进病人的内心世界、构建融洽的护患关系。

二、临床心理评估的过程

（一）确定评估对象

明确了具体的评估对象之后才能有针对性地选择适当的评估方法。评估者首先应根据具体来访者的要求确定评估的目的，如对精神发育迟滞病人的智力水平评估，对颅脑外伤病人的记忆评估，对有人格障碍病人的人格特征进行的评估等。

（二）了解评估对象一般情况

评估对象的一般情况主要包括基本情况和社会文化背景两个方面。基本情况主要包括姓名、性别、年龄、职业、婚姻状况、身体状况、家庭情况、特长和爱好等。可由来访者本人填表，也可由评估者提问，必要时还可通过自传了解其过去，或通过其亲友、同事等了解有关情况。社会文化背景主要包括家庭背景、学校背景、工作背景和社区背景等。在这一过程中，主要应用心理评估的调查法、观察法和会谈法。

（三）发现评估对象存在的问题

评估者要了解评估对象当前有哪些主要的心理问题，并查找心理问题的起因、发展和可能的影响因素等，如早年生活经历，家庭背景、当前适应情况和人际关系等。

（四）对问题进行评估

对一些特殊问题、重点问题进行深入了解和评估，进一步确认评估对象的问题并分析其原因：①问题的具体情况。问题是何时发生的？问题在何处发生？对问题的反应是什么？评估对象对自身问题的看法怎样？②问题形成的可能原因。问题形成的原因多种多样，可能与评估对象看问题的方法有关；也可能与其个人经历、人格特征有关；也可能与其家庭、工作等环境背景有关；还可能是生活中发生了重大变故或与事前的原因、事后的强化有关。可能的原因有很多，需要评估者进行分析，一个一个地排除，最后找出问题产生的真正原因。这一过程可借助于心理测验的方法，有时还用作品分析法。

（五）根据评估结果确定干预方案

对当前所收集的资料进行分析、处理，写出评估报告，做出结论。对评估对象及有关人员做出解释，同时根据评估对象的实际情况制订下一步的干预方案。

三、临床心理评估的原则

（一）临床心理评估的基本原则

1. 动态性原则　病人的心理活动受疾病进程、环境等因素影响而不断变化。临床心理评估必须因时而异，动态评估病人的心理状况。

2. 综合性原则　临床心理评估的方法各有其侧重，同时也有其局限性，心理评估要结合多种方法的评估结果，才能比较准确地评估病人的心理状态，识别其心理危机及影响因素。

（二）临床心理评估的注意事项

1. 评估者

（1）评估者需经过严格训练，熟悉评估工具的内容、功能、适用范围、优缺点，并有一定心理学基础。

（2）必须按照标准化程序操作。

（3）态度热情、耐心、细致，尊重被评估者，与其建立良好的关系，以便能够密切配合。

（4）操作熟练，仔细观察被评估者的表情和反应。在观察时，要善于捕捉被评估者的表情、语调及姿势的微小变化，根据外部行为表现推测其内部心理活动。

2. 被评估者

（1）意识清醒，能控制自己的情绪和行为以适应评估要求。

（2）精力充沛，自愿合作。

（3）符合评估所规定的其他要求。

3. 时间　一般选择被试精神状态最佳的时候，上午最好，以不超过一小时为宜。

4. 环境　安静清洁，室内布置不应新奇华丽，以免分散被评估者的注意力。

第二节　临床心理评估的常用方法

心理评估方法（methods of psychological assessment）用于临床评估的方法，常用的有观察法、访谈法、调查法和心理测量法等等。上述方法各有其特点和长处，在临床工作中通常根据需要将不同方法结合使用，取长补短以便获得全面、准确的信息做出正确判断。

一、观　察　法

（一）观察法的定义

观察法（observation method）是指通过对被评估者的行为表现直接或间接（通过摄像设备等）的观察或观测而进行心理评估的一种方法。观察法的依据之一是人的行为是由其基本心理特征所决定的，因此是稳定的，在不同的情况下也会有大致相同的反应。

观察法是临床心理评估常用的方法之一。其目的是描述临床现象、评估心理活动、监测行为变化，护士可通过对病人行为进行客观准确的观察，并根据观察结果做出评定和判断，进而实施有效的心理护理。

（二）观察的种类

根据观察的情境不同，观察法可分为自然观察法和控制观察法。

1. 自然观察法　是在自然情境中所进行的观察，被观察者处于生活、学习或工作未被干扰下的原本状态。由于当事人或其周围人所提供的情况很可能与实际情况不一致，需要评估者在实际情境中进行观察加以判断，因此在自然情境下对被评估者进行观察有时是十分必要的。

2. 控制观察法　是在人为设置的、预先设置的情境下观察并记录被观察者的反应。这种方法临床用的较多，如对儿童行为的观察，以及对一些特定人群的行为观察。

（三）观察的步骤

为确保观察结果科学性、客观性和准确性，在设计观察方案时，要按照一定的流程进行。

1. 确定观察的行为　观察的内容可包括其仪表、身体状况、言谈举止、人格特征、疾病认知及态度、应对方式等。在观察过程中，护士不可能一次将病人所有行为均列为观察目标，否则将顾此失彼，达不到观察目的。以临床心理评估为主旨的观察目标行为，必须紧扣可表征病人心理状态的行为特征，可实施单个行为的观察，也可实施某类被分解行为的观察。对每个准备观察的目标行为，均应给予明确的操作性定义，以便准确地观察和记录。有些行为易于观察，如病人不由自主地重复搓手常是其高度紧张的表征；有些行为不易觉察，如有的病人闭目养神，实际内心冲突激烈。一般情况下，若上述两种行为对其心理评估具有同等意义，可优先选择易觉察行为作为观察的目标行为。

2. 选择观察方式　根据观察目标行为的需要，选择适宜的观察方式。不论使用连续性观察还是轮换性观察，直接观察还是隐蔽性观察等，均需与所设计的观察目标相呼应。如连续性观察适用于对少数病人或单个行为的严密细致观察；轮换性观察则可用于多个病人同类问题的综合归纳观察；为防止病人察觉被观察后出现掩饰行为，可采用隐蔽性观察方式等。

3. 确定观察指标　包括确定观察期、观察次数、间隔时间、总的持续时间等指标。若观察期限较长，则每天观察的时间、次数应保持一致；若一日内需多次观察，则应分布在不同时段，以便较全面观察病人在不同情境、不同时段的行为特点及其规律。直接观察的时间一般持续 10～30 分钟；若需要延长连续观察时间，可通过一些间接手段如录音、录像、单反玻璃等监测观察，每次观察的具体时间需依据影响目标行为的时间因素确定。

4. 确定观察的记录方法

（1）叙述记录法：是常用的观察资料记录法，采用速记法在现场做连续记录，也可以用录音机、摄像机等将观察到的情况摄录下来。这种方法不仅便于记录所观察的行为，还可进行推理判断。

（2）事件记录法：记录一次观察期间内目标行为或事件的发生频率，又称事件样本。病人在疾病诊疗过程中，经常遭遇一些特殊事件，不同程度地干扰其心理活动及其行为。如病情突然加重、亲人出现意外、疾病治疗需要支付高额费用等事件在一个病人身上发生时，护士应记录其特殊事件的概况以及对病人行为所产生的影响。

（四）观察法的注意事项

1. 明确观察的目标行为和可能影响目标行为的各种因素。

2. 尽可能客观、完整和准确地观察事件或目标行为。

3. 记录事件发生的全过程；记录中尽量使用日常用语；采用描述式记录时避免使用解释方式。

4. 注意他人对被观察者行为的反应。

5. 评估过程中观察者要有明确的角色意识，对自己在被观察者心中的印象以及这种印象对观察结果所产生的影响要有正确认知。

6. 对与观察者年龄或文化背景悬殊的结果，被观察者在分析时尽可能从被观察者的角度理解其行为。

7. 合理探索和解释所观察行为的产生原因。

（五）观察法评价

观察法与其他心理评估方法相比，有其自身的优势和不足，具体为：

1. 观察法的优点

（1）结果较客观真实：观察法评估多用于病人行为发生的当时、当地，可为护士提供病人自然的表情动作、行为方式所表征的心理反应，甚至病人试图掩饰的部分情绪状态，使得护士随时获得病人身心状态的基本真实资料。护士还可用观察法验证和评价病人及其亲属等提供的或心理测评所获得的相关评估信息，且观察法多次评估的结果不易重复。

（2）方法简便易于操作：观察法是一种不受时间、地点、仪器设备限制和制约的方法，对一般病人或是婴幼儿、语言障碍、发育迟缓等特殊群体均适用，只要护士掌握一定的原则和技巧、善于根据观察的目的和要求即可实施。

2. 观察法的不足

（1）受护士自身能力的制约：观察评估结果的客观性、准确程度，受实施观察护士的临床经验和观察能力的制约。如护士初到临床的观察视野较局限，易被病人的某些表面假象所蒙蔽；经验丰富的护士则观察视野开阔，能识别病人外在行为的潜台词及其实质。

（2）观察指标不易定量：观察法的观察指标不易定量，标准难以统一，如沮丧、孤独等行为表现的程度难以用定量的指标衡量；不同观察者得到的结果差异较大，故观察结果具有主观性和表面性。

二、访　谈　法

（一）访谈法的定义

访谈（interview）是临床工作者与病人或来访者之间所进行的一种有目的的会晤。访谈技术是心理评估收集资料的重要手段，是护患沟通的必备技能。通过访谈护士一方面可以了解病人的一般情况、接受访谈目的和可能存在的问题，建立起初步的护患关系；另一方面还可获得其他途径无法得到的信息。在访谈过程中，护士可观察到病人具有特殊意义的行为、自我特征及其对疾病所处生理状况的反应和态度。访谈的目的一般包括以下4个方面：

1. 收集那些用其他方法难以获得的信息。

2. 与来访者建立起良好的关系以便获得信息。

3. 在访谈过程中双方对来访者有问题的行为逐渐达成一致的理解和看法。

4. 帮助来访者认识到其有问题的行为，并为解决这些问题提出指导和给予支持。

（二）访谈的种类

按访谈的结构分类，在临床心理评估中的访谈形式可分为以下3种。

1. 结构式访谈　是根据特定目的预先设定谈话的结构、程序，并限定谈话内容的访谈方式。结构式访谈具有省时、高效、切题等优点，但过于程序化，易于将相关信息遗漏、忽略。

2. 半结构式访谈　是护士事先准备粗线条的访谈提纲，根据评估的内容向病人提问的访谈方式，访谈过程中也允许病人积极参与。

3. 非结构式访谈　是一种开放式的访谈，病人较少受约束，能自由地表述见解，交谈气氛较轻松，但话题比较松散、费时。

（三）访谈的内容

为了弥补观察和访谈法的不足，临床工作者发展了一种半定式的访谈方法，访谈者可根据其需要编制半定式的访谈检查表。Gart G. Marnat 认为一个疾病史的半定式访谈表至少应涵盖以下几方面的问题（表 4-1）。

表 4-1　有关疾病病史的半定式访谈检查表

1. 有关障碍（问题）的情况		
对问题的描述	强度和时间长度	首次发作
以前的处理	发生频度的变化	为解决问题做了些什么
诱因及其结果	正规的处理	
2. 家庭背景		
社会经济水平	文化背景	父母职业
父母目前健康状况	情绪和疾病史	家庭关系
婚姻状态	生长地（城市/农村）	家族结构

续表

3. 个人史		
（1）婴儿		
发展里程碑	早期疾病史	家庭气氛
大小便训练	与父母接触的密切程度	
（2）儿童		
在学校的适应性	与同学的关系	学业成绩
与父母的关系	爱好/活动/兴趣	生活的重要改变
（3）青少年		
"儿童"标题下的各项内容均应包括		是否出现有关法律、性、药瘾行为
出现这些行为的时间		青春发育期的反应
（4）成年和中年		
专业和职业	婚姻情况	人际关系
疾病和情绪变化史	生活目标的满意度	与父母的关系
（5）老年		
疾病史	对于能力下降的反应	自我的完整性
经济收入的稳定性		
4. 其他		
自我概念（喜欢/厌恶）	躯体化症状（头痛、胃病等）	
最幸福和悲伤的记忆	最早记忆引起愉快和悲伤的事件	
害怕	值得注意的梦和再现的梦	

根据表 4-1，使用者可自编一些问题，对各方面情况进行检查。例如有关来访者的情况可以设计下面的提问：

（1）你现在有哪些主要问题和麻烦？

（2）你能检查一下这些问题的最主要方面吗？

（3）你的这些困难是什么时候开始出现的？

（4）它经常发生吗？

（5）这些问题发生后还经常变化吗？

（6）出现这些问题后还有别的问题及其他改变吗？

（四）访谈的技巧

访谈法的应用范围及功能更广泛，是常用的定性或半定量心理评估方法，是心理咨询、心理治疗的基本技术，也是护患沟通的必备技能。护士对访谈具有主导与决定性作用，护士熟练掌握访谈技巧，与病人建立良好关系，是确保访谈成功的关键。在运用访谈法时，要注意以下技巧的运用。

1. 提问　访谈者在提问时，要使用被访者易于理解的语言，避免使用模棱两可的词语、双关语和专业术语；询问时应表述清晰准确、简洁易懂，谈话要遵循共同的标准程序，避免只凭主观印象。根据提问的要点可归纳为五种提问方式（表4-2），其中开放性提问的使用频率最高。

表 4-2　提问方式类别

提问方式	要点	举例
开放性	病人自由回答，但有限定范围	能告诉我……的原因吗？
促进性	鼓励病人流畅对答	您能更详尽地描述当时的情况吗？
阐明式	鼓励病人予以解释、扩充	我推测您会觉得这件事……怎么样？
对质式	询问不一致问题	我是否误解了您所说的……
直接式	适用于关系和睦的病人澄清具体问题	您刚才对他说了些什么？

2. 倾听　耐心、专注、诚恳地倾听来访者的表述是访谈取得成效的关键。倾听时应把握四个要点：距离、姿态、举止和应答。适宜的角度和距离、身体稍前倾的姿势，适时地点头、微笑、注视，简短赞许和肯定性语言等，均可体现护士对病人的接纳、肯定、关注、鼓励等情感，使病人感受到其关怀。此外，访谈时护士除了需关注病人说了什么，还要通过病人的声音、表情、姿势等注意到病人如何说，根据他所表现的非语言行为来正确解释他所说的话。常见的非语言行为及其意义见表4-3。

表 4-3　非语言行为及其意义解释

非语言行为	可能表明的意义
1. 直接的目光接触	人际交往的准备就绪或意愿、关注
2. 注视或固定在某人或某物上	面对挑战、全神贯注、刻板或焦虑
3. 双唇紧闭	应激、决心、愤怒、敌意
4. 左右摇头	不同意、不允许、无信心
5. 坐在椅子上无精打采或离开访问者	悲观、与访问者观点不一致、不愿继续讨论
6. 发抖、双手反复搓动不安	焦虑、愤怒
7. 脚敲打地面	无耐心、焦虑
8. 耳语	难以泄露的秘密
9. 沉默不语	不愿意、全神贯注
10. 手心出汗、呼吸浅、瞳孔扩大、脸色苍白、脸红、皮疹	害怕、正性觉醒（兴奋、感兴趣）、负性觉醒（焦虑、窘迫）、药物中毒

3. 回应　指访谈过程中护士对病人所表现的语言或非语言信息及时做出反应，包括言语反应和非言语反应。护士的反应不仅直接影响病人的谈话方式和内容，也可在一定程度上控

制了访谈的整体结构和运行节奏。回应的方式有以下几种。

（1）认可：指护士对病人所说的话表示已经听见，且希望对方继续说。通常表示认可包括两类行为：①言语行为，如"嗯"、"是吗"、"很好"等；②非言语行为，如点头、微笑、鼓励的目光等。

（2）鼓励：指护士察觉到病人似乎有些顾虑、不知其所说内容是否符合访谈者的要求时，需给予适当的鼓励和支持，以使访谈进行下去。

（3）适当的自我暴露：访谈中有时病人会询问护士的兴趣、经历等私人问题，若此时护士能适当地自我暴露可拉近与病人的距离。若访谈的形式只局限于刻板的一问一答，会使病人感到十分紧张，没有足够的心理空间进行自我探索。若护士能描述自己的经验，可促使病人在倾听过程中更积极地探索自己的内心。

4. 记录　护士在记录时应详细记录和保持客观，无论有无录音录像都应做详细的现场笔录。记录时访谈者应注意尽量使用来访者自己的语言和说话的方式，不要任意诠释，不要将访谈者的个人看法加到记录资料中，以免影响资料收集的客观性。记录时勿强化来访者的回答，对来访者谈话内容的记录，勿强调、加重其个人的叙述内容，客观说明即可。使用照相机、摄像机或录音机（笔）前须征得来访者同意，并尽可能不要干扰访谈的气氛。

三、量 表 法

（一）量表法的定义

量表法是指选择通用、标准的心理量表（psychological scale）对病人进行心理状态的测评，也是心理测验中的常用方法。量表由一些经过严格选择、较准确、较可靠反映人的某些心理特点的问题或操作任务所组成。临床心理评估使用最多的是心理卫生评定量表。

（二）量表法的分类

量表法的分类方式有多种，可根据量表测量的内容分为态度量表、能力量表、智力量表等类型；也可根据量表的形式分为调查量表和测验量表，自评量表和他评量表等等。

（三）量表的选择与应用

选用量表的最基本原则是根据评估目的、量表的评价功能选择适用的测量工具。评估目的是指预先设置的评估目标，即评估的内容、指标。评价功能则指量表所具有的功效，选用的评定量表，必须具备实现评估目的的功效。另外，还需充分考虑量表的特性、敏感性、简便性、实用性等特征，选用具特异评定功能的量表。

第三节　心 理 测 验

一、心理测验的概念

（一）心理测验的定义

心理测验（psychological test）是随着实验心理学而发展起来的一种心理学技术。从开始运用这一技术至今,虽然仅有短短几十年,但它充实了心理学的研究方法,推动了心理学的发展,已在教育心理学、医学心理学、劳动心理学、社会心理学等领域得到广泛的应用,并取得了一定的成就。

美国心理和教育测量学家布朗(F. G. Brown)认为,测验是测量一个行为样本的系统工程。美国心理学家阿娜斯塔西(A. Arlastasi)认为,心理测验是对行为样本进行客观和标准化的测量。因此,心理测验是一种利用标准化的心理测验量表和工具将心理现象进行数量分析,从而得到心理变化的数据,用以研究、判定心理特点个体差异的程度和性质的一种方法。心理测验的定义包含了四个基本要素。

1. 行为样本 心理测验起源于对心理特性个别差异的研究。试验和研究表明,人们的心理特性是不易直接被观察到的,但并不是不可知的。任何一种心理特性总是通过相应的行为显现出来。测验就是让人们产生相应的行为,再根据这些行为反应推断他们的心理特性。心理测验测量的是人们的行为,即是一个人对测验题目的反应。但是任何一种测验都不能包含要测验行为领域的所有项目,只能选出其中一部分有代表性的题目,这些题目必须是能够获得足够的有用信息,并且能够反映出某种心理特征的一组行为。这组行为就称为行为样本。如测量内向性格者的特点,只有取内向性格者的行为样本才有代表性,而取外向性格者的行为表现样本就没有意义了。因此在心理测验时,测验题目的拟定与样本之间的关系至关重要,这种关系有程度的不同。预测样本与测验行为并非完全相似,但它们之间必须有实质性的对应关系。

2. 标准化 标准化是指测验的实施条件与程序、记分方法以及测验分数解释程序的统一。心理测验的标准化不但可以排除无关因素对测验结果的影响,保证测验数据的准确性和客观性,还能够对不同个体测出的分数进行有效的比较。

3. 结果描述 心理测验的结果需要加以描述才能使人们理解和具有操作意义。描述方法通常可分为完全数量化和划分范畴两类。大多数标准化测验采用完全数量化的描述方法,如以智力商数(intelligence quotient,IQ)为单位对智力行为进行数量化;用记忆商数、损伤指数分别对记忆能力和神经心理行为损伤的程度进行数量化描述。划分范畴一般采用定性方法,如 HR 神经心理成套测验中的范畴测验是用错误数来表示,当错误数超过一定标准时则认为是异常。另外,有些结果即可数量化表示也可用划分范畴来描述,如智力又可划分为正常、超常和低下。

4. 测验工具 一种心理测验就是一套工具或器材,并且都是标准化的测验,包括测验材料和使用手册两部分。测验材料是刺激物,通过被测者对其做出的反应来测量其心理活动和特征。使用手册包括如何给予刺激、如何记录受测者的反应、如何量化和描述反应所给予的详细指导,还包括有关该测验的目的、性质和信效度等测验学资料。

(二)心理测验的特征

标准化是心理测验的最基本要求。只有具有标准化程序,并具备主要的心理测量技术指标,以及达到国际公认水平的心理测验才能称为标准化测验。一个心理测验是否标准化,其主要技术指标有以下几个方面:

1. 取样 心理测验是衡量某一心理品质的标尺,这个标尺产生于样本。人们的心理活动千差万别,因此在取样(sampling)时必须考虑到样本的代表性。根据样本结果来使测验标准化,该样本便是测验的标准化样本。在选择测验时,除了了解所取样本的代表性外,还应注意该样本与被试者的情况是否具有一致性。取样应考虑样本的年龄范围、性别、地区、民族、教育程度、职业等基本特征。如果是临床量表还应有疾病诊断、病程及治疗等背景。只有被试者的情况在这些方面与样本相应，测验结果与样本才具有可比性。在临床实际工作中如果没有适宜的测验工具供护士使用，不得已也会使用不很相应的量表。这时，在解释中须加以说明，并持谨慎态度，否则很易造成错误。

2. 常模 常模（norm）是指某种由标准化样本测试结果计算获得的标准量数。通常有以下几种形式：

（1）均数：均数是常模的一种普通形式，是标准化样本的平均值。某一受试所测成绩（粗分或原始分）与标准化样本的平均数相比较时，才能确定其成绩的高低。

（2）标准分：均数所说明的问题具有局限性，如果只看均数不注意分散情况，所得到的受试者的信息非常有限。如用标准分作常模，便可提供更多信息。标准分能说明受试者的测验成绩在标准化样本的成绩分布图上所居位置。标准分（Z）＝受试者成绩（X）与样本均数（$\bar{X}$）之差（即 X－$\bar{X}$）除以样本成绩标准差（SD），简化成 Z＝（X－$\bar{X}$）/SD。这样，不仅说明受试者的成绩与样本比较在其上或其下，而且还说明相差几个标准差。

（3）T 分：T 分常模是标准分衍化出来的另一种常用常模。例如 MMPI、EPQ 等便采用此种常模。T 分计算的公式：T＝50＋10（X-$\bar{X}$）/SD

（4）其他常模：由标准分衍化而来的其他形式的常模，如标准 20 和标准 10 即是属于这一类，都是改变均数及标准差值而得。其计算公式如下：标准 20＝10＋3（X-$\bar{X}$）/SD，标准 10＝5＋1.5（X-$\bar{X}$）/SD。在韦氏量表中有粗分、量表分及离差智商诸量数。其中量表分的计算方法即属于标准 20 计算法。

（5）百分位：百分位比标准分更早作为常模，其优点是容易理解，即使没有统计学基础的研究者也能够理解其含义。习惯上将得分差的排列在下面，得分好的在上面，计算出样本分数的各百分位范围。将受试者的成绩与常模相比较，如相当于百分位 50（P50），则说明此受试者的成绩相当于标准化样本的第 50 位。也就是说样本中有 50％的受试者的成绩在其下（其中最好的与其相同），另外有 50％人数的成绩更好；如成绩在 P25，则说明样本中 25％的成绩在其之下（或至多与其相当），另有 75％人数的成绩更好。以此类推。

（6）划界分：在筛选测验中常用此常模。如学校教学采用 100 分制以 60 分为及格线，此即划界分。再如抑郁自评量表（SDS）总分采用 40 分为划界分标准，大于 40 分表示可能存在抑郁症状，小于等于 40 分表示无抑郁症状。

（7）比率（或商数）：此类常模在临床上也较常用。如在离差智商计算方法被广泛使用之前，大都使用比率智商。

以上是通用的常模形式，此外还有各种性质的常模。如年龄常模（按年龄分组建立的年龄量表分）、性别、区域和各种疾病诊断的常模。从可比性来看，常模越特异越有效。从适应性上讲，则以通常模使用方便。如在智力测验中，全国常模运用的范围广，而区域常模应用的地区则有限。但后者比前者更精确。有的常模虽属于区域性，但因该区域有代表性，也可用于相似地区。

3. 信度 信度（reliability）即可靠性，是对测验分数测量误差的计算结果，信度表现为测验结果的一贯性、一致性、再现性和稳定性。信度用信度系数（coefficient）来表示。信度系数在－1～＋1之间，绝对值越大，说明一致性越高，测验结果越可靠；反之则相反。此外，信度的高低往往与测验性质有关。通常能力测验的信度（0.80以上）高，人格测验的信度（0.70以上）低。凡是标准化的测验手册，都需要说明本测验用各种方法所测得的信度。测验信度系数一般有以下几种方法：

（1）重测信度：对同组被试在两次不同时间作同一套测验所得结果的相关性检验。如果两次分数的相关系数较高，说明这一测验工具两次测量结果的一致性较高，测验工具的可靠性也较高。有许多因素可影响被试两次测验结果的差异，其中就有测验的间隔时间。一般间隔时间长的比短的两次成绩差异大，特别在儿童被试中更是如此，因此评价重测信度系数大小时要考虑测验的时间间隔。

（2）正副本相关：有些测验同时编制了平行的正副本，在性质、形式、难度上均具有很高的一致性。对同一被试，第一次做其中的一套测验，第二次做另一套并将两套结果进行相关性检验。得到的相关分数有两种意义，一是不同时间的稳定性，另一是对不同项目回答的一致性。

（3）分半信度：将一套测验的各项目先按难度排序，再按奇偶序号分成两半，对所测结果进行相关性检验。如果两组项目分数的相关系数较高，说明该测验工具的内部一致性较高，也表明它的内部稳定性和可靠性较强。

4. 效度　效度（validity）是指测验结果的有效性，指某种测验是否测查到所要测查的内容，以及测查到何种程度。如智力测验，如果测验结果所表明的确实是受试者的智力，并且测量准确，说明该智力测验的效度好；反之则不好。检验效度的方法很多，美国心理协会在《教育和心理测验的标准与手册》（1966年）中分为3类，即校标关联效度、内容效度和结构效度。

（1）校标关联效度：校标关联效度是将测验结果与另一标准行为进行相关性检查。如智力测验常选用学习成绩作为效标，临床评定量表常选用临床诊断作为效标等。

（2）内容效度：内容效度是指测验的内容是否涵盖了有代表性样本的行为范围。主要用于设计测验条目时，一般采用分析推理的方法挑选合适的条目。如一个算术测验，所选测验题目一定要能反映受试者的算术能力水平。内容效度分析主要靠专业知识和实际经验对量表的项目和结构作深入、系统、全面、严格的检查。

（3）结构效度：结构效度是指所编制的测验是否达到设计目的，即一个量表的测验结果能够证明理论假设的结构或特质的程度。如编制智力测验必须依据有关智力理论。该测验所反映此智力的程度，可用结构效度来检验。因素分析是结构效度检验的常用方法。

5. 标准化方法　测验的编制、实施的过程、记分方法和测验结果的解释，都要按一定的规定进行，如统一的指导语、测验内容、评分标准和常模材料。

（三）心理测验的应用

通过心理测验将心理特征量化，在理论研究和临床工作中都有重要作用。心理测验已在教育、社会、医学、商业、军事等领域发挥了重要的作用。具体来说，其主要应用于以下几个方面。

1. 临床工作　在临床工作中，常遇到器质性精神疾病与功能性精神疾病的鉴别问题，病态和正常变异的鉴别，虽然通过较长期的观察也可做出鉴别，但如果利用相关测验就可以大大缩短观察时间，从而迅速做出鉴别。同时，在有器质性病变时也可借助心理测验来准确定位。随着医学模式的转变，临床医学对心理测验的需求已不仅仅应用于精神科临床及脑功能障碍方面。对于老年人心理功能衰退的情况、婴幼儿的发育发展问题都需采用心理测验手段来协助诊断。此外，心理医生也可用心理测验来探明就诊者的某些心理特点及潜在的困扰，以便有针对性地制订指导和治疗措施。

2. 教育工作 通过学科测验和智力测验来了解学生的知识水平和心理能力，测定学生的潜能，以利于教学中因材施教。另外，还可通过心理测验了解学习困难学生的心理问题或心理缺陷，以供教育指导者参考。

3. 人才选拔 随着科学技术的不断发展，对人才的发现和使用越来越引起各方面的重视，而识别人才仅靠人们的经验来推断是不够的，只有根据各种工作的活动分析找出其所要求的心理特征，然后根据这些特征设计出各种能力和个性，以预测人们从事各种工作的适宜性。可以大大提高人才选拔的效率，最大限度地减少经济和时间上的消耗。

4. 理论研究 理论研究主要是收集资料，建立或检验假说。心理学中的许多理论都是在测验结果的基础上提出来，并且用测验来进一步加以验证的。如卡特尔对人的个性提出的十六种因素、吉尔福特提出的智力结构理论等都是靠测验得到充实与发展的。因此，心理测验不仅推动了心理学理论的发展，而且使心理科学更好地为临床实践服务。

二、心理测验的类别

心理测验数目很多，据统计以英语发表的测验已达 5000 余种。其中大多数因过时而废弃不用；有许多本来就流传不广而鲜为人知。有一部分测验因应用广泛经过不断修订，并为许多国家译制使用。在 1989 年出版的《心理测验年鉴》第 10 版（MMY-10）中收录了常用的各种心理测验近 1800 种。从不同的角度将其归纳为以下 3 种类型：

（一）根据实验材料划分

1. 文字测验 这类测验所用的是文字材料，以言语形式呈现刺激，被试者用言语做出反应。如 MMPI、EPQ、16PF 及韦氏儿童和成人智力量表中的言语量表部分均属于文字测验。文字测验实施方便，团体测验多采用此种方式，还有一些有肢体残疾而无言语困难的病人一般采用文字测验。文字测验的缺点是容易受被试者文化程度的影响，因而当不同教育背景下的个体使用时，会降低其有效性，甚至无法使用。

2. 非文字测验 非文字测验又称操作测验。非文字测验的测验材料多由图画、仪器、模型之类的直观材料组成，要求受试者用手来操作，回答只要做简单记号、指点或者作业，不用语言或文字书写。如罗夏墨迹图、瑞文测验、韦氏成人智力量表中的操作量表部分均属于非文字测验。非文字测验可以了解受试者的实际作业能力，其优点是不受受试者文化程度的影响，可用于学前儿童和不识字成人的测验。非文字测验的缺点是只能进行个别操作因而费时较多。

实际上有许多大型成套测验，既有文字测验部分，又有非文字测验部分，两种测验方式往往结合或交替使用，如韦氏智力测验等。

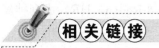

相关链接

罗夏墨迹图测验

罗夏墨迹图测验（Rorschach inkblot test）又称罗夏测验，是投射测验的典型代表之一，由瑞士精神科医生 H. Rorschach 于 1921 年发表于他的《心理诊断学》一书。Rorschach 测验是由 10 张墨迹图组成，其中包括 5 张各不相同的灰色阴晕墨迹图片，5 张全部或部分彩色墨迹图片。这些图片是从数千张墨迹图片中挑选出来的，并且都是经过了标准化的手续而确定的。测验方法是将 10 张图片按规定的顺序逐一呈现给被测验者。每张图片都有一定的方位，但无时间限制，要求被测验者看到图片后不能给予简单的"是"与"否"的回答，而应说出他在图片上"看到什么"。这个测验是适用于成人和儿童的良好的人格投射测验，对于诊断、了解异常人格有一定的实用价值。

（二）根据测验对象划分

1. 个别测验　个别测验每次仅以一位被试为对象，通常是由一位主试与一位被试以面对面的形式进行测验。个别测验的优点在于主试对被试的行为反应有较多的观察与控制机会，尤其在对某些人（如幼儿及文盲）不能使用文字而只能由主试记录其反应时，采用面对面的个别测验可以提高测验的准确性。个别测验的缺点是不能在短时间内经由测验收集到大量资料。由于个别测验手续复杂，主试需要有较高的训练与素养。

2. 团体测验　团体测验是在同一时间内由一位主试，必要时可配几名助手对多数人施测。此类测验的优点主要是省时、经济，可以在短时间内收集到大量资料，因此被广泛采用。团体测验的缺点是对被试的行为不能控制，容易产生测量误差。

团体测验材料可以个别方式进行，但个别测验材料则不能以团体方式进行，除非将实施方法和材料加以改变，使之适合团体测验。

（三）根据测验目的划分

1. 能力测验　能力一词其含义较为笼统。心理学认为能力可分为实际能力和潜在能力。实际能力是指个人当前"所能为者"，即代表个人已有的知识、经验与技能，是正式与非正式学习或训练的结果。潜在能力是指个人将来"可能为者"，是在给予一定的学习机会时，某种行为可能达到的水平。有人将测量潜在能力的测验称作能力倾向测验（亦称性向测验）。实际上两者很难分清。能力测验又可进一步分为普通能力测验与特殊能力测验。前者即通常说的智力测验，后者多用于测量个人在音乐、美术、体育、机械、飞行等方面的特殊才能。

2. 人格测验　是心理测验中的另一大类。人格测验主要用于测量性格、气质、兴趣、态度等个性特征和病理个性特征，前者如卡特尔 16 项人格问卷、艾森克人格问卷等，后者的代表有 MMPI。

3. 神经心理学测验　主要是依据人的高级神经活动功能与行为之间的关系，采用心理学的方法和技术探测大脑功能的变化，为临床诊断和治疗提供依据。神经心理学测验既可用于评估正常人脑神经功能、脑与行为的关系，也可用于评定病人尤其是脑损伤病人的神经功能，对于神经系统疾病的早期发现具有一定价值，在神经疾病的康复和治疗效果评估方面，也发挥着重要的作用。其中较著名的有霍耳斯特德-雷坦（Halstead-Reitan，HR）成套神经心理学测验。

三、心理测验的使用原则和注意事项

（一）心理测验的使用原则

心理测验是一种比较严谨的科学技术手段，它从理论的提出、工具的制定，都要经过大量反复的论证和修订，到最后实际应用时还要不断修订常模和验证信、效度。心理测验的使用者应具有一定的心理学知识，并经过专项测验工具的使用培训。心理测验不同于一般的生理学的测量方法，涉及人的更高级的心理功能，使用时稍有不慎会产生不良后果。因此在应用心理测验时，应坚持以下3项原则：

1. 标准化原则　由于心理测验是一种数量化手段，应采用公认的标准化测验工具，施测方法要严格根据测验指导手册的规定执行，要有固定的施测条件、标准的指导语、统一的记分方法和常模等。

2. 保密性原则　关于测验的内容、答案及记分方法只有做此项工作的有关人员才能掌握，不允许随意扩散，更不允许在出版物上公开发表。否则必然会影响测验结果的真实性。保密原则的另一个方面是对受试者测验结果的保护，涉及个人隐私，因此相关工作人员应尊重被试者的权益。

3. 客观性原则　心理测验的结果只是测量出来的数据，对结果所做的评价应遵循客观性原则。对结果的解释要符合被试者的实际情况。此外，还要注意不要以一两次心理测验的结果来下定论，尤其是对低龄儿童所作的智力发育障碍诊断。总之，在下结论时，评价应结合受试者的生活经历、家庭、社会环境以及通过会谈、观察获得的各种资料全面考虑。

（二）实施心理测验的注意事项

心理测验能发现人在能力、学识、兴趣、人格等方面的差异，它既可以用来辨别智愚、选拔人才，也可作为临床诊断方法。为了达到预期效果，开展心理测验时，应注意以下5个方面：

1. 选择有效的测验工具　护士在使用心理测验时首先面临的问题是如何评价测验的好坏，以及该测验是否适合自己准备施测的对象。判断测验是否可用于具体的对象，一般从以下4个方面考虑：

（1）了解测验的结构与功能：护士在使用测验前，首先详细阅读测验指导手册及有关资料，了解该测验的结构理论、主要功能和用途，判断该测验是否能解决要解决的问题，受试者是否适用该测验以及是否具有顺利完成该测验的要求和能力。

（2）了解测验常模的情况和适用范围：每种心理测验都有其适用范围，常模是解释测验结果的主要参考依据。但任何心理测验的常模不可能是"全民"性的，只能代表一部人，即不同的人群有不同的常模。所以在选择测验工具时，除了按照测验的目的选择之外，还必须注意到常模的适用范围。一般来说，准备施测的对象越符合常模样本的特征，其结果的准确性就越高。没有常模的心理测验，一般不适合在临床心理实践中作为诊断依据，仅具有局限的参考价值。但投射测验例外，心理治疗家常利用投射测验来了解受试者潜意识的内容，以便于进行精神分析治疗。

（3）了解测验的信度：测验信度的高低表明测验结果的可靠程度。从理论上，测验的信度越高（接近 1.0）越好，但实际上不可能达到。一般 0.8 以上的信度系数可以认为是"高"的，但是测验内部的条目的一致性随条目数量的增加而增加，因此不能一概而论。大多研究者认为：用于研究比较不同群体样本，测验信度在 0.7 以上就足够了；但若用于临床，对同一受测者不同特质进行比较，测验信度应在 0.8 以上，某些条目较多的测验，如智力量表，其信度应在 0.9 以上。

（4）了解测验的效度：大多数测验的测验效度检验结果也是用相关系数来表示，但判断效度的标准并不是相关系数越高越好，如一个测验与另一个同类测验的相关系数太高（如 0.9 以上），则说明这个新测验只是那个同类测验的"翻版"。但是，判断效度的标准究竟在什么水平合适，一般认为，同类测验比较的相关系数在 0.6～0.8 左右较合适。

2. 主试者应做好充分准备　心理测验和其他科学工具一样，必须科学应用才能充分发挥其作用。实施心理测验对主试者的要求具体体现在以下 3 个方面：

（1）主试者必须具有认真负责的态度，对测验结果承担保密责任，是心理测验专业人员必须遵守的道德准则。由于在测验中有些内容将会涉及被试者的家庭关系、私人生活等个人隐私，如果测验者有意无意地透露传播出去，将会损害被试者的人格尊严，导致被试者对主试者的不信任，甚至可能导致严重的后果或悲剧。

（2）主试者必须详尽了解心理测验程序。在进行测验前应熟练掌握将要采用的测验方法、指导语；测验前要将测验材料及必要的工具准备好，以免由于准备不充分而耽误时间；施测时必须按标准化方法步骤，用统一的指导语，并科学准确记分，以便于和其他主试者在同一个测验上所得的分数进行比较。

（3）主试者必须与被试者建立良好的协调关系。对被试者除了解其一般情况外，还要针对其特点，包括疾病诊断、病情、精神状况及其他特点如冲动行为等有所了解。对被试者的态度应热情、耐心，与其建立和谐的关系，要尽量鼓励被试者努力完成测验，以取得被试者的合作。

3. 创建良好的施测环境　进行心理测验的环境，首先要求安静，有适当的光线和通风，无噪声和其他外来干扰。测验环境要自然，室内陈设不要过于复杂，以避免被试者在复杂的环境中产生紧张情绪或好奇心，影响测验结果。儿童最好在其熟悉的环境如家庭、托儿所或教室中进行，以便使其能在正常的心态下完成测验。同时应避免其他人在场，尤其应避免其他人暗示结果，如说"好"、"不错"等对测验结果有影响的言行。此外，测验用的材料应放在测验室最方便的地方，存放要有条不紊。

4. 详细记录测验过程中被试者的反应　对被试者的反应给予及时而清楚、详细的记录，特别是对口试和操作测验尤其重要，必要时可录音和录像。对于测验的环境及测验时的一些突发事件，主试者也应给予详细地记录，以便在解释测验的结果时加以分析和说明。

5. 正确地看待心理测验和测验结果　在临床心理学领域，由于心理测验的广泛应用，推动了人们对心理特征和个体心理差异进行客观的研究。且至今尚没一种方法能完全替代心理测验对心理特征进行客观定量的评估。如果片面地强调测验应用和孤立地看待测验的结果，也容易出现随意给被试者贴标签的现象。因此，我们既要肯定心理测验的积极作用，也要看到测验的局限性。

（1）心理测验结果反映了被试者在测验的特定环境下操作的情况，尽管这个结果有一定的预测性，但是人们在自然环境中的经常行为的特征可能与测验中的表现不完全一样。因此，临床工作者应当重视收集被试者的一般背景资料、既往史和目前的症状与表现；还应当借助开放的或定势访谈技术，对被试者的心理特征进行评估，并与测验结果相互印证，以便做出准确、全面的判断。

（2）虽然一个人（特别是成年人）的心理特征具有相对的稳定性，但仍然会随着时间的迁移，特别是社会文化背景的变化而改变。而一个测验在其进行或重新标准化前其内容和标准却是恒定不变的，这种现象提醒每个测验使用者应动态地看待测验结果。

第四节　心理卫生评定量表

一、心理卫生评定量表概述

（一）心理卫生评定量表分类

心理卫生评定量表的分类方法很多，可按量表项目编排方式、评定者性质等进行分类，还可按量表功能分为特征描述性量表和诊断性量表，最常见的是按量表内容分类。由于心理卫生评定量表主要是对个体的心理健康状态各个侧面做出评定，因此特征描述性量表居多。由于诊断性量表使用范围有限，即使是诊断性量表也主要指"心理特点诊断"，如评估受评者的人格结构、尚保存和受损的能力或心理功能等等，而非临床医学诊断，因此诊断性量表相对少。

1. 按量表项目编排方式分类　较常用的为以下5类。

（1）数字评定量表：提供一个定义好的数字序列，给受评者的行为确定一个数值（等级）。如症状自评量表（SCL-90），即由受评者对每项症状陈述做出从无至极重的程度选择，其数字序列为0~4分的5个数字序列。

（2）描述评定量表：对所要评定的行为提供一组有顺序性的文字描述，由评定者选出一个适合受评者的描述，也可将描述量表与数字量表综合起来，给每一个描述一个等级，如以儿童适应行为评定量表评定儿童的穿衣技能，评定者据知情者对受评儿童的观察，在下列评定项目的6级数字序列中选其一。

5分——自己能穿各种季节衣服

4分——稍加提醒，自己能穿各种季节衣服

3分——在提醒下自己能穿夏天衣服

2分——在帮助下东拉西扯地穿衣服

1分——被穿衣服时能伸手脚给予配合

0分——完全靠别人穿衣服

（3）标准评定量表：根据一组评定标准判断受评者状况，如对住院病人出院时疗效的判断，就是根据痊愈、好转、无效、恶化的标准而选其中一种情况。

（4）检选量表：提供一个由许多形容词、名词或陈述句构成的一览表，评定者将表中所列与被评者的行为逐一对照，将适合受评者的行为特征的项目挑选出来，最后对结果加以分析。此类量表常用于人格自陈量表的效度检验。

（5）强迫选择评定量表：评定者在各项目中强迫选择一种与受评者状况最接近的情况。如学习适应量表的每个题目有四种选择，即非常相同、有点相同、有点不相同、非常不相同，要求受评者在上述 4 种答案中，挑选一个最符合自己情况的描述。

2. 按评定者性质分类

（1）自评量表：由受评者自己填写，受评者对照量表和各项目陈述选择符合自己情况的答案并做出程度判断。自评量表实施方便，可作团体测评，但要求受评者有一定的阅读和理解能力。

（2）他评量表：由心理评估工作者、医师或者护士等专业人员担任评定者，评定者既可根据自己的观察，也可询问知情者意见，或者综合这两方面情况对受评者加以评定。评定者要具有与所使用量表内容有关的专业知识，并且需要接受专业的培训。

3. 按评定量表内容分类　常用心理卫生评定量表较多，在临床上一般以《心理卫生评定量表手册》中的分类为准，共分成 11 大类，即心理卫生综合评定量表、生活质量和幸福度评定量表、家庭关系评定量表、人际关系与人际态度评定量表、抑郁评定量表、焦虑评定量表、孤独评定量表、自尊与自信评定量表、心理控制源评定、烟草与酒精依赖的评定、应答偏差的测评等等。

（二）心理卫生评定量表使用原则

作为使用者首先应根据研究目的来选择量表。如研究某种人群的抑郁特质情况，应选择与抑郁有关的量表。为了使评定结果具有更好的客观性和真实性，要选择标准化程度较高的量表。由于大多数临床工作者在具体临床实践中，一般对各类量表仅限于能够简单使用，因此往往选择常用量表。瑞兹（H. V. Rieze）和西格尔（M. Segal）于 1988 年提出了一整套评价量表的原则。

1. 功效性（resolution）　量表的功效性是指所使用的量表能否全面、清晰地反映所要评定的内容特征及真实性。量表的功效性与其本身内容结构有关。质量好的量表应该项目描述清晰，等级划分合理，定义明确，能够反映出评定行为的细微变化。出现的频度或严重程度分级最好采用 3～7 级划分。量表应尽可能简短，又不损失必要的细节。

2. 敏感性（sensitivity）　量表的敏感性是指选择的量表应该对所评定的内容敏感，即能测出受评者某种特质、行为或程度上有意义的变化。量表的敏感性与临床上常用的诊断敏感性不同，尽管性质相似但意义更广泛。量表的敏感性既与量表的项目数量和结果表达形式有关，又受量表的标准化程度和信度高低影响。此外，评定者的经验和使用量表的动机也会影响量表的敏感性。

3. 简便性（simplicity）　量表的简便性是指所选择的量表简明、省时和方便实施。作为量表使用者，大都希望自己采用的量表简短而又功能齐全，省时而又无需特殊训练，结果又可靠；不用特别标准评定方法而标准化程度又符合要求。实际上，量表简短、省时就难全面；使用者不加训练和采用非标准化方法就会降低量表的信度，影响结果的可靠性。使用者应根据自己研究需要使用不同量表，比如用简短量表进行筛查，然后再使用项目多、功能较齐全的量表进行特征性分类研究或病情诊断。几个量表同时配合使用，能弥补单一量表这方面的缺点。

4. 可分析性（analysis）　使用量表的目的就是要对受评者的特质、行为或现象作质与量的估计，这就需要分析比较。一般而言，量表应有其比较标准，或者是常模，或者是描述性标准。分析方式有手工分析和计算机分析。手工分析应简便不做复杂计算；计算机分析则另当别论。量表中单项分、因子分及总分都是常用分析指标，总分常反映受评者总的情况和变化，在诊断性量表的评定结果分析上其意义显而易见。大多数心理卫生评定量表为非诊断性量表，其总分难以反映受评者心理健康各个方面的变化，因此总分意义相对差些，而单项分、因子分则是分析这些方面变化的主要指标，如将单项分或因子分画成曲线或构成廓图，评价受评者在某方面的心理特质、行为特征或社会背景情况特点则更为直观、清晰。

表 4-4 就是采用这一套评价原则对国外常用的抑郁量表定量性评价的例子。

表 4-4　抑郁评定量表总评比较

量 表 名 称	功效	敏感性	简便性	评价总分	评价等级
他 评 量 表					
Hamilton 抑郁量表（HAMD）	8	11	15	34	3
抑郁症状量表（DSS）	11	5	12	28	8
抑郁状态问卷（DSI）	10	8	11	29	7
修订抑郁评定量表（MDRS）	13	9	14	36	2
Montgomery 抑郁量表（MADS）	14	8	15	37	1
Bech-Rafaelsen 忧郁量表（MRS）	13	8	10	31	4～5
Simpson 抑郁评定量表（SDRS）	10	3	10	23	15
Kellner 抑郁评定量表（KDRS）	11	5	10	26	11～12
抗抑郁剂试验简捷量表（BRADT）	9	6	9	24	14
生活质量量表（QOLS）	12	5	10	27	9～10
抑郁表现多维量表（DMD）	9	12	9	30	6
心身问题问卷（IPSC）	8	7	11	26	11～12
抑郁临床检查表（CID）	11	9	11	31	4～5
症状和潜在自杀指数问卷（IPS）	12	7	8	27	9～10
适应问卷（CI）	12	7	6	25	13
自 评 量 表					
Zung 抑郁自评量表（SDS）	10.5	6	5	21.5	15
抑郁体验问卷（DI）	12.5	9	5	26.5	6～7
抑郁自评量表-30（D-30）	10.0	5	8	23.0	13
Von 心境量表（BS）	10.0	8	8	26.0	8～9
流调用抑郁量表（CES-D）	12.0	5	5	22.0	14
激惹、抑郁和焦虑量表（IDAS）	12.0	6	7	25.0	10
心身问题问卷（IPSC）	17.0	9	4	30.0	2～3
Raskin 心境量表（RMS）	16.0	8	4	28.0	5
情感关注清单（FCCL）	17.5	7	5	29.5	4
情感关注问卷（QFC）	17.0	5	4	26.0	8～9
抑郁体验问卷（DEQ）	13.5	7	3	23.5	12
Rutgers 当前负荷问卷（RICB）	21.0	6	3	30.0	2～3
Carroll 抑郁自评量表（CSRSD）	14.0	5	5	24.0	11
目前情感评定量表（PAR）	14.5	7	5	26.5	6～7
症状和潜在自杀指数问卷（IPS）	18.5	8	4	30.5	1

说明：①功效性评分为量表的项目定义描述、项目覆盖面、项目间平衡性、项目分级水平数及分级标准、诊断支持

及评定方式情况的评分之综合；②敏感性评分为量表项目数、项目水平数、项目组合、标准化定义、信度和所需经验情况的评分之综合；③简便性评分为评定所需时间、所需训练、评定指导语、分级标准、量表复杂性和可接受性情况的评分之综合；④评价总分为前3项评分之和；⑤评价等级按评价总分大小顺序排列

二、常用临床心理卫生评定量表

(一)症状评定量表

症状评定量表是临床心理评估和研究的常用工具。此类评定量表具有条目简单、内容较全面、客观、数量化、可进行比较的特点。症状评定量表种类繁多，形式多样。下面介绍三种常用的症状评定量表。

1. 90项症状自评量表 90项症状自评量表（symptom check list 90，SCL-90）由 Derogatis L. R. 编制于1973年，20世纪80年代引入中国成为国内用于心理状况调查使用得较多的工具。该量表适用对象包括初中生至成人（14岁以上）。该量表是从感觉、情感、思维、意识、行为直到生活习惯、人际关系、饮食睡眠等多种角度，评定个体是否有某种心理症状及其严重程度如何。量表对有心理症状（即有可能处于心理障碍或心理障碍边缘）的人有良好的区分能力。适用于筛查人群中哪些人可能有心理障碍、某人可能有何种心理障碍及其严重程度如何。该量表不适合于患有躁狂症和精神分裂症的个体。该量表不仅可以自我测查，也可以对他人（如其行为异常，有患精神或心理疾病的可能）进行核查，假如发现得分较高，则应进一步筛查。

(1) 项目和评定标准：该量表共有90个项目，分为10个因子，分别反映有无各种心理症状及其严重程度。这10个因子分别是：①躯体化（12项），主要反映躯体不适感，包括心血管、呼吸、消化系统不适，以及头痛、背痛等；②强迫（10项），主要反映与强迫观念、行为有关的症状；③人际关系敏感（9项），反映人际交往障碍如自卑、不自在、社交时焦虑不安等；④抑郁（13项），反映心境不佳、悲观失望、抑郁、对生活无兴趣，甚至有自杀观念等；⑤焦虑（10项），反映烦躁、坐立不安、紧张过敏的感受及躯体征象等；⑥敌对（6项），反映敌意的情绪、思想和行为；⑦恐怖（7项），反映对空旷场地、高空、人群、社交场合等情境的恐怖症状；⑧偏执（6项），反映投射性思维、猜疑、妄想、被动体验等精神症状；⑨精神病性（10项），反映幻听、被控制感等限定不严精神病性急性症状和行为；⑩其他（7项），由于有些项未能归入上述因子，主要反映睡眠及饮食情况，在有些资料分析中，将之归为因子10"其他"。每个项目采取1~5分的五级评分，1=无，表示自觉无该项症状；2=轻度，表示自觉有该项症状，但对自评者并无实际影响，或影响轻微；3=中度，表示自觉有该项症状，对自评者有一定影响；4=相当重，表示自觉常有该项症状，对自评者有相当程度的影响；5=严重，表示自觉该症状的频度和强度都十分严重，对自评者的影响严重。

(2) 统计指标：SCL-90的统计指标主要有以下各项。①单项分：90个项目的各自评分值；②总分：90个单项分相加之和；③总均分：总分/90；④阳性项目数：单项分≥2的项目数，表示受评者在多少项目中呈现"有症状"；⑤阴性项目数：单项分=1的项目数，即90-阳性项目数，表示受评者"无症状"的项目有多少；⑥阳性症状均分：阳性项目总分/阳性项目数。另一计算方法为（总分-阴性项目数总分）/阳性项目数，表示受评者在所谓阳性项目，即有症状项目中的平均得分，反映该受评者自我感觉不佳的项目，其严重程度究

竟介于哪个范围；⑦因子分：将各因子的项目得分相加得因子粗分，在将因子粗分除以因子项目数，即得到因子分。统计指标中最常用的是总分和因子分两项。

（3）结果分析：总分能反映病情严重程度，总分变化能反映其病情演变。反映自我感觉不佳项目范围及其程度的阳性项目数及阳性症状均分，也可在一定程度上代表其疾病严重性。因子分可反映受评者症状分布的特点，以及病情的演变过程，了解靶症状群的治疗效果。另外根据因子分画出廓图可给人更直观的印象。

（4）应用评价：SCL-90作为一种适用面广的自评量表，在临床上具有不可替代的作用，是一种十分有效的评定工具。该量表效度良好，应用结果评价上乘，在分类诊断神经症中能反映各类疾病的特点，在临床上一般作为检查各类神经症的评定工具。由于该量表具有内容量大，反映症状丰富，能较准确评估受自觉症状的特点，故可广泛应用于精神科和心理咨询门诊中，作为了解就诊者或咨询者心理卫生问题的一种评定工具。

2. 抑郁自评量表　抑郁自评量表（self-rating depression scale，SDS）由 Zung 编制于1965 年，是用于心理咨询、抑郁症状筛查及严重程度评定和精神药理学研究的量表之一，因其使用简便，在国内外应用很广泛。

（1）项目和评定标准：SDS 含有 20 个项目，每个项目均是与抑郁有关的症状。SDS 按症状出现频度评定，分 4 个等级：没有或很少时间、少部分时间、相当多时间、绝大部分时间或全部时间。若为正向评分条目，依次评为粗分 1、2、3、4，反向评分条目则评为 4、3、2、1。

（2）评定注意事项：量表由评定对象自行填写，在受评者评定前一定要让其明白整个量表的填写方法及每条问题的含义，然后做出独立的不受任何人影响的自我评定。如果受评者的文化程度较低，不能理解 SDS 问题的含义，可由工作人员逐条解释，受评者独自做出评定。一次评定的时间一般可在 10 分钟内完成。评定时应注意：①评定时间范围，强调评定的时间范围为过去一周；②评定结束时，工作人员应仔细检查一下自评结果，应提醒受评者不要漏评，也不要在相同一个项目里做重复评定；③评定如用以评估疗效，应在开始治疗或研究前让受评者评定一次，然后至少应在治疗后或研究结束时再让他自评一次，以便通过 SDS 总分变化来分析该自评者的症状变化情况。在治疗或研究期间评定，其时间间隔可由研究者自行安排；④应使受评者理解反向评分的各题，SDS 有 10 项为反向评分，如不能理解会直接影响统计结果。为避免这类理解与填写错误，可将这些问题逐项改为正向评分，如项目"2"可改为"我觉得一天中早晨最差"。

（3）统计指标和结果分析：SDS 的主要统计指标为总分和抑郁严重指数，具体为：①总分，将 20 个项目的得分相加，即得粗分，用粗分乘以 1.25 取整数部分，就得到标准分。标准分超过 53 分可考虑筛查阳性，即可能有抑郁存在，需进一步检查；②抑郁严重指数＝粗分/80，抑郁程度判断方法：无抑郁（指数＜0.5）；轻度抑郁（指数 0.5～0.59）；中度抑郁（指数 0.6～0.69）；重度抑郁（指数 0.7 以上）。

3. 焦虑自评量表（self-rating anxiety scale，SAS）　此量表是由 Zung 于 1971 年编制，从量表的构造形式到具体评定方法，都与抑郁自评量表十分相似，用于评定受评者焦虑的主观感受。

（1）项目及评定标准：SAS 共 20 个项目。主要评定依据为项目所定义的症状出现的频度，分 4 个等级，其标准为：没有或很少时间、少部分时间、相当多时间、绝大部分时间或全部时间。若为正向评分题，依次评为1、2、3、4，反向评分题则评为4、3、2、1。

（2）评定注意事项：参照SDS有关内容。

（3）统计指标和结果分析：将所有项目评分相加，即得到总分。总分超过40分可考虑筛查阳性，即可能有焦虑存在，需进一步检查。分数越高，反映焦虑程度越重。

（二）应激与应对评定量表

根据应激过程模型，生活事件是作为应激源导致应激反应影响健康的。近年来的研究也证明应对方式、社会支持、人格特点等因素也会影响生活事件的发生、发展、性质和程度，影响甚至是决定生活事件是否成为"应激源"，导致应激反应。下面介绍3种常用的应激与应对评定量表。

1. 生活事件量表 自20世纪30年代Selye H提出应激的概念以来，生活事件作为一种心理社会应激源对身心健康的影响引起了广泛的关注，使用生活事件量表（life event scale，LES）的目的就是对应激源进行定性和定量评估。由于不同的文化背景和生活生活方式，国内外有多种生活事件量表，本教材介绍的是由杨德森和张亚林于1986年编制的生活事件量表。

（1）项目和评定标准：生活事件量表共包含48条我国常见的生活事件。该量表包括家庭生活方面（28项）、工作学习方面（13项）、社交及其他方面（7项）三方面问题。由受评者根据自身的实际感受，而非社会伦理和道德观念判断哪些经历过的事件对本人来说是好事或是坏事？影响程度如何？影响持续的时间有多久？影响程度分为五级，从毫无影响到影响极重分别记0、1、2、3、4分。影响持续时间分为3个月内、6个内、1年内、1年以上共4个等级，分别记1、2、3、4分。

（2）统计指标：为生活事件刺激量，计算方法如下：①单项事件刺激量＝该事件影响程度分×该事件持续时间分×该事件发生次数；②正性事件刺激量＝全部好事刺激量之和；③负性事件刺激量＝全部坏事刺激量之和；④生活事件总刺激量＝正性事件刺激量＋负性事件刺激量。

（3）结果分析：生活事件刺激量越高，反映个体承受的精神压力越大。负性事件刺激量的分值越高对身心健康的影响越大，正性事件的意义尚待进一步的研究。

（4）应用评价：该量表适用于16岁以上的正常人、神经症、身心疾病、各种躯体疾病病人以及自知力恢复的重性精神疾病病人。由于该量表能够对正性和负性生活事件分别进行定量、定性评定，从而为客观分析影响人们身心健康的心理社会刺激的性质和强度提供了有价值的评估手段，在心理健康领域广泛运用。

2. 特质应对方式问卷 应对是心理应激过程的重要中介因素，与应激事件性质以及应激结果均有关系。近十年来应对方式受到广泛的重视，出现许多应对方式量表，特质应对方式问卷（trait coping style questionnaire，TCSQ）是其中之一。特质应对方式问卷反映个体具有特质属性并与健康有关的应对方式，属于自评量表，通常在生活事件问卷之后使用，也可作为独立的心理变量加以测试。

（1）项目和评定标准：量表由20条反映应对特点的条目组成。特质应对方式问卷包括积极应对与消极应对（各含10个条目）两个方面。用于反映被评者面对困难挫折时的积极与消极的态度和行为特征。受评者根据自己大多数情况时的表现逐项填写。各条目答案从"肯定是"到"肯定不是"采用5、4、3、2、1形式的5级评分。

（2）统计指标：包括积极应对分和消极应对分。积极应对分是积极应对条目的评分累加，消极应对分是消极条目的评分累加。

（3）结果分析：积极应对分数越高，反映积极应对特征越明显；消极应对分数越高，反映消极应对特征越明显。实际应用中，消极应对特征的病因学意义大于积极应对。

3. 领悟社会支持量表　社会支持被看做是决定心理应激与身心健康关系的重要中介因素，它反映了一个人与社会联系的密切程度和质量，因此将其列入应激与应对评定范畴。领悟社会支持量表（perceived social support scale，PSSS）是由 Zimet 等编制，属于自评量表，是一种强调个体自我理解和自我感受的社会支持量表。

（1）项目和评定标准：量表由 12 个条目组成。领悟社会支持量表是用于测定个体领悟到的各种社会支持（家庭、朋友及其他人）的程度。各个条目均采用 1～7 分七级计分法，即分为极不同意、很不同意、稍不同意、中立、稍同意、很同意、极同意。

（2）结果分析：累加各项目得分即得社会支持总分，分数越高，反映被试者拥有或感受的社会支持越多。

（三）其他评定量表

除了症状评定量表和应激与应对评定量表，临床心理卫生评定量表还有很多，在这里主要介绍临床护理和科研工作中常用的四个量表。

1. 一般自我效能感量表　自我效能感（self-efficacy）是个体对自己是否有能力来完成某一行为的推测和判断。最早由美国心理学家 Bandura 在 1977 年提出，他认为这种人对自身能力的评价和判断在环境和人的行为之间起着重要的中介作用。德国临床和健康心理学家 Ralf Schwarzer 认为有一种一般性的自我效能感存在，它是个体应付各种不同环境的挑战或面对新事物时一种总体的自信心。Schwarzer 和他的同事于 1981 年编制一般自我效能感量表（general self-efficacy scale，GSES）。

（1）项目和评定标准：量表共 10 个条目。每个条目采用 1～4 分的四级评分法，完全不符合＝1 分，尚算符合＝2 分，多数符合＝3 分，完全符合＝4 分。

（2）统计指标和结果分析：研究证明 GSES 是具有单维性的量表，统计指标是计算总分，总分 10～40 分，得分越高，表明一般自我效能感就越高。

2. 职业倦怠量表　职业倦怠（job burnout）是指因工作压力所导致的体力和情绪衰竭的一系列症状，包括消极的自我评价、消极的工作态度、失去对工作对象的关心和感觉等。目前职业倦怠研究中应用最广泛的测量工具是 Maslach 耗竭量表（Maslach burnout inventory，MBI）。该量表是美国心理学家 Maslach 和 Jackson 于 1986 年编制，用于测定那些帮助性职业者的耗竭。该量表被译成中文后通过对有效样本的测试发现其信效度较好。

（1）项目和评定标准：MBI 量表的问卷是由 22 个条目组成。量表包括情绪枯竭（emotional exhaustion，EE）、去人格化倾向（depersonalization，DP）和个人成就感（personal accomplishment，PA）三个维度，情绪枯竭是描述情绪过度疲惫和逐渐增加的衰竭感觉；去人格化倾向是描述对待服务对象冷漠、像机器一样的非情感性反应、个性倒退等；个人成就感是描述在做助人的工作时的完美感，有竞争力和成功的体验。受试者依据自己的感受对问卷中的相关表述进行选择。每个条目采用 0～6 分的七级评分，表示其感受出现的频率，其中 0 分＝从来没有，1 分＝1 年有几次，2 分＝每个月有 1 次，3 分＝每个月有几次，4 分＝每周 1 次，5 分＝每周几次，6 分＝每天都有。

（2）统计指标和结果分析：计算各维度分。情感耗竭和去人格化评分越高，说明倦怠程度越高；个人成就感评分越低，说明倦怠程度越高。该量表在国内同类研究中多次使用，具有良好的信效度。

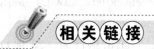

职业倦怠的理论模型：匹配-不匹配模型

虽然大量研究表明有许多情境因素和个人因素与职业倦怠有着不同程度的相关，但是从一开始，职业倦怠这一概念所指的就不是单纯的个人压力问题而是个人与工作情境的互动关系。Dunham 和 Varma 指出关于职业倦怠的研究不应仅仅局限于个人而应从个人与组织的关系入手。在这种理念下 Leiter 和 Maslach（2001 年）提出匹配-不匹配模型。认为职业倦怠是个人与工作之间的一种非建设性关系，并不是临床上的紊乱，也并非工作或个人本身单方面原因产生职业倦怠，而是它们之间的匹配程度，差距越大越易产生职业倦怠。Maslach 等研究进一步指出个人和组织在以下六个因素上的不匹配可能引起工作倦怠：①工作量；②控制感；③报酬；④一致性；⑤公平性；⑥价值。由此他们建议组织不能简单地将倦怠视为个人问题，同时认为组织可以从以下五方面改变这种状况：①建立信息流为个人提供足够的信息；②给员工足够的参与感；③经常沟通；④充分利用团队解决问题的能力；⑤进行过程追踪。

3. 护士用住院病人观察量表　护士用住院病人观察量表（nurses observation scale for inpatient evaluation，NOSIE）是由 Honigteld G 等于 1965 年编制，是临床各科护士用精神科量表中使用最普遍的量表，该量表侧重于对病人行为障碍的纵向观察评定，主要用于评定住院成年精神病病人和老年痴呆病人的生活、行为和情绪等方面状况。量表有 30 项和 80 项两种版本，本教材介绍的是 30 项版本。

（1）项目和评定标准：量表共 30 个条目。每个条目为一描述性短语，如肮脏，对周围活动感兴趣，自觉一无是处等。按照具体现象或症状的出现频度，分为 0～4 分的五级评分法，无＝0 分，有时有＝1 分，常常有＝2 分，经常有＝3 分，一直是＝4 分。评定是由经过训练、并熟悉病人情况的护士实施。每次评定应由两名护士同时分别评定，计分时将两位评定者的各项评分相加，如果只有 1 名护士评定，则其结果应当乘以 2。

（2）统计指标结果分析：统计指标包括因子分和总分，具体为：①因子分包括下列几项：社会能力＝［20－（第 13、14、21、24、25 项评分之和）］×2；社会兴趣＝（第 4、9、15、17、19 项评分之和）×2；个人整洁＝［8＋（第 8、30 项评分）－（第 1、16 项评分之和）］×2；激惹＝（第 2、6、10、11、12、29 项评分之和）×2；精神病＝（第 7、20、26、28 项评分之和）×2；退缩＝（第 5、22、27 项评分之和）×2；抑郁＝（第 3、18、23 项评分之和）×2；②总分计算包括下列几项：积极因素（分）＝社会能力（分）＋社会兴趣（分）＋个人整洁（分）；消极因素（分）＝激惹（分）＋精神病（分）＋抑郁（分）；病情估计（分）＝128＋积极因素（分）－消极因素（分）。统计方法中常数项是为了避免出现负分，乘2是为便于一名评分员时的评定结果和规定的两名评分员的结果比较。如为两名评分员，则不必乘2，只需在因子分计算时，将两者的评分相加便可。病情估计分越高，说明病情越轻；反之，说明病情越重。

4. 现时行为检查表　现时行为检查表（the current behavior checklist，CBCL）是由Grinker等设计，是护士用于评定住院病人行为的量表。

（1）项目和评定标准：量表共有138项，分七个范畴，分别是：①情感行为（25项）；②认知行为（16项）；③躯体化表现：胃肠道（13项），生殖泌尿系（2项），皮肤病学（7项），睡眠（6项），精神运动活动（15项），讲话（6项），头和感觉器官（5项），自我照顾（32项）；④交往行为（26项）；⑤一般行为（4项）；⑥职业治疗行为（8项）；⑦躯体状况（1项）。每个条目采用"是"或"否"的二级评定法。

（2）结果分析：记分键需向量表编制单位索取。量表对七个范畴进行因子分析后，得出10个因子，分别是：退缩（8项）；迟钝（8项）；丧失兴趣（8项）；敌意（7项）；疑病（7项）；认知障碍（7项）；激越（6项）；不变（6项）；躯体化障碍（5项）；寻求同情（4项）。

学习小结

　　临床心理评估以临床病人为主要评估对象，是评定和甄别病人心理状态的一种评估手段和技术。临床心理评估是护理过程中不可缺少的环节，对心理护理的实施具有指导意义。在实施评估过程中应遵循心理评估的过程和原则。由于心理评估方法种类繁多各有优缺点，因此要求护士在临床工作中要根据病人的具体情况选择适当的心理评估方法来收集相关信息，同时还应根据临床需要将不同评估方法结合使用以便获得更加科学全面的信息。

（李红丽）

复习思考题

1. 试述临床心理评估的常用方法并比较其优缺点。

2. 选择一例病人，根据病人具体情况选择合适的心理评估方法收集病人信息，分析并总结本次收集资料的过程。

第 五 章

临床心理干预

学习目标

掌握：

1. 临床心理干预的原则和过程。

2. 行为疗法治疗技术。

3. 认知疗法治疗技术。

熟悉：

1. 心理干预与临床护理工作。

2. 团体咨询的治疗技术。

3. 家庭疗法的治疗技术。

了解：

1. 心理干预的概念。

2. 精神分析疗法与临床护理实践。

3. 团体咨询与临床护理工作。

4. 家庭干预疗法与临床护理工作。

第一节　临床心理干预概述

一、临床心理干预的概念

（一）临床心理干预的定义

心理干预（psychological intervention）是在心理学原理和有关理论指导下有计划、按步骤地对一定对象的心理活动、个性特征或行为问题施加影响，使之发生指向预期目标变化的过程。用于临床目的的心理干预叫做临床心理干预。临床心理干预包括了心理卫生教育、心理咨询、心理治疗、心理危机干预等众多方法和技术，是心理护理的主要措施，对预防心身疾病和精神疾病的发生、提高护理质量有重要意义。

（二）临床心理干预的适用范围

1. 预防心理障碍和心身疾病　通过对病人或高危人群进行心理卫生的宣教，使干预对象正确认识心理因素对疾病发生、发展的作用，学习心理诊断和心理调节的方法，做到对心理障碍早发现、早诊治，可以减少发生心理障碍和心身疾病的危险性，促进心理健康，提高生活质量和增强主观幸福感。

2. 处理临床病人的心理问题　临床各科病人可能会产生由于疾病导致的心理问题，如无求治欲望、缺乏治愈和康复信心、将自己疾病看得过分严重等，对于疾病的治疗和护理都会产生不良的影响，甚至会加重病情。通过心理干预，使病人纠正错误的观念，调节情绪，增强与疾病做斗争的勇气和信心，可提高病人的依从性，调动心理潜能，提高免疫能力，有利于疾病的康复。

3. 辅助治疗心身疾病　冠心病、高血压、支气管哮喘、溃疡病等各类身心疾病，其致病因素中有明显的社会心理因素者，如不良的行为习惯、错误的观念、不良的个性品质、工作学习压力过大等，这类疾病单纯使用躯体治疗和护理效果不明显，因此，需要运用心理干预的措施，如情绪疏导、态度转变、行为矫正、压力管理等，控制致病的心理社会因素，使躯体治疗的效果得以显现。

4. 治疗精神疾病和行为问题　焦虑症、抑郁症、强迫症、恐怖症、癔症、疑病症、神经衰弱等各类神经症，都属于心理干预的适用范围。精神科疾病中某些恢复期的精神疾病也可应用。各类行为问题，包括各类人格障碍、性心理障碍、肥胖、烟瘾、酒瘾、药瘾、口吃、遗尿、儿童行为障碍等也可以用心理干预矫治。通过运用心理干预技术使病人了解自己，正确看待面临的事物，采取适应性的行为方式，提高心理素质，从而缓解和控制疾病的症状。

5. 提高医务人员心理健康水平　医务人员会遇到与职业相关的问题，如工作责任大、工作任务重、晋升等工作压力；值夜班引起的身心压力；也会遇到一般人时常遭遇的诸如经济压力、人际关系紧张、职业倦怠等问题，这些问题影响心身健康，可使医务人员产生心理困扰，影响学习和工作的效率，甚至导致心身疾病，医务人员学习和应用某些心理干预技术，如心理放松训练、压力管理、情绪控制等，可以提高医务人员的应对能力，维护心理健康。

二、临床心理干预的原则

临床心理干预包括发展性的心理干预和障碍性心理干预。发展性心理干预的对象是健康人，干预的目的是健康促进和提供心理咨询；障碍性心理干预的对象是有心理障碍的人，包括有严重的心理困扰，或有精神疾病和心身疾病，目的是对其症状施行心理治疗。

(一) 健康促进与心理咨询的原则

1. 运用自身经验提供心理知识　心理健康的社会个体，包括患有躯体疾病但心理健康的人，可能会遇到一些发展性的问题，如职业选择、子女教育等，对这类问题的干预，可以提供相关的心理学知识，并且启发病人运用已有的经验，充分调动自己的内部条件和外部资源解决问题。心理干预者切忌"上帝心理"，包揽病人的一切困难，应做到"授之以鱼，不如授之以渔"。

2. 开发潜能促进人格完善　美国的心理学家马斯洛调查了一批有相当成就的人士，发现他们常常提到生命中曾有过的一种特殊经历，即"感受到一种发自心灵深处的颤栗、欣快、满足、超然的情绪体验"，由此获得的人性解放，心灵自由，照亮了他们的一生。马斯洛把这种感受称之为高峰体验。马斯洛认为，自我实现的人，即处于需要金字塔的顶层的人，更可能发生高峰体验，这个阶段的人有一种个人发展的需要，不会像大多数人受焦虑的折磨，对现实进行曲解，这使得他们能更清楚地评判他人和环境。心理干预者应促进病人进行自我探索，充分地了解自己，明确自己的人生观和价值观，选择适宜的努力方向，以包容的态度分析自己的人格，从而客观地进行自我排斥和自我接纳，促进人格完善。

3. 早期预防心理冲突和危机　开展对高危人群进行精神卫生知识的普及和宣教，及时提供正确的心理咨询服务，提高他们的自我保健意识，提高他们早期识别精神障碍的能力；对确认或可疑的精神障碍病人，要指导病人及家属及时就诊，明确诊断积极治疗，力争使疾病达到完全控制。同时，积极进行随访与巩固治疗以减少复发。

（二）心理治疗原则

心理治疗原则主要包括接受性原则、支持性原则、成长性原则、保密性原则和综合性性原则等。

1. 接受性原则　对于病人不论其年龄、性别、贫富贵贱、初诊或复诊，都要做到一视同仁，热情接待，要用同情、理解和鼓励的态度对待病人，耐心地倾听和解释。要让病人感到不论他所说的内容是什么，都不会被耻笑，不能以冷漠、猎奇、鄙视的态度对待病人。要站在病人的立场上设身处地理解病人的感受和态度，相信病人有能力处理好自己的问题。

2. 支持性原则　病人通常把自己的问题看得过于严重，对治疗和康复缺乏信心；有的病人可能是辗转多家医院但疗效不好，有的病人已感到绝望或仅抱有一线希望，所以他们在求治时常常询问：我的病能治好吗？因此治疗者要不断地向病人传递支持的信息，说明疾病的可治性，并可列举成功的例子，增强同疾病作斗争的信心和勇气。支持的方式是要让病人感到你是有科学依据的，态度要坚定、亲切可信、充满信心。

3. 成长性原则　心理治疗的目的是助人自助。在心理治疗过程中，医生应尽量采取启发式、非指导性的方式，鼓励病人对自己的心理问题进行深入的探索，寻求解决问题多种途径，并最终由病人自己决定在实际行动中运用哪种方法来解决自己的问题。在整个心理治疗过程中，病人不仅解决了当前存在的问题，还要培养解决类似问题的能力；同时，医护人员还要帮助病人反省、发现自己在人格上的不完善、不成熟的方面，促使病人经过努力来解决这些人格上的问题，最终达到完善人格、心理健康成长的目标。

4. 保密性原则　对病人的姓名、职业、病情及治疗过程进行保密是心理治疗者应遵循的职业道德。在没有获得病人许可的情况下，治疗者绝不可向他人泄露病人的情况，更不可为了出书或写论文随意在媒体或杂志上公开病人情况。要妥善保管治疗的记录和与病人相关的文件资料。保密性原则是心理治疗必须遵守的原则（即司法调查、违法、自杀、伤人和自伤情况）。遵守保密原则可以获得病人信任，促进良好医患关系，获得病人可靠信息。

5. 综合性原则　由于病人的问题是多种因素导致的，这些因素间有错综复杂的联系。因此在对病人进行心理治疗时，应运用多种干预措施，如对癌症病人可以运用认知疗法纠正其"癌症是不治之症"的信念，同时采用心理支持疗法疏导病人的情绪，再利用家庭治疗增强社会支持。在进行心理干预的同时，如果能够动员社会力量，为病人解决一些实际困难，会使心理干预的效果更加显著。

三、临床心理干预的过程

(一) 建立关系阶段

心理干预者应真诚对待病人，对病人礼貌、热情，保护其隐私；不论是在倾听病人的诉说，还是在向其解释说明，都要认真、耐心、不厌其烦；要注意与病人共情，站在病人的立场理解其思想和情感，并以言语或非言语的方式表达出来；心理干预者要注意即时肯定病人表现出的积极面，同时引导病人积极地看待自己。

(二) 诊断分析阶段

按"6W1H"（who，what，when，where，which，why，how）原则全面搜集病人的资料，明确病人想要解决的问题，了解问题的来龙去脉，探讨病人具体和心理问题的深层原因。对病人的问题做出正确的诊断。

(三) 制订目标方案阶段

心理干预目标是病人通过自我探索和改变，努力去实现的目标；心理干预也是医务人员通过心理干预的理论、方法和技巧，帮助病人，最终促使其实现目标。心理干预的目标是从一般、普遍、宏观、远期的目标到特殊、具体、微观、近期的目标这样一个连续体。它包括每次进行心理干预的目标、阶段性干预目标和最终目标；在确定目标的基础上，制订干预的计划，并做出方案，包括心理干预的理论、方法、双方的权利和义务、时间、费用等。

(四) 实施方案阶段

实施方案包括三个主要内容，一是调动病人的积极性，要向病人说明心理干预的意义，取得良好效果的主要因素，强调病人主动参与的重要性；二是各种干预技术的运用，概括而言，有五个调整：认知调整、情绪调整、行为调整、个性调整、环境调整；三是克服阻碍心理干预的因素，如不合时宜的多话、沉默、依赖、移情等现象，对这些现象要注意分析原因，区别对待。

(五) 巩固提高阶段

巩固提高阶段并不是最后一个阶段，在每次进行心理干预时，都要注意巩固提高。例如，每次进行心理干预时，我们可以适当地布置家庭作业，使病人能自主地在现实生活、工作情境下运用所学的技巧，或者在每次干预或阶段性干预后，总结其中的要点，分析病人的成长和进步，也有巩固和提高的效果。

(六) 心理干预效果评估

对心理干预效果的评估要注意动态性，即无论在每次心理干预、还是阶段性干预、还是全程干预都要进行效果评估。效果评估有六个维度：第一，病人对干预效果的自我评估（自评）；第二，病人社会功能恢复的情况；第三，病人周围人士特别是家人、朋友和同事对病人的评定（他评）；第四，病人心理干预前后心理测量结果的比较；第五，心理干预者的观察与评定；第六，病人某些症状的改善程度。

第二节 临床心理干预技术

一、精神分析疗法

(一) 理论基础

精神分析疗法是奥地利的精神科医生西格蒙德·弗洛伊德（Sigmund Freud, 1856—1939 年）创立的。就它在心理治疗领域的地位和作用来说，它既是一个系统的疗法，又是整个现代心理治疗的基础。弗洛伊德有关无意识和压抑理论、人格构成学说以及性心理发展过程学说为精神分析理论体系的构建做出了巨大贡献。

(二) 治疗技术

1. **自由联想** 自由联想法是让病人很舒适地躺着或坐好，把进入头脑中的一切都讲出来，然后对病人所报告的材料加以分析和解释，直到从中找出病人无意识之中的矛盾冲突，即病的起因为止。弗洛伊德认为，浮现在脑海中的任何东西都不是无缘无故的，都是有一定因果关系的，借此可发掘出无意识之中的症结。

2. **释梦** 弗洛伊德在给神经症病人治疗时发现梦的内容与被压抑的无意识有着某种联系，他认为睡眠时自我的控制减弱，无意识中的欲望乘机向外表现，同时，因精神仍处于一定的自我防御状态，所以这些欲望必须通过化装变形才可进入意识成为梦象。因此梦是有意义的心理现象，是人愿望的间接的满足。在梦中所出现的几乎所有物体都具有象征性。梦是通过凝缩、置换、视象化和再修饰把原本杂乱无章的东西加工整合为梦境，这就是梦者能回忆起来的显梦。显梦的背后是隐梦，隐梦的思想梦者是不知道的，要经过精神分析家的分析和解释才能了解。要得到梦的潜隐内容，治疗者需要采用自由联想技术，要求病人对其梦中内容进行自由联想。通过联想，治疗者就可获得梦的真实意义。在分析过程中，由于阻抗的作用，病人可能会歪曲梦的内容。因此，治疗者还需突破病人清醒时的防御，才能达到理解梦的象征性的目的。

3. **阻抗分析** 阻抗是指病人有意识或无意识地回避某些敏感话题，有意无意地使治疗重心偏移。有意识的阻抗可能是病人怕治疗者对自己产生坏印象，或担心说错话，或对治疗者还不能信任，这种情况经治疗者说服即可消除阻抗。无意识的阻抗则表现为对治疗的抵抗，而病人自己则并不能意识到也不会承认。病人往往口头上表示迫切希望早日完成治疗，但行动上对治疗却并不积极热心。对阻抗产生的原因的分析，可以帮助病人真正认清和承认阻抗，使治疗顺利进行。

4. **移情分析** 在精神分析治疗过程中，病人会把对自己父母、亲人等的感情转移到治疗者身上，即把早期对别人的感情转移到了治疗者身上，把他当成自己的父母、亲人等。移情有的是正性的、友爱的，有的是负性的、敌对的。移情是病人无意识阻抗的一种特殊形式。治疗者通过移情分析可以了解到病人对其亲人或他人的情绪反应，引导他讲出痛苦的经历，揭示移情的意义，所以，移情分析是治疗的一部分。

5. **解释** 解释是精神分析中最常使用的技术，它的意义是揭示症状背后的无意识动机，消除阻抗和移情的干扰，使病人对其症状的真正含义达到领悟。解释的目的是让病人正视他所回避的东西或尚未意识到的东西，使无意识之中的内容变成意识的。解释要在病人有接受的思想准备时进行。较有效的方法是在一段时间内渐渐地接近问题，从对问题的澄清逐步过渡到解释。

（三）精神分析疗法与临床护理实践

1. 分析收集病人资料　护士可以运用自由联想和梦的分析收集病人的资料，评估病人的心理状态。尤其对于不理解自己情绪反应的病人，自由联想和梦的分析可以帮助我们了解不良情绪状态的深层次的原因，理解病人的忧虑和期望，从而为护理诊断提供依据。

2. 分析认识护患关系　护士可运用阻抗分析与移情分析认识护患关系。病人对护士的态度和情绪可能不是表面的、意识层面的原因导致的，可能是把早期对别人的感情转移到了护士身上，或者为了掩饰被压抑的，无法表达的冲动，运用阻抗分析与移情分析可以帮助我们了解病人不合作的原因，并且可以有效地处理护患冲突，同时，也可以帮助病人更好地认识自己，保持理性的状态。

3. 分析调试不良情绪和不适应行为　护士可以运用解释技术调试病人的不良情绪或不适应行为。病人的消极情绪和不适应行为的背后可能有本我、超我、外界现实和自我之间的冲突，或早年未处理好的情结，护士合理地运用解释技术，可以帮助病人更好地理解自己的情绪和行为，增强自我控制感，以成熟和现实的方式应对现实。

二、行 为 疗 法

（一）理论基础

行为疗法是以行为学习理论为依据，通过治疗控制不良行为，消除或纠正异常行为，重建和恢复良好行为的一种心理治疗方法。人的行为无论是适应性的行为习惯还是不良行为习惯都是通过学习获得的，其理论基础来自 3 个方面：巴甫洛夫的经典条件反射理论、斯金纳的操作条件反射理论和班杜拉的社会学习理论。

1. 经典条件反射理论　经典条件反射理论是由俄国著名生理心理学家巴甫洛夫（Ivan Pavlov）创立的理论。经典条件反射理论强调环境刺激对行为反应的影响，认为任何环境刺激，都可通过经典条件反射影响个体的行为（包括内脏活动、心理活动和社会行为）。所以无论正常的或异常的行为，都可以通过经典条件反射而获得。

2. 操作性条件反射理论　操作性条件反射理论是由美国心理学家斯金纳（B. F. Skinner）创立。他通过实验发现有机体做出的反应与其随后出现的刺激条件之间的关系对行为起着控制作用，能够影响以后反应发生的概率。斯金纳认为强化有积极的和消极的两种，积极的强化有助于形成某种行为，而消极强化则有助于消退某种行为，并且行为是可以塑造的，并提出行为矫正技术，强化作用是决定人和动物所作所为的关键因素。

3. 观察学习理论　观察学习理论由美国心理学家班杜拉（A. Bandura）创立。社会学习理论认为，人类的许多行为都不能用传统的学习理论来解释，现实生活中个体在获得习得行为的过程中并不都得到强化。班杜拉把依靠直接经验的学习（传统的学习理论）和依靠间接经验的学习（观察学习）综合起来说明人类的学习。观察学习是社会学习的一种最主要形式，人类的大量行为都是通过观察他人的所作所为以后，进行模仿学习学会的。模仿学习可分为主动和被动两种类型。主动模仿学习是指学习者不仅观看被模仿者的表现，而且参与其中，与其一起进行学习；被动模仿学习是指只看被模仿对象的行为表现但不直接参与其活动。班杜拉认为，如果给那些有行为问题的人提供模仿学习的机会，就有可能改变他们的不良行为，建立健康的行为。

（1）观察学习的过程

1）注意过程：注意榜样是观察学习的第一个阶段，是观察者行为形成的中介。没有这个过程，其余三个过程就无法进行。班杜拉认为观察者的注意受一些因素的影响，主要可分为两大类：即刺激呈观和观察者自身。刺激包括刺激的特色、刺激的价值、刺激的复杂性和刺激感染力等。它是引起观察者注意的外部条件。观察者的自身特征，包括感觉能力、知觉定势、唤起水平、过去的强化。这些是引起观察者注意的内部条件。

2）保持过程：指将所观察到的行为信息储存在长久记忆中，直至榜样的行为对观察者的行为发生影响的这段过程。班杜拉认为：人类的观察学习获得的信息以两种表征系统保持在人脑中，即一种是表象的，一种是言语的。简单的感觉经验可通过单纯接近而相互联系或综合，即采用表象编码的储存系统；复杂的，抽象的，不能通过单纯接近原则相互联系的行为，则需要采用言语编码系统。一旦应用了言语系统，行为就可通过言语提供线索而使行为重复、复现。观察学习把示范经验转换成表象或言语符号保持在记忆中，这些记忆代码在以后就能指导行为。除了通过这种符号编码获得保持以外，演习也是保持的一个重要支柱。学习者通过外显的或内心的演练，将示范经验保持在头脑中。

3）再现过程：指在这个过程期间，观察者总是试图将他们的行为准确地与榜样的行为进行匹配。班杜拉认为，这第三个过程就是动作的复现。复现技能的完整及顺利程度，取决于过去是否对其观察过。如果一个行为仅需要我们去重新组织已观察过的有关榜样的行为，则此行为就易进行；如果行为中的某些要素对观察者是新的，则他只有对该行为进行细心观察后才能较顺利地完成这个行为。一般说来，任何一个复杂的行为都是由若干简单的行为动作组合而成。观察者要想学会这个复杂行为，首先应将它按顺序分解为许多小部分；再分步练习，直至熟练；最后组合这些动作。即使这样，对一个新手来说也非常不易。就像一个学习太极拳的新手，分解动作虽学得很好，当结合为一个连贯的动作后，也未免显得不协调。但是，如果新手经常利用表象或言语在头脑中复现行为动作，则会加快动作合成的进程。就是学习者把观察到的并保持在观念中的行为表象付诸行动。但在日常学习中，人们把观念（或表象）第一次转化为行为时，很少能够做到正确无误，往往要经过多次练习与自我矫正。经过多次转化，最后才能达到行为的精确化。

4）动机过程：这是观察学习的最后一个过程。动机，主要同激活和选择行为有关。一个被动机驱动的有机体的活动，要比没有动机驱动的有机体更为积极有效。动机除了能激励有机体外，还能使行为更有针对性——追求某一目标。为此，如果儿童行为的实际结果被奖励——正强化，他将能学会发展这一行为；反之，该行为便会消退。这种学习过程被斯金纳谓之直接强化。例如，为完成某一任务采取了两种行动，其一被强化，则被学会；其二未被强化，则弃之。但是，仅凭直接强化学习，人类是无法获得大量的知识和有关的行为方式。因而还应有间接强化学习，即通过对榜样的观察、模仿，以达到获取知识或行为方式的目的。也正是在这点上，班杜拉的动机强化学习不同于斯金纳的强化学习。

班杜拉还认为，直接强化或间接强化，对人的行为都有影响，但通过间接强化，学习者能够预知自己活动可能产生的效果，并能相应地改变自己的行为。人类行动在很大程度上被预期的结果控制着。在一个人的思想中，象征性地描述出来的预期结果，能在很大程度上与实际的结果相似的方式激发行为。例如，儿童模仿明星，是因为他们看到明星的成功及明星的名望。为此，他们希望自己也获得同明星一样的声望。事实上，正是大家支持模仿明星的行为维持了模仿。无论明星如何，如果模仿他没有价值，那就没有人模仿他。

观察者通过观察获得的新知识，并不能保证在身上自动出现，而是否自动出现则是由主体的动机所控制。如果榜样先作出观察者所期望的行为，再教导观察者再现这一行为，当观察者再现失败时，榜样者从客观上给予指导，而当观察者成功时则给予奖励，那么，这个榜样的行为就会最终在观察者身上产生模仿反应。

上述 4 个过程不是完全分离的。在特定的情境中，如果一个观察者不能再现榜样的行为，很可能是由于没有注意原型的表现，或是记忆表象中对示范动作的编码不合适，不能保存所学的东西，或是没有能力再现原型行为；或是没有足够的动机。总之，对观察学习的过程要有一个全面的了解和分析。

（2）观察学习的条件

1）替代强化：观察学习的核心条件是替代强化。替代强化是指学习者通过观察他人对示范者的强化而引起行为的变化。如学习者看到别人的行为受到奖励，就会增强产生这种行为的倾向；看到别人的行为受到惩罚，则会削弱或抑制某种行为的倾向。

2）榜样学习：班杜拉的社会学习理论在强调观察学习的同时，还十分强调榜样的示范作用对观察者行为的影响。整个观察学习过程就是通过学习者观察榜样不同的示范而进行的。榜样的示范大致分为几类：行为示范、言语示范、象征示范、抽象示范、参照示范、参与性示范、创造性示范、延迟示范等。

3）自我调节：社会学习理论的另一重要概念是自我调节。在学习初，观察者过去的知识经验、个性特点等直接影响其对学习内容的选择。而在学习过程中，观察者的自我判断、自我满足、自我奖励与惩罚等都对行为的最终形成具有重要的作用。

另外，行为定向阶段时的自我效能也是影响行为的一个重要的认知中介变量。所谓自我效能，是指人们在特定情况下对自己行为能力的自我估计和判断。这种自我效能不仅影响人的思维而且影响人的情感和行为。如人们总是乐于做那些自认为有能力做的事，而逃避那些超出他们能力的事。

班杜拉认为，人们有自我指导的能力，他们只做能使自我满意和有自我价值的事情，而抑制引起自我惩罚的行为。在行为规则方面，如果忽视内部自我强化的影响作用，则必将排斥人们这种能力。同时他又认为，经常影响我们的外部结果不是决定人们行为的唯一因素。人们接受某一指导标准，并按自我强化或自我惩罚的方式对自己的行为作出反应。行为的结果由自我引导和外部影响的相互作用加以调节。

自我目标的建立和达到这一目标所建立的评价标准，在人的行为中是不容忽视的。当人献身于某一特定的目标时，总是用一定标准来评价达到目标的满意程度。如果达到目标的标准，则以自我满足奖励自己；反之，则以自我批评方式惩罚自己。通过研究得知，自我指导（或自我批评）的标准主要来源于父母、亲友、权威人物、教师及榜样，同时人们以社会的伦理规范为其准则提供依据。班杜拉认为，自我目标的建立，要想得到最佳成绩，最好难度适中。太难或太易的目标不易引起动机的作用，即使达到目标也不易起强化作用。

4. 内脏操作条件反射 是美国心理学家米勒（Neal E. Miller）创立的学说，该学说是生物反馈法的基础。米勒进行的内脏学习实验实际上是操作条件反射的另一种形式，即内脏操作条件反射。在内脏学习实验中，对动物的某一种内脏反应行为，例如心率下降（R），给予强化，例如食物奖励（S），经过这种选择性的定向训练，结果动物逐渐学会了"操作"这种内脏行为，例如使心率下降。虽然米勒的内脏学习实验还有待深入研究，但内脏操作条件反射理论对于护理心理学工作还是有一定意义的。根据这一理论，人类的各种内脏活动，似乎可以通过内脏学习过程获得有意识的控制；某些心身疾病症状的产生，如心跳加快、肠蠕动增加、哮喘等可能与个体的意识性条件操作有关，也可以采用内脏学习的方式进行控制。

（二）治疗技术

1. 系统脱敏法 系统脱敏法在行为治疗中占有重要地位。这种方法主要是诱导来访者缓慢地暴露出导致神经症焦虑的情境，并通过心理的放松状态来对抗这种焦虑情绪，从而达到消除神经症的目的。系统脱敏法一般包括三个步骤：一是排列出焦虑的等级层次表，即找出使来访者感到焦虑的事件，并用 0～100 表示出对每一事件感到焦虑的主观程度。其中，0 为心情平静，25 为轻度焦虑，50 为中度焦虑，75 为高度焦虑，100 为极度焦虑。然后将标出的焦虑事件按等级程度由弱到强依次排列；二是进行放松训练，以全身肌肉能迅速进入松弛状态为合格，一般要 6～10 次练习，每次需时 30 分钟，每天 1～2 次；三是进入系统脱敏过程，进行焦虑反应与肌肉放松技术的结合训练。系统脱敏可分为想象系统脱敏和现实系统脱敏。想象系统脱敏的过程即让来访者处于全身肌肉放松状态下，由咨询者口头描述，让来访者进行想象，从最低层开始，想象 30 秒，停止想象时报告此时感到主观焦虑的等级分数，以不感到紧张害怕为止，再进入下一个层次，如此渐进直到通过最后一个层次。

2. 满灌疗法 满灌疗法也叫暴露疗法、冲击疗法。同系统脱敏法类似之处都是鼓励来访者去接触自己敏感的对象，在接触中实现脱敏；不同之处是开始就让来访者进入自己最恐惧或焦虑的情境之中，给他一个强烈的冲击，同时不允许其采取堵耳、闭眼、哭喊等逃避行为。其基本原理是，快速、充分地向来访者呈现他害怕的刺激，实际体验后他感到并不是那么害怕，恐惧感就会慢慢消除。刺激的出现要坚持到来访者对此刺激习以为常为止。采用满灌疗法应事先将治疗方式与来访者讲清楚，征得同意后方可进行。

3. 厌恶疗法 厌恶疗法是将某些不愉快的刺激通过直接作用或间接想象，与来访者需改变的行为症状联系起来，使其最终因感到厌恶而放弃这种行为。常用的厌恶性刺激有物理刺激（如电击、橡皮圈弹痛等）、化学刺激（如呕吐剂等）和想象中的厌恶性刺激（如口述某些厌恶情境，然后与想象中的刺激联系在一起）。在进行心理咨询时，厌恶性刺激应该达到足够的强度，通过刺激能使来访者产生痛苦或厌恶反应，直到不良行为消失为止。

4. 代币法 代币法又称奖励强化法，是一种通过奖励（即强化）而形成某种期望出现的适应性行为的方法，即当来访者一出现某种预期的良好表现时，立即给予奖励，使该行为得以强化。代币实际上是一种可以在某一范围内兑换为物品的券，可以是小红旗、有分值的小卡片等。咨询者用代币作为奖励，强化来访者的期待行为，然后来访者可以用获得的代币换取自己喜欢的东西。要注意将代币与来访者感兴趣并想得到的东西联系起来，并建立一定的代币兑换规则。

5. 放松疗法 一个人的情绪反应包含主观体验、生理反应、表情三部分。放松疗法的基本假设是改变生理反应，主观体验也会随着改变。也就是说，用意识控制"随意肌肉"反应，再间接地使主观体验松弛下来，建立轻松的心情状态。放松疗法种类繁多，有呼吸放松法、想象放松法、肌肉放松法等。

6. 生物反馈技术　生物反馈技术是通过现代电子仪器，将人体内生理信息描记，并转换成声、光和数字等反馈信号，使受试者可以根据反馈信号学习调节和控制自身的生理功能活动，生物反馈不仅起到"自我认识"的作用，而且也成为"自我改造"的工具，从而达到防治心身障碍的目的。例如对原发性高血压，可以通过仪器记录血压变化的信号，并放大成能理解的声光信号反馈给病人，同时指导病人进行放松训练，认识并体会放松对自己血压的调节作用，通过仪器的反馈，学会自己有意识地调节血压。

常用于生物反馈治疗的仪器设备有肌电反馈仪、皮肤电反馈仪、皮肤温度反馈仪、脑电反馈仪和血压脉搏反馈仪等。其目的是：受试者根据反馈信号学会放松技术和利用脑的意识来调节和控制自身的生理功能活动。其步骤是：

（1）在非常安静、光线柔和、温度 26℃ 左右的治疗室内，求治者坐在一张有扶手的靠椅、沙发或是呈 45° 的躺椅上，解松紧束的领带、腰带，换穿拖鞋或便鞋，坐时双腿不要交叉，以免受压。软垫宽椅使其感觉舒服，头后有依托物为好。

（2）第一次治疗及以后每次治疗前的 5 分钟，记录安装电极所获基线数据，或检查病人"家庭作业"所获得的成绩。

（3）训练病人收缩与放松前臂与放松前臂肌肉，训练面部肌肉活动令病人抬额、皱眉、咬牙、张嘴，然后一一放松。告诉病人观察肌表面电位微伏计上指针变化及偏转方向，与此同时，倾听反馈音调变化并理解其信号含义。

（4）给病人增加精神负荷，如连续计算 100－7，回忆惊险和痛苦经历。此时观察肌电、皮肤电导、肢端皮温、脉搏血压等的变化，找到最敏感的反应指标，作为下一步训练的选择指标（不宜选择在精神负荷下无显著变化的生物反应指标，因以后训练中无法判定疗效）。

（5）放松全身肌肉，依次为上肢、下肢、躯干（腹部、腰部、肩背部）、颈部、面部肌肉。首先作收缩与放松交替练习。

（6）要求呼吸自然、缓慢、均匀。请受试者设想鼻孔下面有兔子，呼吸不能吹乱兔毛。

（7）尽量保持头脑清醒，排除杂念，不考虑任何问题，使自己处于旁观者的地位，观察头脑中自发地涌现什么思想，出现什么情绪，这成为被动集中注意。如无法排除杂念，可在每次呼吸时，反复数简单的数字，如"一、二"或是默念："我的胳膊和腿部很重、很温暖"，达到自我暗示作用。此时，也可想象躺在有温暖阳光的海滩或乡村草地上，由施治者描述视觉景象及鸟语、涛声与温暖感觉。

（8）施治者注意调节反馈信号。调节阳性强化的阈值，使病人获得的阳性信号占 70%，当阳性信号达 90% 以上时，提高阈值标准，当阳性信号只在 50% 时，降低阈值标准。每次练习完毕，指出所获成绩。让病人做几次肢体屈伸运动，使病人感到轻松愉快，再离开治疗室。

（9）在没有仪器监控的情况下，要求病人每日做家庭作业，每次 1～3 分钟，每日 1～2 次，持之以恒。一个疗程约 10 次左右，可每周 2 次，其余时间自己在家练习。

（三）行为疗法与临床护理工作

1. 根据行为疗法的原理促进病人的依从性　护士在工作中应随时注意病人的言行，对病人表现出的积极面，如面对问题，积极想办法解决问题，流露积极情绪，主动进行自我护理等有助于提高护理质量的表现，应及时给予表扬和赞赏，以便强化病人的积极情绪和言行。同时，也要教会病人的亲属，运用各种强化措施，促进病人在出院后，能够积极地遵从医嘱，合理地控制好休息、饮食、运动和康复活动等。

2. 运用行为疗法纠正病人的不良情绪和行为　护士对病人出现的不利于疾病治疗及康复的行为，如懒散、逃避、依赖、不适当的紧张、焦虑等，要进行行为功能分析，了解这些情绪和行为产生的原因及条件，分析不发生这些情绪和行为的条件和背景，再运用行为治疗技术，使病人有针对性地学习控制不良情绪和行为，并且学会积极的、适应性的行为。例如，对于分娩恐惧的病人，除了必要的知识宣教外，我们可以请顺产的产妇现身说法，看顺利分娩的录像，及时鼓励病人表现出的勇气和信心，可以减轻病人的恐惧心理。

3. 在护理工作中充分利用榜样和示范作用　护士的言行举止对病人有榜样和示范作用。因此，在护理工作中，如指导病人进行特殊检查，或进行某些可能引起病人紧张、恐惧的操作时，应注意态度和蔼，表情沉着镇定，举止轻柔、灵活，并且尽量进行示范。如指导病人深呼吸时，我们最好一边做，一边叫病人模仿，效果会比单纯用语言指示病人更好。发挥病人的榜样和示范作用也可以提高病人的依从性，如对病人讲解治疗成功的案例，请治疗效果明显的病人进行现身说法，或有意提高病房中依从性好的病人的地位和影响力等。

三、认 知 疗 法

（一）理论基础

1. 合理情绪疗法　埃利斯（A. Ellis）的合理情绪疗法（rational-emotive therapy，RET）的基本观点是非理性或错误的思想、信念是情感障碍或异常行为产生的重要因素。对此，埃利斯提出了"ABC"理论及进一步的"ABCDE"理论，将治疗中有关因素归纳为A-B-C-D-E，即激发事件（activating events）→信念（beliefs）→结果（consequences）→辩论（disputing）→效果（effect）。埃利斯认为个体对不同激发事件的态度和情绪反应，是因个体对事件的不同解释和评价所致。并认为非理性的信念会引起负性情绪反应及各种适应不良的行为，通过治疗者与非理性信念进行辩论，使病人在治疗中学习到合理的思维方式，以理性信念面对现实生活，最终达到改变负性情绪和不良行为的目的。

2. 自我指导训练　梅肯鲍姆（Meichenbaum）的自我指导训练（self-instructional training，SIT）理论来自于前苏联学者鲁利亚（Luria）等人的研究，认为语言，特别是内部语言与行为有着密切的关系，从某种程度上起着影响和控制行为的作用。梅肯鲍姆认为消极的内部语言是产生和影响行为失调的重要因素，并指出通过矫正消极的内部语言，用正面的、积极的自我对话可达到矫正异常行为或心理障碍的目的。

3. 认知治疗　贝克（Aron T. Beck）认知治疗认为心理障碍的产生并不是激发事件或有害刺激的直接后果，而是通过了认知加工，在歪曲或错误的思维影响下促成的。错误思想常以"自动思维"的形式出现，即错误思想常是不知不觉地、习惯地进行，因而不易被认识到，不同的心理障碍有不同内容的认知歪曲。常见歪曲和错误的思维包括：①主观臆断：在证据缺乏或不充分时便草率地作出结论；②以偏概全或选择性概括：仅根据个别细节而不考虑其他情况便对整个事件作出结论，把一次偶然的消极事件看成是永远失败的象征；③非此即彼的绝对思想：看问题走极端，认为凡事不好即坏，非白即黑；④夸大或缩小：夸大自己的失误、缺陷的重要性，而贬抑自己的成绩或优点；⑤牵连个人：倾向将与己无关事联系到自己身上，引咎自责；⑥过度引申：在一个具体事件的基础上作出关于整个人生价值的结论。认知治疗的重点在于矫正病人的思维歪曲。

各种认知疗法都有共同之处：均强调认知过程在决定情感和行为中的重要作用，认为行为和情感多来自个体对情境的认知和评价，而认知和评价又受到信念、假设观念等的影响。

（二）治疗技术

1. 识别自动思维　自动思维是个体思想中涌现的现实的词或想象，是在特殊情境下产生的，并可能被认为是认知中最表浅的认知。它是自发涌现，个体没有通过努力与选择。大部分时间，无法意识到它的存在，但通过训练，却可以将它引入到意识之中。人们通常对自动思维信以为真而不加思考与评估，不加批判地接受了自动思维。在心理障碍中，自动思维往往是歪曲、极端，或者是不正确的。治疗师所做的就是确认那些错误的思维，即那些歪曲了现实、造成精神痛苦或妨碍病人实现目标的思维，并纠正它，通常会使情感发生积极的转变。

2. 列举认知歪曲　病人的心理或行为障碍与认知歪曲或错误密切相关。向病人列举出认知歪曲，可以帮助他提高认知水平和矫正错误思想。如病人王某患肾病综合征终日卧床不起，生活不能自理，且医疗费用较高，病人认为自己是废人，给家庭和社会带来负担，但又认为自己没有能力改变目前的状况，虽然有一定的活动能力，但每天躺在床上一切生活依赖护士和家人的照顾。其实，病人并不是没有能力活动，而是由于错误的思维，而没有活动的愿望。

3. 改变极端的信念或原则　用现实或理性的信念或原则替代极端或错误的信念原则。例如，某癌症病人认为：我的病应该彻底治愈，好像没有生病之前那样，这是我的权力。相应的更现实的自我陈述是：尽管我非常想恢复到没有生病之前的样子，但我只是有权利去争取达到最好的效果，并不意味着我一定要能彻底治愈。

4. 检验假设　认识并矫正认知歪曲、错误思想的一个方法是检验支持和不支持某种错误假设的证据。例如，某一病人做截肢手术后，认为“别人会看不起自己”、“自己的前途都毁了”而非常抑郁，如果我们启发他看到自己存在的资源，如健全的头脑、丰富的经验、良好的社会关系等等，他就会放弃消极的想法。检验假设这一过程不仅帮助病人认识事实，还能发现自己对事物的认知歪曲和消极片面的态度。

5. 积极的自我对话　此技术实施方法有两种，一种是要病人坚持每天回顾并发现自己的优点、长处并记录；另一种方法是要病人针对自己的消极思想，提出积极的想法，如下面例子所示：

消 极 想 法	积 极 想 法
我的病很难治	我会争取更好的治疗效果
我没希望了	只要努力，我会改变的
我太软弱了	我会坚强起来的
我是没用的	我在很多方面有优势

6. 三栏笔记法　让病人在笔记上面画两条竖线分成三栏，左边一栏记录自动思维，中间

一栏记录对自动思维的分析（认知歪曲），右边一栏记录理智的思维或对情况重新分析后的回答。三栏笔记法常作为病人的家庭作业。下面是三栏笔记法的例子。

自 动 思 维	分析（认知歪曲）	理 智 的 思 维
我的命运从来不好，将来也不会好	过分概括	事实上我许多事都做得不错，只是在这件事上运气不好
儿子学习不好，这是我的过错，我是一个坏母亲	乱贴标签	我孩子学习不好并非一定是当母亲的过错，他自己的努力，老师的帮助都有影响
我身体不好，我没有用了	一叶障目	身体不好只是暂时的，经过治疗和锻炼是会好转的

7. 等级任务安排　应用化整为零的策略，让病人循序渐进，逐步完成一些力所能及的小任务，最后实现完成大任务。

8. 日常活动计划　治疗者与病人协商合作，安排一些病人能完成的活动，如每天每小时都有计划和任务。活动的难度和要求根据病人的能力和心情的改善而提高。

9. 掌握困难-愉快评估技术　这种方法常与日常活动计划结合应用，让病人填写日常活动记录，在记录旁加上两栏评定，一栏为困难程度评分（为0～5分，0表示容易，5表示难度最大）；另一栏为愉快程度评分（0～5级评分，0表示无愉快可言，5表示非常愉快）。通过评定，多数病人会发现自己的兴趣、特长、愉快的活动和擅长的活动，同时还可起到检验认知歪曲的作用，例如，某位病人认为自己什么方面都不行，作不了任何事。通过评估，他认识到自己还是能做一些事，做了以后也有愉快和轻松感。

10. 教练技术　即治疗者为病人提供指导、反馈、鼓励和奖赏，帮助病人分析问题，发现问题，当他有困难时给予鼓励，有进步时给予奖赏。

11. 产婆术　古希腊哲学家苏格拉底发明的辩论法。即让你说出你的观点，然后依照你的观点进一步推理，最后引出谬误，从而使你认识到自己先前不合理的地方。由于苏格拉底的母亲从事接生婆职业，所以他把他的这个技术叫做"产婆术"。

12. 合理情绪想象技术　使病人在想象中进入产生过不适当的情绪反应或自感最受不了的情境之中，让他体验在这种情境下的强烈情绪反应。帮助病人改变这种不适当的情绪体验，并使他能够体验到适度的情绪反应。停止想象，让病人讲述她是怎样想的，自己的情绪有哪些变化，是如何变化的，改变了哪些观念，学到了哪些观念。

13. 其他　包括指导病人发现问题，自我提问法，利弊分析法，改变期望水平，自信心训练，示范、角色扮演等技术。

（三）认知疗法与临床护理工作

1. 重视对病进行知识宣教和改善病人的自我意识　在护理实践中，常会遇到一些病人因认知歪曲而出现焦虑、抑郁、甚至自杀的情况。如有的慢性阻塞性肺疾病病人因疾病反复发作并逐渐加重而目前尚无根治办法，便认为自己"一切完了、是别人的包袱"，从而产生抑郁甚至产生自杀念头。我们应帮助病人认识到是他自己夸大了疾病的严重性，贬低了自己生活的价值；若病人认识到如果及时治疗，坚持呼吸锻炼，注意营养和体位节能，积极防治感冒和适当锻炼，是可以稳定病情、获得较高的生活质量的，那么，病人的情绪就会得到缓解，能积极配合治疗和护理。在护理工作中，鼓励病人试做一些力所能及的事情，可以使病人增强治疗的信心，肯定自己的价值，对改善病人的自我意识有积极的作用。

2. 帮助病人理解不良情绪和行为与认知的关系　护士针对病人具体的情绪和行为向病人说明，个人对经历事物的看法会影响自己的情绪和行为。歪曲和错误的思维、不合理的信念会导致消极的、有害的情绪和行为。病人只要发现不合理的信念和歪曲、错误的思维，用合理的、正确的认知替代它，才能消除情绪困扰，表现出积极的行为。

3. 查找和纠正病人不合理的认知　护士应帮助病人理清思路，从病人的具体的经历或自我陈述中，敏感地发现病人的不合理信念和错误、歪曲的思维，运用认知疗法的技术，引导病人与不合信念辩驳，或尝试一些实践活动来检查自己的错误、歪曲的思维，也可以运用逻辑分析、语言分析技术，使病人清楚地认识到自己的信念或思维过程的谬误，从而探讨运用合理的信念、正确的思维去代替不合理的信念和错误、歪曲的思维，从而达到纠正不合理认知的目的。

四、来访者中心疗法

（一）理论基础

来访者中心疗法认为，人天生具有要以各种方式去发挥他的潜能来推动其成长、前进和成熟的驱动力，具有自我实现的倾向。防御、紧张以及焦虑等心理问题的产生都会干扰这些驱动力，从而导致个体成长受阻。而个体因受他人施加的种种价值条件的影响、根据他人的价值观行动，而不是根据自我真实的体验和价值观去自我实现时所发生的自我意识的冲突正是引起心理问题的根源。如一个女孩想成为一名舞蹈家，但家庭施加压力要她学医，她不得不压制自己内心想当舞蹈家的愿望，结果其行为和真实的情感之间日趋分离，心理问题就会发生，成长过程也就停止。因此，治疗就是要帮助来访者充分体验其情感，以重新确立良好的动机驱动，使来访者向着自我调整、自我成长和逐步摆脱外部力量控制的方向迈进，恢复病人自我实现的倾向。

（二）治疗技术

1. 无条件积极关注　无条件积极关注是向病人表达治疗者发自内心深处的乐于接受病人、理解病人，同时关心和帮助病人，在任何时候，都对病人以诚相待。这样使病人能感到这个世界上有人能够真正理解、关心和帮助他，愿意把自己心灵深处的一切所想到和所感觉到的全部倾诉出来。不论病人表述的内容如何，治疗者始终对其表示关注和理解。病人逐渐学会以同样的态度对待自己，从而逐步减少对自己经验和体验的否认或歪曲，认清和肯定自己的价值观。

2. 坦诚　坦诚的一个主要成分就是表里如一，治疗者把自己置身于与治疗关系有关的情感经验之中，毫无保留、毫不伪装地表达自己的真实的思想情感和行为，表达出完整的自我。如当病人处于痛苦时表现出关心；当病人经受外界不公正待遇时表现出愤慨与不平；当病人陷于困境时表现出不安等。治疗者越能意识到各种情感体验并表达出来，不管这些感情内容是积极或是消极的，治疗就越容易取得进展。情感的体验和表达是坦诚的最高标准。治疗者可以与病人交流自己的经历、挫折和情感体验，但又要注意不要喧宾夺主，在治疗过程中的主要对象是病人，病人是中心，坦诚为病人提供了一种榜样作用。

3. 共情　治疗者能站在病人的立场，准确、敏捷地深入病人的内心世界，用病人的眼光看待他们的问题，在最深的层次上体会这些问题对病人的意义，感受病人的经验、情绪，体会他们的痛苦和不幸。要把握共情，治疗者应做到：①不对病人的情感作判断；②不只是予以同情，而应高于同情；③不受病人情感的感染。当治疗者不仅仅反映病人的情感状态，而且按照自己的情感标准去衡量病人的情感是否合适时，通情就变成了判断。这种评价会使病人防御和戒备。同情则使病人有被怜悯之感，可能有损自尊。被感染则是治疗者不仅体验到病人的情感，而且他们自己也有了这样的情感。当来访者把治疗者当作是一个能倾听和接受他的思想和感受的人，他就会一点一点地从内心深处交流，把过去排除在意识之外的经验或体验重新整理出来。而不论来访者所表述的事情内容是多么的不可思议，治疗者始终对其表示关注与理解。来访者渐渐学会以同样的态度对待自己，也就能更坦率地表达自己的想法了。此时，其所否认或歪曲的经验、体验就会逐步减少，焦虑减轻，自我防御减少，从使用别人的价值观转到了肯定自己的价值观，来访者就是在这样的过程中改变和成长起来的。

（三）来访者中心疗法与临床护理实践

1. 护士与病人交往时，应对病人采取鼓励和欣赏的态度　病人遭受疾病的折磨，并且因为疾病导致一些经济、事业、家庭和人际关系方面的问题，容易产生悲观、失望的情绪，对世界、自我有一些消极、负面的看法，护士要避免被病人表面的反应迷惑，应该辩证、客观地看待病人，及时地、敏锐地发现病人积极面，如改变的愿望、自我觉察、设法解决问题等正面、光明的一面，从而以积极的态度影响病人。护士要引导病人从不同的角度看待自己，不能只看到自己的问题和不足，更要看到自己的优点、长处和所拥有的资源，使病人增强信心和战胜疾病的勇气。当然，护士在积极关注病人时，要避免盲目乐观，应针对病人的问题，客观地引导其深化认识，不要泛泛而谈，淡化病人的问题。

2. 护士与病人交往时，应表现出真情实感　护士在病人面前应以真实的我和真诚的我的角色帮助病人，没有防御式的伪装，不隐藏在专业角色下，做到表里如一、真实可信。真诚的含义是实事求是，不因维护自信或尊严掩饰自己在知识和经验等方面的欠缺，或者为了炫耀自己的知识和能力置事实于不顾。不要过分注意个人威信，不懂装懂，装腔作势。但是真诚不等于实话实说，护士应遵循既对病人负责，又利于病人成长的原则与病人沟通；实话实说容易给病人造成过分概括化、贴标签和绝对化的印象，违背了真诚一致性。真诚不是自我发泄，护士应避免有感而发，滔滔不绝和喧宾夺主。表达真诚应注意非言语的交流，如表情、目光、语气、姿势等，都能表达护士真实的情感和态度。

3. 护士与病人沟通时，要善于使用共情技术　护士应从病人的角度来看待病人，设身处地体验病人的内心世界。第一，护士通过病人的言行，深入对方内心去体验他的情感与思维；第二，护士借助于知识与经验，把握病人的体验与其经历和人格之间的联系，更深刻地理解病人的心理和具体问题的实质；第三，护士运用沟通的技巧，用言语和非言语的形式把自己的共情传达给对方，表达对病人的内心世界的体验和所面临问题的理解，影响对方并取得反馈。护士应不断地提醒审视自己是否站在了病人的角度上看病人的问题。共情并不是要有与患者相似的经历，而是理解病人的情感、态度与病人的经历、思维方式和人格的关系，这种理解是通过与病人耐心、细致的沟通来实现的。在运用共情时，护士要善于角色转换，能容易地进入到病人的角色，体会病人的内心世界，同时，又能迅速回到护士的角色上，引导帮助病人。

五、精神支持疗法

（一）理论基础

个体在患病时不仅生理功能会受到影响，而且心理活动也会发生改变，甚至导致心理障碍。无论生病本身或是由于疾病产生了心理问题，病人都需要外界的帮助，他们需要得到理解、同情、关心、支持，需要鼓励，需要了解有关信息和对各种疑问和顾虑的解答。这些需要若能得到满足，则可以缓解病人的痛苦，激发病人的斗志与动力，与疾病抗争。因各种疾病而痛苦不堪的病人，一旦得到别人的同情、支持和理解，心里便会感到满足，有了依靠和寄托，焦虑不安的心情得以缓解。因此，支持治疗就是理解、关心病人，解答病人的疑问，提供所需信息，起着满足病人的心理需求，改善病人的情绪，为病人提供指导、支持和帮助等作用。

（二）治疗技术

1. 倾听技术　倾听就是听病人诉说，包括他们的问题、感受和需要等。倾听过程中倾听者与病人相互交往、相互了解、建立相互信任与合作。倾听可以起到以下作用：

（1）倾听使病人能够自由自在地倾诉内心的烦恼或痛苦，使病人产生一种满足感、被信任感，被接受、被尊重和被理解的感觉。

（2）使病人被压抑的情感得以表达和疏导。

（3）使治疗者能深入了解病人的心理活动、问题与需要。

（4）促进治疗性关系的发展。

治疗者要有耐心、同情心和理解力，在倾听过程中集中注意力，表现出对病人的关心、理解，做出必要的反应。如目光注视，点头表示同意或理解，说"是吗"或"嗯……嗯"等表示你在注意听，你能理解等。适当时候可用如"你认为……"、"你觉得……"、"你感到……"、"你想……"等语句提示或归纳小结。

2. 关心与同情　关心与同情是从态度、言语和行动表现出的一种心理的交流，如友善地微笑，关怀的问候，表示同情地说："我能理解……"等，这些使病人感到亲切、温暖、被接受和有依靠。

3. 安慰与开导　病人总是容易对自己的病有很多顾虑和担忧，害怕和不安，或将疾病看得过分严重看不到希望，只看到消极不利的一面，治疗者可向病人说明病情，启发病人接受现实，面对现实，认识对己有利的方面，劝导病人以积极的态度和行为面对人生、面对疾病，还可介绍别人战胜疾病的事例，鼓励病人树立信心，与疾病抗争。如针对早期肺癌病人，可向病人说明早期手术并配合化疗、放疗，治疗效果较好，并以其他肺癌病人早期手术后存活几十年仍生活很好的成功事例鼓励病人积极与肺癌抗争。

4. 解释、建议和指导　病人常心存许多问题或疑虑，如诊断如何、病情严重程度怎样、能不能治好、会不会有后遗症等，及时解答病人的各种疑问，消除不必要的顾虑和误解，针对病人存在的问题提出建议和指导，从医学和心理学的角度解释，有助于病人认识主观或客观存在的问题，为病人提供新的思维和方法，重新认识问题。解释和指导结合，可改变病人的认知活动或方式，改变其思想观念，乃至行动，使病人从困惑中解脱出来，有新的、明确的目标和方向，并积极努力改变，战胜疾病。

5. 积极语言的应用

(1) 安慰性语言：如用"你的病不算严重，很快会好的"；"既来之，则安之"；"磨刀不误砍柴工"；"留得青山在，不怕没柴烧"等等，对病人表示同情和安慰，针对不同病人选用不同的安慰性语言。

(2) 鼓励性和积极暗示性的语言：鼓励病人树立战胜疾病的信心。如说："你的病能够治好"，"你看起来好些了"，"你已经有进步了"，"这种药效果很好，你吃了也会好的"等等。

(3) 劝说性语言：对病人晓之以理，动之以情，使其配合治疗，采取某些必要的行为或改变某些行为，或遵守某些必要的规定。如一位肝硬化病人，不顾病情仍每天喝大量的酒，家人再三劝说无效，而护士劝说有权威性、有理、有说服力，使他愉快地接受了戒酒，病情很快好转并稳定。

支持疗法是一种易懂、易学、易用，并且确实行之有效的方法，是广大医务工作者都可以应用的基本心理治疗方法，其核心就是向病人提供支持和力所能及的帮助。护士在护理实践中应广泛运用支持疗法，以促进护理效果。

(三) 支持疗法与临床护理工作

1. 护士应鼓励病人倾诉　倾诉可以帮助病人宣泄情绪，在一吐为快中释放内心的痛苦体验，由此感受到护士的真诚关心和理解，拉近心理距离，增进了护患关心。同时，病人在倾诉中，会陈述自己的经历，对自己的看法，对疾病的体验和认知过程等，也有助于病人充分了解自己和所面临的问题，理清思路，从而恢复理性。通过倾听病人的倾诉，有助于护士对病人的理解，对病情的判断。因此，护士应安排适当的时间与病人攀谈，运用鼓励技术、重复技术、内容反应、情感反应等方法促进病人的倾诉。

2. 在充分收集病人资料的情况下进行分析解释和指导　以倾听为主要手段，护士应全面地收集病人的资料，如病人经历、自我概念、疾病状态、对疾病的认识、遭遇的挫折与压力、生活条件、社会背景和人际关系状况等，必要时综合运用心理测验和观察法、作业法和实验法等心理评估技术，进一步掌握病人的身心状况，做出有针对性的分析解释和指导，使病人得到具体的帮助。

3. 帮助病人了解自己应付困难的能力　支持疗法的主要目的是调动和发挥病人的主观能动性。病人的心理问题主要是对所患疾病不够了解，缺乏战胜疾病的勇气和信心，对自己的能力和拥有的资源不了解、不重视。因此，在运用支持疗法时，重点是引导病人客观和辩证地看待疾病、看待事件和自己。从以前的成功经历中挖掘应对危机的潜能，学会从失败和挫折中汲取经验和教训，学会正确地比较，灵活地调整期望值。与其他方法不同的是，支持疗法不是通过说理的方式达到治疗目的，而主要是通过启发和引导的方式，使病人达到领悟。

六、团体咨询疗法

(一) 理论基础

1. 群体动力学　是团体咨询的重要理论之一。一个良好运转的团体，具有吸引各个成员的凝聚力。这种力量来自成员们对团体内部建立起来的一定的规范和价值的遵从，它使个体的动机需求与团体目标紧密相连，使得团体行为深深地影响个体的行为。群体动力学的研究者、德国心理学家勒温认为，整体比部分重要，群体作为一种内在的关系组成的系统，其影响力或作用远大于孤立的个体。个体在群体中生活，不仅取决于个体的个人生活空间，而且也受群体心理场的制约。因此，团体心理咨询比个别心理咨询有更大的影响力和更好的咨询效益。

2. 社会学习理论　班杜拉认为，学习是直接经验学习和间接经验学习的综合，实验表明，观察他人的行为及其结果，有替代强化的作用。人从一出生就处于不断成长及改变自身的过程中。人的潜能随着对社会的适应与再学习而不断增长。在团体咨询中提供了有指导的社会学习情境，通过团体的经验与现代心理学智慧，增进个人身心的健康发展。

3. 其他理论　由于团体咨询有不同的种类，团体咨询中有个体心理咨询的成分，所以，个体心理咨询的理论如精神分析理论、认知心理治疗的理论、行为主义心理治疗理论，都适用于团体咨询。此外，卡尔·罗杰斯以人为中心的咨询理论，柏恩的交互作用分析理论、社会心理学中关于人际沟通、信息传播、人际吸引等的研究，也是团体心理咨询的重要理论基础。真诚而又温暖的团体气氛有助于人与人之间建立良好的关系，在互相关心和帮助中克服恐惧、焦虑心理，建立安全感；在这样的团体中可以使人更多地开放自己，增进相互了解，在交流中取长补短。

（二）治疗技术

1. 确定团体咨询的目标　团体咨询包括一般目标和过程目标。一般目标是指不论何种目的的团体咨询以及团体活动过程都包含的目标。团体心理咨询是一个发展的过程，需要经历若干发展阶段。每个阶段都有不同的目标，这称为团体的过程目标。

（1）一般目标

1）通过自我探索的过程帮助成员认识自己、了解自己、接纳自己，使他们能够对自我有更适当的看法。

2）通过与其他成员沟通交流，学习社交技巧和发展人际关系的能力，学会信任他人。

3）帮助成员培养责任感，关心且能敏锐地觉察他人的感受和需要，更善于理解他人。

4）培养成员的归属感与被接纳感，从而使成员更有安全感，更有信心面对生活中的挑战。

5）增强成员独立自主、自己解决问题和抉择的能力，探索和发现一些可行而有效的途径来处理生活中一般发展性问题，解决矛盾和冲突。

6）帮助成员澄清个人的价值观，协助他们做出评估，并做出修正与改进。

（2）过程目标

1）团体初创期的目标：协助成员互相认识，了解团体的目标和结构，察觉自我的感觉和行为，建立团体的契约以保证团体顺利进行。

2）团体过渡期的目标：协助成员分享感受和经验，经由团体练习促进成员之间的信任，并觉察自己与他人的感受和行为。

3）团体工作期的目标：协助成员检视自我困扰、焦虑，觉察有效的社会行为，学习解决问题的能力，激发自我的改变与成长。

4）团体结束期的目标：协助成员总结已有的积极改变，巩固习得的适应行为，并制订今后的成长计划，将团体中所学应用于实际生活。

2. 设计团体咨询的方案及程序　团体咨询方案包括：团体名称、团体性质、团体目标、团体规模、团体参加对象、筛选方式、团体活动的时间、团体活动的场地、团体活动所需的设备材料、团体活动理论依据，并以表格的形式呈现咨询方案和程序。

3. 甄选团体成员组成团体

（1）通过海报、广播、网络、电视台、报刊等各种宣传途径，让有关人员了解将要举办的团体咨询的主题和有关事项。

（2）团体成员来源途径：通过宣传途径了解开班信息，自愿报名的参加者；通过咨询员根据平时的咨询情况给出建议而报名的参加者；通过其他途径，如医务人员、亲友和老师介绍、动员而来的参加者。

（3）团体成员的筛选：通过面谈、心理测试结果，筛选确定合适的成员。

（4）签订团体咨询契约。通过契约规范团体成员的行为，保证团体咨询活动顺利进行。

4. 实施团体咨询计划

（1）团体初始阶段：针对成员的焦虑、担心、犹疑、防卫、观望、拘束、好奇、害怕被拒绝、感到陌生、缺乏安全感等心理，领导者除了发挥温暖、真诚、关怀、尊重、包容、开放等特质，并多运用同理、反应、支持、倾听、澄清、增强等技巧，从营造温馨气氛开始团体咨询。这个阶段的团体活动主要是无压力状态下的互相认识活动，澄清成员的期望，拟订团体契约与规范，进行初步的公开自我的表露。

（2）团体过渡阶段：针对成员之间彼此信任还不充分，分享不够具体深入，人际互动比较形式化，成员心理反应差异大等特点，领导者应以更开放、包容、尊重、温暖等特质与成员互动，运用初始期的技术如摘要、解释、联结、设限、保护等技巧增加团体信任感与凝聚力来催化团体动力。

（3）团体工作阶段：团体进入工作阶段，团体信任感、凝聚力建立了，成员在团体中渴望学习、成长，期盼个人问题能够解决或团体目标能够达成。领导者应提供成员信息，运用面质、高层次同理心、自我表露、反馈、联结、折中、建议等技巧，降低领导者掌控的行为，多给予成员自由互动与成长的空间。促进深层次的自我表露，引发成员间正向与负向的反馈，探讨个人问题，促进行为改变。

（4）团体结束阶段：团体发展进入结束阶段，成员常常难免会有依依不舍、如释重负或问题悬而未决等感觉，因此领导者必须以身作则，保持开放自我、尊重支持、积极负责的态度，运用反应、反馈、评估、整合等技巧，活动以中层、表层自我表露为主，让成员有机会回顾团体经验，让成员彼此给予和接受反馈，让成员自我评估进步程度与团体的进行状况，处理离开团体的情绪与未完成事项，让成员互相祝福与增强激励。团体结束后的一段时间，可进行追踪咨询或访视聚会等活动。

5. 对团体咨询效果的评估　团体咨询效果的评估是通过不同的方法，搜集探讨有关团体目标达成的程度、成员在团体内的表现、团体特征、成员对团体活动的满意程度等资料，帮助团体领导者及团体成员了解团体咨询的成效。团体咨询效果的评估方法主要有行为计量法、标准化的心理测验、调查问卷。

（1）行为计量法：行为计量法是要求团体成员自己观察某些行为出现的次数并做记录，或者请成员之间与成员有关的人（老师、家长、朋友等）观察及记录成员的行为，以评估成员的行为是否有改善。行为计量法除了可以用来记录外显行为，也可以记录成员的情绪和思维。记录方法可以为表格或图示。

（2）标准化的心理测验：在团体评估中，运用信度和效度较高的心理测试量表，可以反映出团体成员行为情绪的变化，以评估团体咨询的效果。例如，为增强青年学生自信心而组织的自信心训练团体在开始时用自我评价量表测验，了解成员自我评价状况。团体咨询结束后，再做一次自我评价量表测验，比较一下参加团体前后相关指标的变化。

（3）调查问卷：调查问卷是指由团体指导者设计一系列有针对性的问题，让团体成员填写，搜集成员对团体咨询过程、内容、成员关系、团体气氛、团体目标的达成、指导者的态度及工作方式等方面的意见。问卷内的问题可以是开放式的，也可以是封闭式的。自行设计的问卷虽然不一定科学化，但它的好处在于能让成员自由发表他的想法和感受，因此能搜集到一些其他方法难以获得的宝贵的第一手资料。

除了上述三种主要方法外，还可以通过团体成员的日记、自我报告、指导者的工作日志、观察记录等方法来评估团体的发展和效果。

（三）团体咨询与临床护理工作

1. 对同类型病人开展团体咨询，提高护理效果　1905 年，美国内科医生普拉特将住院的 20 多位肺病病人组成一个团体，采取讲课、讨论、现身说法的形式开展团体心理咨询。这是最早的正式的团体心理咨询，普拉特被誉为"团体心理咨询之父"。团体心理咨询始于临床医学，但目前在临床护理中尚未普及，正处于研究和探索阶段。从国内相关研究发现，团体心理咨询可显著提高护理效果。例如，天津胸科医院急诊科开展的一项运用团体心理咨询进行康复治疗的科研项目，团体成员均是 COPD（慢阻肺）病人，研究发现，这种方法能有效地处理病人因疾病产生的心理问题。有学者对乳腺癌病人家属同步实施团体心理咨询，认为团体心理咨询可使病人得到家属更多的支持、关爱和照顾，有助于提高病人的生活质量。有学者通过实验发现，团体心理咨询对慢性肾衰竭血液透析病人具有辅助治疗的意义，是一种经济有效、简便易行的措施，有利于提高病人的生存质量。有学者研究运用团体心理咨询处理糖尿病合并妊娠病人在孕期的心理问题，认为团体心理咨询有助于缓解病人焦虑、抑郁等负性情绪，有助于孕妇的身心健康及胎儿的健康发育。

2. 运用团体心理咨询，提高临床护理教学效果　团体心理咨询是一种积极的人际互动过程。同学之间年龄特征相似、价值观和文化背景接近，彼此之间容易沟通和理解；丰富、有趣的游戏活动，为学生提供了一个轻松的平台；学生相互交流体验和分享感受，有助于学生自我教育和互助成长；在合力解决问题的过程中，提高了护生的团结协作的能力。国内相关研究表明，团体心理咨询可以提高护生的学习兴趣，增强学习动机，提高自信心和交往协作能力，是深受护生喜爱的学习形式。

3. 利用团体咨询可以缓解护士的心理压力　护士是职业压力较大的群体之一，由于职业的特殊性及其他各种因素的影响，护士在紧张繁重的工作中承受着很大的精神、心理压力。护士职业群体的健康不仅关系到自己，也关系到其所服务的对象，因此，护士的身心健康已引起广泛的社会关注。护士群体具有心理问题的同质性，适合应用团体咨询的方式处理护士共同面临的问题。有学者通过实验研究发现，团体心理咨询，可以提高护士的心理健康水平，增强自信心和成就感，营造和谐向上的团队氛围，增强团队的凝聚力和成员的归属感，提高护士对职业的认同感。

七、家庭干预疗法

(一) 理论基础

在 20 世纪 30～40 年代美国掀起的儿童指导运动中，心理学家发现儿童情绪与父母的关系密切，父母双亲的情绪将在很大程度上影响着儿童情绪的发展。50 年代更多的人员意识到个人对家庭、家庭对个人的深刻影响，如维恩纳（Wynne，1958）对住院接受治疗的精神分裂症病人的家庭进行研究，结果表明家庭中病理性人际关系是发病的主要原因；伯温（Bowen，1960）对精神病人及他们的父母进行研究，认为双亲病理性的婚姻关系是重要的病因学因素。此后家庭干预方法迅速发展。

在家庭干预的发展过程中，影响最大的理论是家庭系统理论。该理论的主要观点有：①家庭是一个系统，在这一系统中包含着许多子系统，每个子系统又是由家庭各成员组成。父母和子女是最常见的子系统，父母子系统相对处于领导地位。家庭每个成员都有自己的角色规范和角色行为。当家庭各子系统之间没有任何差别，所有成员都纠缠在一起，或与之相反，每个成员都形成自己的子系统，此时就会出现家庭病态。②家庭与其成员是相互影响的，个人的心身健康可以影响家庭功能，家庭功能障碍也会影响个人的心身健康。③家庭对个体的作用是以重复反应的方式进行，即不断地作用于个体。④家庭问题的出现不是某一个成员的责任，而是家庭所有成员的责任。⑤家庭问题通常以个人的心身症状表现出来，并必定对家庭其他成员造成影响。⑥健康家庭功能的标志是，有健全的家庭结构，适当的领导、组织与权威分配，成员间角色清楚且适当及有良好的沟通、情感交流、支持，对内有共同的"家庭认同感"，对外有适当的"家庭界限"，并团结一致适应家庭各种变化。

家庭干预方法首先由麦尔（Meyer A.）提出，他认为，一个人一生中每一阶段的心理发展都与其家庭影响有着密切的关系，采用家庭干预可以纠正一些病态心理，改善家庭功能。

(二) 治疗技术

家庭干预（family intervention）是一个系统过程，首先要对一个家庭进行评估，然后再通过干预改进家庭内部由于不良人际沟通、不良角色扮演等原因导致的一系列家庭功能障碍，另外，家庭干预的组织工作也是重要的一个方面。

1. 家庭评估　家庭评估是指应用家庭评估量表，通过对家庭结构、家庭生命周期、家庭功能等内容进行评定，并由此决定是否需要进行家庭干预。家庭评估的具体内容包括：

(1) 家庭成员基本情况：包括家庭所有成员的年龄、性别、学历、职业、婚姻等。

(2) 家庭结构：按家庭人员的组成可分为单身家庭、核心家庭、扩大型家庭等结构形式，这些资料可以从家庭成员基本情况中了解到。

(3) 家庭生命周期：家庭生命周期主要是指从新婚到退休这段时间，一般分为八个阶段，每一阶段均有特定的发展内容，也可能会存在生物学、行为学和社会学等方面的问题。

(4) 家庭功能：运行正常的家庭应为每个成员提供一个充分发挥潜能的环境，提供可以转用到家庭之外的社会化模式，提供性身份认同的模式等。家庭功能的评估是家庭评估中最重要的内容，多采用 Family APGAR 问卷，以判断是否存在家庭功能障碍。

Family APGAR 家庭功能评估问卷共有五个条目，分别是：①当我遇到问题时，可以从家人得到满意的帮助；②我很满意家人与我讨论各种事情以及分担问题的方式；③当我希望从事新的活动或发展时，家人都能接受且给予支持；④我很满意家人对我表达感情的方式以及对我情绪（如愤怒、悲伤、爱）的反应；⑤我很满意家人与我共度时光的方式。每条三等计分，"经常这样"得2分，"有时这样"得1分，"几乎没有"得0分。总分相加，7～10分表示家庭功能良好，4～6分表示家庭功能中度障碍，0～3分表示家庭功能严重障碍，需要接受家庭干预。

2. 家庭干预模式 通过家庭评估，判断家庭中可能存在的问题，在此基础上，可针对不同情形，采用不同的家庭干预模式。常见的家庭干预模式有结构性及过程性家庭干预模式、心理动力学家庭干预模式、行为或社会学习家庭干预模式。

(1) 结构性及过程性家庭干预模式：结构性及过程性家庭干预模式（structural/process model）：这一干预模式是使用各种具体方法来纠正家庭结构上存在的问题，促进家庭功能的改善。例如，家庭成员间自我界线划分不清，没有各自独立的角色和行为规范，犹如粘在一起的"混合体"，可用"家庭形象雕塑技术"帮助家人了解各自的权力、义务、角色，并把干预重点放在建立家庭成员间应有的界限上。同时，根据不同的家庭生命周期的挑战，帮助家庭渡过危机。

(2) 心理动力学家庭干预模式：心理动力学家庭干预模式（psychological dynamic model）：这一干预模式依据心理分析理论了解家庭各成员深层的心理与行为动机及亲子关系的发展，主要着眼于了解且改善家庭成员情感上的表达和满足以及欲望的处理，促进家人的心理成长和健康。

(3) 行为或社会学习家庭干预模式：行为或社会学习家庭干预模式（behavioral or social learning model）干预模式运用行为学习原则（包括正强化、负强化、惩罚、消退、示范作用等）对家庭成员的不良行为表现加以纠正，促进家庭行为的改善。

3. 家庭干预的组织 家庭干预须组织所有与家庭功能混乱有关的成员参加。家庭系统理论认为，家庭中两个人在解决矛盾的时候总是习惯把问题定势在对方身上。此时，就应在医生指导下，改变这一定势，由家庭成员双方共同参与。所以家庭成员的组织是保证家庭干预能顺利实施的必要条件。

（三）家庭干预疗法与临床护理工作

1. 改善病人的社会支持因素，促进病人的康复 社会支持与心身疾病有密切关系，大量研究证明，缺乏社会支持或不良的社会关系是肺结核、高血压、癌症、冠心病、糖尿病、精神病和自杀的一个重要的致病因素。而在众多的社会支持因素中，家庭的支持是最重要的，来自家庭的物质支持和精神支持可以帮助病人克服当前的困难，疏泄负性情绪，增强康复的信心，愉悦身心，增强生存的愿望，不论对于心身疾病或非心身疾病的护理，都是十分重要的；然而有些病人亲属，只重视物质支持和服务，不重视精神支持，或不知道怎样进行精神支持，家庭成员生病对家庭结构和功能有一定的破坏性，使家庭的功能和作用不能正常发挥，影响病人的康复，甚至使疾病恶化。有些病人就是因为不愿意面对家人，或不想拖累家人而生存意志薄弱，致使治疗效果不佳。因此，护士应重视对病人家庭进行评估，分析家庭中有利及不利于病人康复的因素，确定家庭干预模式，提高家庭的凝聚力和整体应对能力，使家庭的功能得到充分发挥。

2. 利用家庭干预技术做好慢性病病人的家庭护理工作 慢性病的特点是病程长，需要长期规律服药甚至需要终身服药，有的则要长期进行康复运动。随着医学模式的转变，护理工作范围从临床护理向社区、家庭、人群扩展。但护理工作如何走进家庭，还有许多有待实施解决的问题。对慢性病病人的家庭护理不仅仅是告诉病人家属注意事项，更重要的是使病人家属重视对病人的护理工作，并且处理好由于病人长期治疗及护理引起亲属的厌倦和情感的疏离，这就需要运用家庭干预的技术，维护和改善病人的家庭关系。

　　3. 在社区护理中做好家庭健康护理　社区护理的服务对象包括个体、家庭、人群以及整个社区。家庭健康护理是以家庭为中心的护理，是社区护理的一部分。家庭系统是一个有机的整体，家庭生活包括五个方面：家庭成员间的相互作用、家庭的发展与转变、健康过程、压力应对和保持家庭完整。家庭危机是指家庭系统所出现持续的破坏、混乱或不能正常运作的状态。一般说来，家庭危机可分为耗竭性危机和急性危机。当一些慢性的压力事件逐渐堆积到超过个人和家庭所能召集到的适当资源限度时，家庭便出现耗竭性危机；当一种突发而强烈的紧张事件迅速破坏了家庭平衡时，即使能得到新的资源，家庭也不可避免地要出现急性危机。前面提到的家庭生活的五个方面是家庭健康护理的工作范围，社区护士必须根据家庭的实际情况，运用家庭干预的技术，协助家庭应对家庭危机，以便更好地发挥家庭的功能，促进家庭成员的身心健康。

 学习小结

　　本章介绍了临床心理干预的理论与技术，由于临床心理干预涉及面广，发展快，新的理论和技术层出不穷，本章无法涵盖，只能简要列举。学生学习时，要着重理解心理干预的原则，这些原则应体现在心理护理的各个方面；在认知和行为疗法方面，主要是理解各种技术的原理，掌握了原理，就可以根据具体情况自行设计方法；来访者中心疗法和咨询者中心疗法强调态度和原则；精神分析疗法则强调无意识作用，以及如何对病人的无意识进行评估和影响；团体咨询和家庭干预的理论和技术较为复杂，对护士而言重点是理解其原理。

（刘大川）

复习思考题

　　1. 简述临床心理干预过程与护理程序的联系。
　　2. 某孕妇害怕分娩疼痛如何使用行为疗法进行干预？
　　3. 简述精神支持疗法对护理工作的意义。
　　4. 简述团体咨询疗法对护理实践的意义。

第 六 章

病 人 心 理

病人的心理状态受疾病影响，同时又会影响疾病的发生、发展和转归。因此，护士在临床工作中为病人提供护理时了解病人及病人心理尤其重要。病人是一种特殊的社会角色，其面对的问题涉及个人生命安全，如疾病、残疾或死亡，需要转变角色做出选择，并从心理上适应躯体、家庭和环境的变化。本章主要讨论病人在患病后的心理反应和行为变化，以及医院、家庭如何帮助病人顺利度过患病期恢复健康，重新投入正常的社会生活中。

第一节 病人与病人角色

一、病人与病人角色

（一）病人

患病的个体即为病人（patient）。患病包括机体组织器官的器质性病变及生理功能的损害、个体主观体验的病感以及社会功能异常三个方面。传统的生物医学模式认为只有生物病变并有求医行为或处在医疗中的个体才称为病人，这种理解只看到了"病"的一面，而忽视了人的社会属性，这显然与现今的生物—心理—社会医学模式不相符。随着社会的不断发展，健康和疾病的概念也随之发生变化，新医学模式即生物—心理—社会医学模式对健康与疾病有着不同的认识。因此，应从个体的生物、心理、社会等三方面全面考虑健康与疾病问题。

病感是个体患病的主观体验，一般表现为各种躯体或心理不适的临床症状，然而在疾病早期或病情轻微的情况下，个体也可以没有病感。病感可以由躯体疾病引起，也可以由心理或社会功能障碍引起。有时候，病人患病的主观体验与医生对疾病的判断在性质及程度上会有差异。因此护士在临床工作中应注意这个差异的存在。

患病的个体一般都会寻求医疗帮助，但并非所有患病的个体都有求医行为，反之有求医行为的人也并不一定都是病人。在现实生活中，有些人患有某些躯体疾病，如龋齿、皮肤病等，但他们还带病正常工作和生活，担负着相应的社会责任，并不认为自己是有病之人，社会也没有将其列入"病人"的行列。此外，到医院进行常规体检的健康人、产检的怀孕妇女、因结婚、就业或者其他原因需要体检的个体也被纳入"病人"系列，但他们并非真正有病（体检有可能正常；分娩也是正常生理过程）。另外，也有部分人由于一些不良动机而到医院就诊，他们既无疾病又无病感，只是因某些特殊需要希望得到医师的诊断书、处方或病假单等，还有为了骗取赔偿，利用病人身份牟取某些不正当的利益等，由于不易鉴别临床上也常常将此类个体误列为"病人"。

健康是身体与环境统一、心身统一和机体内环境的相对稳定。因此。对"病人"概念较全面的理解应该是：患有各种躯体疾病、心身疾病、心理障碍或精神性疾病的人，不论其求医与否均统称为病人。

（二）病人角色

1. 角色理论 "角色"一词源于戏剧术语，指在舞台上所扮演的人物。角色理论是用角色的概念来研究人的社会行为的一种理论，主要包括角色期望、角色扮演和角色冲突等多个方面。20世纪20年代，美国心理学家 Mead GH 首先将"角色"这一戏剧术语引入社会心理学，称为社会角色（social role），用社会角色来说明人际关系中预期存在的互动行为模式。社会角色指的是与个体的社会地位和身份相一致的行为模式、心理状态以及相应的权利和义务。社会角色包含两层意思。首先，社会中的一切行为都与各自特定的社会角色相联系，根据个体所处的角色可期望其发生与角色相适应的行为；其次，一定的角色又具有相应的权利和义务，如病人既有配合医疗护理的义务，又有获取健康教育和治疗护理的权利。

社会角色强调角色期望和角色扮演。角色期望是指社会、他人或自我对某一社会角色所应具有的一组心理与行为特征的期望，担当某一角色的人应该符合他人或社会对该角色的要求，否则就会被认为是不恰当的。如护士的社会角色被期望是执行医生医嘱、协助救治和护理病人，其行为应该符合护士角色的行为规范。角色扮演是指行为者根据自我对各种社会角色观念的理解，按照他人或社会的期望采取的实际行为。个体在社会活动中扮演着多种角色，其行为应随时间和环境的不同而进行调整的过程被称为角色转换。如一个人在单位的角色是一位教师，回到家里的角色又转换为丈夫和父亲，当他到商店去购物的时候，其角色又转换为一名顾客。角色冲突是指当个体的角色行为与角色期待产生不协调状态时的内心体验。正常情况下个体在扮演多个角色的同时，能够保持各角色间的和谐一致，但有时不同角色的要求会发生冲突，此时就会发生角色冲突。另外，当个体对角色的期望与角色要求有冲突或不同的人对某个角色期待有出入时就会产生角色冲突。

2. 病人角色 个体在日常生活中需要承担多个不同的社会角色。每一种社会角色都有其独特的要求，需要承担相应的义务或责任。病人角色（patient role）又称病人身份，是一种特殊的社会角色，是处于患病状态中同时有求医要求和医疗行为的社会角色。具有了病人身份的个体在心理和行为上也相应地会产生变化。社会对病人角色的期待是采取切实行动减轻自身的病情，如按医嘱服药、卧床休息、接受医生护士的治疗、努力恢复健康等等。

患病后个体受疾病的痛苦所折磨，希望得到及时的治疗及康复，与此同时个体需要从其他社会角色转换到病人角色。帕森斯（Parsons）通过观察病人与周围人的互动，从社会学角度提出了病人角色的四个要素。即：①病人可以从常规的社会角色中解脱出来，减轻或免除原有的责任和义务。患病后由于精力和活动的限制，病人可以减免平日社会角色所承担的责任，其减免的程度视疾病的性质和严重程度而定。②病人对陷入疾病状态没有责任。患病是超出个体控制能力的一种状态，不是病人所愿意的，病人本身就是疾病的受害者无需对患病负责。③负有恢复健康的责任。患病是一种不符合社会需要的状态，也不符合病人的意愿，因此病人必须有使自己尽快康复的动机和行动。④负有寻求医疗协助的责任。患病的个体不会因为自己有恢复身体健康的意愿，就能够达到健康状态，必须依赖他人的协助，才能使其愿望得以实现。病人在广义程度上需要依赖他人的帮助，包括家庭和社会的帮助；与此同时，病人必须寻求能够使自己康复的医学技术的帮助，必须同医务人员合作，尽快恢复健康。

3. 病人角色的权利和义务 病人作为一种社会角色，病人角色享有其特殊的权利，并承担相应的义务。我国的学者将病人的权利和义务概括如下：

（1）病人角色的权利：①享受医疗服务的权利；②享有被尊重、被了解的权利；③享有对疾病诊治的知情同意权；④享有保守个人秘密的权利；⑤享有监督自己医疗权利实现的权利；⑥享有免除病前社会责任的权利。

（2）病人角色的义务：①及时就医争取早日康复；②寻求有效的医疗帮助，遵守医嘱；③遵守医疗服务机构的各项规章制度，支付医疗费用；④病人要与医护人员合作，配合诊疗和护理工作。

（三）病人角色转换与角色适应

人的一生都有进入病人角色的可能，甚至有可能与病人角色终身相伴。因为病痛的折磨，病人需要治疗及康复护理，须从其他社会角色转换到病人角色，如果病人原来社会角色的特征与病人角色的特征相近，比如个性较为依赖和顺从、愿意接受别人的帮助、容易相信别人就会容易接受病人角色；反之，病人原有的社会角色与病人角色相距越大，就越容易产生角色适应困难。当个体需要从其原来的社会角色转为病人角色，以及在承担病人角色的过程中，具体有角色适应和适应不良两种类型。

1. 角色适应 角色适应是指病人与病人角色的期望基本符合，如承认自己患病，主动采取各种措施促进恢复健康，积极接受治疗。同时，疾病痊愈后能及时地从病人角色再转回到原来的正常社会角色。

2. 角色适应不良 病人角色适应不良是指病人不能顺利地完成角色转变、承担起病人角色相应权利和义务的过程。由于种种原因，病人在角色转换过程中会出现一些适应不良的反应，从而影响疾病的诊疗过程。当病人出现角色适应不良时，会引起一系列的负性情绪和心理反应，包括恐惧、焦虑、易激惹、自责、抑郁等，甚至会出现绝望的心理和行为表现。以下是常见的角色适应不良情况：

（1）角色行为缺如：角色行为缺如（role scarcity）指病人不承认自己是病人，未能进入病人角色。虽然疾病的诊断已经很确切，但病人不愿承认自己有病或尚未意识到自己已患病。由于患病意味着身体功能的受损，进而会影响到社会功能，影响到生活、工作、学习等涉及个人利益的方面，病人因担心利益受损而不愿接受病人角色；另外，部分病人可能通过"否认"的心理防卫机制来减轻心理压力；该类病人不易与医护人员合作。

（2）角色行为冲突：角色行为冲突（role conflict）指当多种社会角色集于同一个体时，而个体却不能协调好各个角色间的关系时就会产生冲突。个体在转变为病人角色后，病人角色与其先前的社会角色发生心理冲突而引起心理或行为的不协调。当个体由健康人变为病人时，如果病人不能脱离平日的社会角色，顺利进入到病人角色，个体继续执行平日社会角色的事务，与病人角色的行为要求相冲突，表现不符合社会预期，就会引起心理冲突。病人常常表现为焦虑不安、愤怒、烦恼、茫然和悲伤。造成冲突的程度随患病种类、病情轻重及治疗影响的程度而有不同。正常角色的重要性、紧迫性及个性特征等也会影响角色转变的进程。

（3）角色行为减退：角色行为减退（role reduction）指个体进入病人角色后，由于某种原因又重新承担起已免除的社会角色的责任和义务，放弃了病人角色去承担原有社会角色的活动。如出于某种强烈的动机或对某种需要的迫切需求，超过求医治病的动机，病人可能会走出病人角色去承担其病前社会角色的责任和义务，这常常会错过疾病最佳治疗时机，或使病人的病情出现反复甚至恶化。由于现今医疗费用高昂，某些需要继续治疗的慢性病病人由于家庭经济困难，不得不中断治疗去工作赚钱补贴家用。

（4）角色行为强化：角色行为强化（role intensification）指随着躯体的康复，病人角色行为也应转化为病前的社会角色行为，如果这种转化受到阻碍，个体"安于"病人角色的现状，角色的行为与其躯体症状不相吻合，过分地对自我能力表示怀疑、悲观和忧虑，行为上表现出较强的退缩和依赖性的现象。导致角色行为强化是由于某些病人惧怕很快回到充满矛盾和挫折的现实社会角色，以退化机制来应对现实环境；另外病人角色满足了病人的某些心理需要，如独居的老人在家时孤独寂寞，在住院期间不断有亲朋好友探望，在嘘寒问暖中感觉到被关注和重视，这些都会成为使病人角色强化的促发因素，有个别病人甚至会故意夸大病情，或要求长期住院。

（5）角色行为异常：角色行为异常（role unconventionality）指病人角色适应中的一种特殊类型。病人难以承受患病或不治之症的挫折和压力，对病人角色感到厌倦、悲观、绝望，导致行为异常。表现出绝望，冷漠，拒绝治疗，甚至以自杀方式来解脱病痛之苦；对医护人员产生攻击性行为。多见于慢性病长期住院病人、病情反复的病人或身患绝症的病人。

3. 影响病人角色适应的因素　许多因素都会影响病人角色的适应，如病人的年龄、知识背景、自身的经历、家庭经济状况及社会环境等都会影响到病人的角色适应。疾病的性质和严重程度也是影响病人角色适应的重要因素，如果症状严重常促使病人能及时就医，反之病人常漠视疾病，不易进入病人角色。另外，医院的各项规章制度也会对病人造成一定的约束，会对病人的角色适应带来一定影响。

每个病人的角色适应过程因个体情况而各异，但一般情况下随着病情的演变和治疗的进展，病人会慢慢适应病人角色。许多病人开始时不安心扮演病人角色，对诊断和治疗的要求不切实际急于求成，希望很快根除疾病恢复健康。病人角色需要在病情的演变和治疗过程中慢慢适应，从而规范自己的角色行为，如关注自己的疾病和遵照医嘱，采取必要措施减轻自身疾病或症状等。

护士应帮助病人顺利从病前社会角色向病人角色转换，建立良好的护患关系，帮助病人熟悉环境和调整行为，适应病人角色。当病人康复后，要帮助病人从病人角色向正常社会角色的转换，指导病人逐渐增加活动，调整心态，从身体上和心理上逐步脱离病人角色。

二、就医行为及影响因素

(一) 就医行为概述

1. 疾病觉察行为 疾病觉察行为是指个体对疾病和症状的主观感受，也称病感（illness）。病感是个体感到有病的主观体验，与疾病是两个不同的概念。病感可由躯体疾病、社会及心理因素等多种因素引起，病感是驱动个体就医的直接原因。有时个体的病感与医护人员对疾病的实际判断会发生差异。有人"病感"很严重，医护人员却认定疾病很轻，如疑病性神经症病人。而有些人完全没有"病感"，医护人员却诊断为患有严重疾病，如某些早期恶性肿瘤病人常因症状不明显而不产生病感。疾病觉察行为的影响因素很多，不但受到症状质和量的影响，还取决于该症状在特定人群中出现的频度（即常见或罕见）、人们对该症状是否熟悉和重视、人们对其预后是否易于判断、疾病威胁性和危险性大小等。另一方面，个体的人格特质，对症状的耐受性、敏感性等因素均可影响到疾病觉察行为的发生及程度。

2. 就医行为 就医行为是指人们感到某种躯体或心理等的不舒适而寻求医疗帮助的行为，对人类健康的维护具有重要意义。此外心理咨询、常规体检、孕妇正常产前检查及分娩等与医疗系统的无病性接触也被视为广义的求医行为。

3. 就医行为的原因 病人察觉到自己有病时是否会出现就医行为，与多种因素有关，具体为：①生理性因素：因某些身体部位发生病变，病人主观感到身体不适或疼痛难忍而求医。在实际情况中，不论病人所患疾病性质或严重程度如何，病人的主观感受，也就是病感，常常是促使病人产生就医行为的重要因素；②心理性因素：心理疾病的病人会因精神的痛苦或行为失调而求医；另外某些生活事件使个体精神遭受刺激而导致心理紧张、焦虑、恐惧，为了缓解负性心理反应和精神痛苦而求医；③社会性因素：因某些疾病对社会产生现实的或潜在的危害而求医，如传染性疾病、性病等。

4. 就医行为的类型 某些个体不愿意接受患病的现实或病人角色的社会评价，因为惧怕丧失健康名誉，以及丧失某些成功的机会或某种社会地位。还有一些个体无病就医，以此希望获得某种病人角色的权利、以取得某些利益或者是博取同情与解脱。由于诸多因素的影响，可有三种类型的就医行为：

（1）主动就医行为：主动就医行为是最常见的就医行为，存在于既有病感又主动寻求医疗帮助的人。此外，还有一些特殊情况，如对自身健康特别关注的个体、疑病性神经症的个体、药物依赖的个体等，也可见于假冒病人角色的个体。

（2）被动就医行为：被动就医行为是在他人的要求或强迫下寻求医疗帮助的行为。产生被动就医行为的原因有两个，一是个体有病感，但对疾病的可能后果及严重程度认识不足，或因社会和经济方面的原因未采取就医行为；另一个原因是病人处于特殊疾病状态，如昏迷、休克或严重的精神异常等，该类病人自主意识丧失而不能采取就医行为，但往往是真正的病人。

（3）强制就医行为：对病人采取强制就医行为是因为某些病人所患疾病本可能会对社会和家庭造成较大危害，如传染病病人、吸毒者等；或因病人对其所患疾病丧失自知力，如精神分裂症病人需要监护人强行送院就医。强制就医的病人无意就医甚至讳疾忌医，但所患疾病对人群健康有严重影响，因此必须给予强制性治疗。

了解并合理甄别病人的就医行为，对临床护理工作具有重要意义，可以使护士在临床工作中对不同就医行为者采取有针对性的就医指导，为病人提供及时恰当的护理服务。

（二）就医行为的影响因素

研究表明急性病病人中有求医行为者约为 75%，而慢性病病人中有就医行为的仅为 20%。在农村地区由于医学资源缺乏、医疗条件较差、以及经济因素等原因，存在一些明知患病而不求医者。病人就医行为直接关系到我国人民的健康质量，病人就医行为的影响因素来自许多方面，系统分析病人就医行为的影响因素，对提高患病人群的就医率具有积极意义。病人就医行为的影响因素有以下 6 个方面：

1. 疾病认知　对疾病的恰当的认知是形成正确就医行为重要因素。一般认为，病人对疾病的严重程度、预后以及康复速度等信息的掌握，是疾病认知的主要内涵。对病情"严重但预后良好"的疾病认知，通常可促使病人主动积极就医，而对病情"较轻或预后不好或康复过程过长"等疾病认知，则有可能导致病人及其亲属在求医过程中表现得消极被动。

2. 就医条件　病人的就医条件，包括他们目标医院的医疗设施、医疗水平、交通状况等。就医条件能否符合他们的求医需求，也是促发人们发生求医动机及行为的前提之一。一般而言，医疗机构里的医疗设施越先进、医务人员的医疗水平越高，越能激发病人的就医动机；前往医疗机构的交通条件越便利，越容易促成病人的就医行为。

3. 求医经历　求医经历通常是相对于多次求医的人们而言的，主要是指病人对所求助的医疗机构及医护人员的满意程度，当时的诊治效果，以及有无深刻的伤痛记忆等。病人求医经历对他们的求医行为会产生一种继发性影响，尤其是人们第一次或急危重等情形下的求医经历，对病人日后的就医行为会产生较大的影响。一般情况下，求医经历中有较强挫折感的人们在日后的求医过程就可能比较消极。如某个体在一次胃肠镜检查中留下了深刻的痛苦体验，日后尽管病情确有需要，却可能因惧于胃肠镜检查带来的痛苦而放弃求医。

4. 医疗费用　医疗经费对病人求医行为的影响，主要取决于医疗费用金额的大小、求医个体在所支付经费中承担的比例以及人们对医疗经费的价值认同等。一般有医疗劳保、无需自己承担较高款额医疗经费的个体求医行为比较主动；而没有医疗保险、需要自己承担高额费用、难以对自己所需支付的费用产生价值认同的个体，他们的求医行为则比较消极。特别是随着医疗体制的改革和医疗保险的普遍推行，有相当一部分病人，因不能适应从全额医疗劳保到需要自己承担部分医疗费用的变化，导致其求医行为发生了较大变化，从过去主动积极的求医行为模式，变为比较消极的求医行为模式。

5. 社会支持　病人求医行为的影响因素还来自其他许多方面，其中起主要作用的有求医个体的亲友对病人求医行为所持的态度、个体的工作精力以及职业目标等。一般情况下，亲友的关注和支持，有利于促成病人主动求医，而个体较高的职业发展目标以及学业、工作繁忙等，则会阻碍他们的就医行为。而有些个体则担心病人角色会影响自己的职业发展和社会地位，从而表现出对求医行为的患得患失。有些病人则因为具有强烈的事业心，而对自己的健康状况下降无暇顾及，以至求医过程中表现被动。

6. **个体因素** 个体因素包括：①患病年龄：婴幼儿和儿童由于备受家人关注，在人群中处于被保护角色，因此该年龄段人群的求医行为相对较多；青壮年是人生中抗病能力最强、患病率最低的时期，因此该阶段人群的求医行为相对减少；老年人由于身体机体及抗病能力的下降，加之孤独、寂寞及害怕死亡等心理因素的影响，使该群体的人们患病机会增加，就医行为也相应增加。②社会经济状况：经济较好、社会地位较高的人往往更关心自己的身体健康，且就医较一般人更容易，因此其就医率较高；而社会经济地位低下、家境贫困的人群则多为被动求医或短期求医。所以，医疗卫生体制是否完善，医疗保障体系是否健全等都会影响到就医成本而间接对就医行为带来影响。当然，病人的就医行为，还与其性格倾向、疾病体验、生存动机等个性因素密切相关。③文化教育程度：一般情况下，较高文化水平的人更能认识到疾病的危害，能意识到早防早治的重要性；另一方面，该群体的家庭经济收入较高，因此，较容易发生主动就医行为。而文化水平较低的人，由于知识水平低、缺乏医学常识、对症状的严重性缺乏足够认识、或对于医生及诊疗操作产生恐惧，容易讳疾忌医。④个性特征：一个人是积极还是消极？对病痛的体验是敏感还是迟钝？生存意识是强烈还是微弱？均可对其求医行为产生影响。如个体积极、对病痛体验比较敏感、生存意识强烈的个体，通常会产生比较积极的就医行为。

总之，病人在产生就医行为的过程中，以上各种因素都会产生影响，或者交互作用，因此个体的就医行为千差万别，所产生影响的性质和程度也不尽相同。护士须在与病人接触过程中注意到病人的个体特异性，针对性的给病人提供指导和帮助。

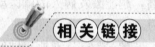 **相关链接**

社会分层中的求医行为和社会公平

社会分层理论是由德国社会学家韦伯最早提出的，他提出划分社会阶层结构的三重标准为：经济标准——收入和财富的多少，政治标准——权力，以及社会标准——声望。为了便于求医行为的论述，有学者根据韦伯所划分的社会分层来研究不同层次人群的求医行为。

1. **头部（H）——轻松求医** 头部包括：国家与社会管理者、经理人员、私营企业主。这一块始终处于优势地位，因为他们要么直接或间接管理医务人员（国家与社会管理者），要么让医务人员得到实惠（经理人员、私营企业主）。他们在就医中已习惯了特权：不用排队、免费诊治、特殊服务。他们的求医行为是最为轻松的。

2. **体部（B）——压力求医** 体部包括专业技术人员、办事人员、个体工商户、商业服务业员工、产业工人。这一块是求医的主体，有求医的基本条件，有求医的基本愿望，有求医的社会环境。他们没有头部的优越，但也没有尾部的无奈。他们的求医是自然的，常规的，是常人可以理解的。但他们承受了一定的求医压力，可能是因为医疗改革的失败，可能是医疗资源的不足，也可能是自身心理素质差造成的。

3. **尾部（T）——困难求医** 尾部包括：农业劳动者、无业者、失业者、半失业者。这一块要么刚解决温饱问题，要么是饱一顿饥一顿。不到万不得已，他们是不会到医院求医的。他们一般没有太强的求医意识，也没有太高的服务要求，他们认为求医是困难的事情。求医行为与社会水平的关系密不可分，求医行为中的种种现象除源于封建社会主义思想外，大部分可归因于医疗的市场化。医疗的市场化改革在目前中国的这种社会水平下是不可能成功的。医疗市场化必然导致求医中的官僚主义、拜金主义、趋炎附势、浮躁心态、贫富悬殊。

三、遵医行为及影响因素

（一）遵医行为的定义

遵医行为是指病人为预防保健和治疗疾病而与医嘱保持一致的行为，指病人遵从医护人员对疾病进行检查、治疗和预防的处理。病人对医嘱遵从的程度常常决定了治疗的效果和疾病的预后。

不遵医行为是医疗中的常见现象，国内外研究表明，病人不遵医行为相当普遍，约占就医人数的一半。不遵医行为不仅会妨碍治疗方案的正确决策和顺利实施，还会影响治疗效果，危害病人健康，造成医疗资源的浪费。一般而言，不遵医行为常发生在门诊病人、症状轻的病人、神经症病人、慢性病人等；而在急危重症病人、住院病人、器质性疾病病人中则较少发生。不遵医行为常表现为不遵照医嘱规定的剂量、时间、服药次数，擅自改变治疗方案，不听劝阻坚持不良行为习惯，怀疑检查结果或诊断结果、自行中断治疗、或者不信任某医生而另求诊治，"自我诊断"凌驾于医生诊断之上等。不遵医行为的原因主要有以下几方面：①医患沟通不畅导致医患关系不良，使病人对医院及医护人员失去信任；②由于过多的医疗术语或医嘱过于复杂，病人不能很好地理解医嘱，或出现理解偏差；③某些药物需要数天甚至数月才见效，病人未看到效果从而对治疗失去信心；④病人缺乏医学常识，对不遵医嘱的后果认识不足；⑤过往不良的求医经历使病人对治疗产生偏见；⑥由于继发性获益、医疗费用等原因而拒绝治疗。

（二）遵医行为的影响因素

提高病人的遵医行为，需要病人、医院和社会多方面共同努力。其中病人和医院是两个重要因素。作为护士应加强与病人的沟通，改善护患关系，以精湛的技术、优质的服务赢得病人的信任，充分调动病人的积极性，使病人理解医嘱，主动遵从医嘱。影响遵医行为的具体原因有：

1. 医疗方面的原因

（1）医疗水平：医院医师专业水平、医疗设备先进性和护士的护理质量是影响病人遵医行为的主要原因。

（2）医患沟通：沟通不畅导致病人对医生的信任度不高，对医嘱不明确，对治疗方案不理解也是影响病人遵医行为的重要因素，只有信任医生，理解、接受医嘱，形成良好医疗意向的病人才能很好地执行医嘱。

（3）医务人员的公众形象：工作严谨、细致，服务态度良好，仪表端正、衣着整洁得体，医疗水平高超等良好的公众形象，有助于提高病人对医务人员的满意度，增加病人对医务人员的信任感，可以提高遵医率。态度冷漠和缺乏耐心会影响病人对医务人员的信任感，从而导致不遵医行为。

（4）治疗效果：治疗未能达到预期效果，病人就会对治疗方案产生怀疑，从而降低遵医率；或者治疗已有一定效果，自认为可以停药而终止治疗，这在慢性病患者中最常发生。

2. 病人自身的原因

（1）缺乏医学知识：病人和家属缺乏有关疾病药物治疗的医药卫生常识，对疾病和治疗缺乏足够的认识。病人感觉治疗见效、症状改善后就不再坚持治疗；或者对自己的疾病认识不足，认为病情较轻，无要求诊治的迫切性，常不能接受系统正规的治疗，如糖尿病病人，由于高血糖在短期内未造成严重损害，未明显影响到生活，因此病人的遵医率不高。

（2）文化因素：文化因素对疾病的认识和医嘱的依从性有较强的影响，受教育程度越高的病人遵医行为越好，文化程度低的病人对医师的治疗和建议接受力较低，理解不足，病人的遵医率较低，有部分农村病人受封建思想影响，经常求神拜佛求助于迷信治疗。

（3）行为因素：也有病人因工作繁忙、生活无规律或病程长、生活方式难以改变等原因而未能坚持治疗，这在青壮年的慢性病人中较为常见；病程时间越长，遵医行为越低。

（4）家庭支持：缺乏家庭支持，也会降低病人的遵医率。

3. 社会及经济的原因

（1）医疗及社会保障体系：经济负担过重也是导致病人不遵医行为的一个重要因素。医疗卫生事业政策和规划、医疗服务模式、医疗保障制度是否完善是重要的影响因素，特别是对于中低收入的人群而言，这一点显得尤为突出。病人不能就近及时获得医疗服务也是影响病人遵医行为的一大因素，因此，推行社区服务、应用疗效好并且价格低的药物是增加遵医率的良好措施。

（2）社会因素：社会心理因素对人的精神和身体健康有明显的影响。当病人受到医院及医护人员的尊重、理解、支持时的情绪体验，可培养良好的医患关系，帮助提高病人的依从性。

第二节 病人心理需求与心理反应

一、病人心理需求的特点

（一）复杂性

人的心理需求本来就是复杂多变、交错作用的。在疾病状态下，病人面对突然的角色转变，身处陌生的医院环境，同时还得担心疾病可能带来的种种影响，这些都可使病人产生多种强烈的心理需要，如安全需要、爱和归属的需要等，呈现出心理需要的错综复杂性。

（二）不稳定性

病人病情是不断变化的，需求也会随之而不断调整。例如在病情严重时，病人的生理需要、安全需要占据着主导地位。随着病情的好转，高级需要就会出现，病人开始希望得到亲友、甚至是医护人员的关爱；希望知道自己的病情进展，参与到治疗方案的制订，获得对自己疾病的掌控权和医护人员的尊重；进入康复期后，病人会自然而然的产生回归正常社会角色的愿望，希望继续原来的学习和工作，会主动获取工作学习相关的信息，假如是一名学生，会在康复期就联系补习老师，希望尽快跟上同学的步伐，从而实现自己的目标和理想。

（三）非预见性

虽然病人的需求随着病情的变化具有大致的规律性，但是不同个体、不同疾病、不同疾病状态等多因素的交叠，会使病人的需求出现一些意想不到的变化。例如，有部分青壮年病人即使在病情非常严重的状态下，只要意识清楚，还会非常关注学习和工作。作为医护人员，应该尊重该类病人的需要，尽可能为其提供便利。因此，医护人员万万不可认为自己已经救治过无数病人，从而自以为能掌握住病人的身心反应和需求，进而在诊疗过程中过分自信和武断，造成不愉快的结果。

二、病人心理需求

（一）角色适应需要

个体患病后，健康受损，精力受限，需要从平日的社会角色中脱离出来，进入到病人角色中，承担起病人应有的责任和义务，行使病人的权利。病人只有顺利进入病人角色，才会正视自身的责任，尽快恢复自身的健康。而且，角色适应还影响到求医和遵医行为，假如个体根本无视自身疾病的存在，就不会有求医行为，即使求医，对医嘱的依从性也会大大地下降。但由正常的社会角色进入病人角色，也需要有一个适应的过程，因此，护士在接诊、护理病人的过程中，影响病人强调疾病的相关注意事项，帮助病人更好地适应病人角色。

（二）恢复健康需要

患病不但会造成身心的痛、经济的损失、生活的不便，还影响到个体的家庭、工作和学习。因此，病人一般都有强烈的求医愿望和恢复健康的需要，他们期待医生的治疗能一针见效，最好能永除后患。病人有恢复健康的愿望是符合病人角色特点的，也有利于良好的遵医行为，有利于疾病的康复。

但如果该愿望过于强烈，违反了事物的自然发展规律，就不利于医患双方的交流沟通，甚至会造成医患关系的紧张。譬如，一般的病毒性感冒都需要一周的时间来恢复，许多病人，特别是青壮年病人，迫切地希望能马上消除疾病，如果症状未能马上消失就认为是医护人员失职，对医务人员心生怨恨，这不但不利于医患沟通，也不利于疾病的康复。因此，护士在面对该类病人时，应加强沟通，介绍疾病的特点及影响因素，帮助病人更好地认识疾病，对待诊断和治疗。

（三）保障安全需要

一般而言，个体自我保护能力下降程度越大，安全感就越受到威胁，对安全的需要就越强烈。疾病本身就会对病人地安全感造成威胁，因此，病人期望医生和护士值得信赖，希望诊疗过程顺利，治疗效果显著，不发生意外或事故，不出现合并症和后遗症等。

大多数病人特别是初患病的病人，对医学的了解不会有很深，但突然患病会促使他们到处打听，仔细观察，以保障自身的安全。譬如，当病人看到有的护士心不在焉，或操作粗心，对病人的诉求漠不关心时，就容易往不好的方向想：护士会不会看错人名？静脉注射会不会进空气，臀部的注射会不会伤害到坐骨神经等等，从而出现紧张情绪。如果护士技术娴熟，病人就会相应地产生一种非常信任的安全感。由此可见，护士不仅要有精湛的护理技术作保证，而且必须掌握心理学知识，只有这样，才能使病人的安全需要得到满足。

（四）获得尊重需要

尊重是人的基本需要，任何意识清醒的病人都希望得到尊重，作为医疗互动中的"弱者"，病人自我评价往往较低，对别人如何看待自己极为敏感，自尊心格外容易受伤害。病人一般认为能尽早地被医务人员了解，就代表着受到了医务人员的重视，从而有可能得到更好的治疗和护理待遇。在临床常常遇到类似的情形：一个有一定社会地位的病人，往往会有意无意地透露（有时是暗示）自己的社会地位，以期得到与该地位相应的待遇；而社会地位不高的病人，则通过主动地与医务人员热情接近，希望借此得到"特殊"的照顾；而地位一般的病人，尤其是外地病人、农民等，则要求医务人员能做到"一视同仁"。

（五）了解信息需要

现今是信息社会，信息的获取对个体的而言是十分重要的，病人亦然。病人在适应新环境、新角色中需要大量信息，如了解医院的各项规章制度、医疗水准、诊疗规范、治疗及护理方案、所患疾病的发生、发展及预后等。假如相关信息提供不及时或不准确，会使病人产生茫然感和焦虑感。因此，护士应该认真地向病人介绍其主管医师和责任护士，让病人有所知情，在需要反映情况时，能及时找到相应的人，解决问题，这对于帮助病人适应病人角色，提高其认知水平和增强治疗效果都十分必要。

（六）参与治疗需要

病人即使是处于患病状态，只要是神志清醒，都希望得到别人的尊重，特别是医务人员的尊重。而且，疾病状态会使病人更敏感、更容易处在负性情绪状态中，容易冲动。因此，在与病人的交流沟通过程中，应留意病人的需要，特别是与其健康密切相关疾病治疗方案的制订、实施，更需要征求病人的意见。让病人参与到疾病的治疗方案中，不但是尊重病人，同时也能充分发挥病人的自我能动性，更大的调动起病人的积极性。研究表明，让病人参与到治疗中，能大大增加医嘱的依从性，也能增加病人求生欲望，使病人更快的恢复健康。

（七）爱与关心需要

因疾病的折磨，病人会比正常人更容易表现出情感的脆弱，哪怕是平时意志坚强的人在疾病状态下也难以自控，表现得意志消沉，希望得到别人的支持和关爱。病人有特别渴望他人同情、安慰的心理需要，希望所有的人都能对自己体贴入微、关心备至，表现为情绪不稳定，易激怒、爱哭、任性、过分担忧病情、心理承受能力降低。因此，护士应特别注意自己的言行举止，在与病人交流沟通过程中要给予病人鼓励和关心，在某些敏感时候，即使是某一无关紧要的忽略都可能引起病人严重的挫折感。

（八）舒适环境需要

病人面对健康的威胁，被迫离开平时熟悉的家庭、工作、学习环境，进入陌生的医院，对周围的一切都会特别敏感，特别是对医院环境的第一印象。环境会影响人的心情，心情舒畅，对人的容忍度更大、对事物的看法会朝向积极一面。病人在患病的情况下心情难免较为低落，但如果医院能提供舒适、安全、有序的环境，病人还是能以比较平稳的心境去面对疾病，至少不会处于易激惹的情绪状态中。舒适的环境还包括便捷的服务，需要排队等待半天、甚至是一整天的医院，怎么也算不上有舒适的环境。当然，舒适的环境还包括人文环境，比如医生护士的接诊态度、说话语气、肢体语言等，都属于医院环境的一部分。因此，医院不但要在诊室、诊疗设备等硬件设施上精益求精，在对医护人员的接诊态度、沟通技巧方面也需要加强，以期为病人提供良好的诊疗环境。

三、病人心理活动的主要规律

(一)病人心理反应定义

心理反应是事件发生时，个体出现的内心变化及反应。病人心理反应，即在承担病人角色期间，个体对周围发生事件的内心变化及反应，由于疾病的复杂性，个体的差异性，同一疾病的个体可能有着完全不同的心理反应，而不同病人有可能出现相同的心理反应。

(二)病人心理反应形式

1. 恐惧　恐惧是病人常见的心理反应之一，恐惧是企图摆脱某种不良后果或危险而又无能为力时产生的紧张情绪。恐惧常常导致回避或逃避行为，能使有机体避免接触某些对个体有害的事物，对保存个体有积极意义。恐惧与焦虑的区别在于恐惧是有比较具体的危险和威胁，威胁不存在时，恐惧也就消失。恐惧可表现为害怕、受惊的感觉，行为上表现为回避、哭泣、颤抖、警惕、易激动等。生理症状上可出现血压升高、心悸、呼吸加快、尿频、尿急、厌食，在许多情况下，病人都可出现恐惧情绪。

临床上造成恐惧的原因主要有：医院特殊的设置、特殊的氛围，洁白肃穆的环境；病房里人际关系陌生，病人之间的生疏，缺乏亲人的陪伴；受文化、暗示等因素的影响，害怕分娩、手术等；临床的处置和特殊的检查，如胃镜、骨髓穿刺、截肢、摘除器官等；当出现病情突然恶化、预后不良甚至危及生命的疾病等情况时，也会出现恐惧情绪。一般是恐惧疼痛，恐惧影响以后生活，恐惧死亡等。

对恐惧的心理护理，主要是使病人感到危险情境的减弱或消除，则安全感能够逐渐加强。护士首先应当分析病人恐惧的具体对象和原因，然后再有针对性地进行心理护理。在估计某些操作可能会造成病人恐惧时，护士就应提前主动把可能给病人带来的痛苦和威胁作适当说明，必要时候给予安全暗示和保证。当病人身临恐惧情境时，护士要以和蔼、耐心的态度对待病人，并以实际行动给病人以安全的暗示和保证，可通过指导病人学习身心放松、深呼吸，并想象手心发热来缓解恐惧心理。

2. 抑郁　抑郁是由现实或预期的丧失所引起的一种闷闷不乐、忧愁、压抑的消极心情。在抑郁状态下，个体会出现悲观、失望、无助、冷漠、绝望等不良心境，并产生自我评价下降，自信心丧失，自卑感和无用感等消极的自我意识。在行为方面，出现活动水平下降，言语减少，兴趣减退，回避他人等改变。在生理方面，会出现睡眠障碍、食欲和性欲减退、内脏功能失调及自主神经功能紊乱的症状。抑郁的消极心境主要表现在以下三个方面：①无用感和失助感，对任何事情总是想到消极的一面，觉得自己无能、无用，是家庭、社会的累赘；②对将来感到无望，对未来总是想到最坏的结果，做事情总认为自己会失败；③有严重的自责自罪感，往往对过往的一些小事都会过分自责，认为自己罪孽深重，不可饶恕。

产生抑郁的原因如下：危重病人或有严重功能丧失的病人（如器官摘除、截肢或预后不良）；当病情加重时常会产生抑郁情绪；不良个性特征的个体更容易产生抑郁，如性格内向孤独，易悲观，缺乏自信等；病理生理因素也会引起抑郁发生，如分娩或绝经期的激素变化，某些疾病后的感受性增强（如流感、慢性疼痛等）；有些疾病目前尚无好的治疗方法，病人长期受疾病折磨，渐渐丧失信心，回避或拒绝治疗，任病情继续发展；疾病对病人工作生活有较大影响时，也容易引起抑郁。

任何疾病都有可能出现抑郁心理，护士要充满同情心，以高度的责任心向病人提供希望的信息，尽可能减轻和消除病人躯体症状，给予病人心理支持、开导和解释，引导鼓励病人做些力所能及的活动，帮助病人克服抑郁，重新树立起战胜疾病的信心，消除负性情绪反应。

3. 愤怒　愤怒是个人需要得不到满足，愿望得不到实现，在追求某一目标的道路上遇到障碍、受到挫折时产生的一种紧张情绪。愤怒常常会导致攻击行为，常见的类型有两种：①外怒型（extrapunitive type），攻击的对象是使其受挫的人或事物，如打人、摔东西等。②内怒型（intrapunitive type），攻击的对象是自身，如自责、自恨、自伤、自杀等；有时由于各种原因不能直接对致挫源攻击，而将攻击对象转移到不相关的人或事，称为转移性攻击。攻击行为可使心理活动增强，行为上表现为烦躁不安、行为失控、吵闹哭泣、敌意仇恨，还可引起血压、血糖升高，脉搏、呼吸加快，血液中儿茶酚胺和游离脂肪酸增高等。

引起愤怒的原因很多，主要有：①自然环境不便，如遥远的路途，不便的交通，不良的医院环境条件等；②社会与家庭障碍，如家庭关系紧张、经济负担沉重、社会对某些疾病存在偏见等；③与所患疾病有关的障碍，如无法治愈的疾病、病人期望过高而无法实现的目标；④医患、护患间沟通不畅而引发的冲突，这是造成许多病人愤怒的主要原因。

愤怒的宣泄是必要的，持久抑制愤怒对健康十分不利。但愤怒的释放虽然可以缓解病人的心理紧张，却也会造成医务人员和病人关系紧张，从而影响到治疗和护理进程，并由此产生新的问题。面对愤怒的病人，护士应该冷静对待，通过关心与解释，理解与沟通，平息其愤怒情绪。

4. 焦虑　焦虑是人们对环境中一些危险或重要事件即将来临时紧张不安的一种情绪状态。焦虑是一种很普遍的现象，几乎人人都有过焦虑的体验，适当的焦虑有助于提高人们工作、学习的效率，但过度的、无端的焦虑则属于病理性情绪。

在临床上，焦虑是指一种与环境不相称的痛苦的情绪体验，其症状包括：内心体验是害怕、不安和痛苦的，没有确定的客观对象和具体而固定的观念和内容的害怕；行为上可伴有坐立不安、来回走动，或不由自主的震颤、发抖等症状；并伴有身体不适感的自主性神经功能紊乱症状。病人的焦虑可分为三类：①期待性焦虑：即感到即将发生，但有未能确定的重大事件时的不安反应。初入院的病人、未确诊的病人往往容易出现这种焦虑。②分离性焦虑：在依赖性较强的老年人和儿童会更加明显，由于疾病，病人不得不与家人、同事及熟悉的环境分开，住进了陌生的医院，这样就容易产生分离感，并伴有情绪反应。③阉割性焦虑：是一种自我完整性面临破坏和威胁时所产生的心理反应，特别是手术前的病人更易于产生这种焦虑。

引起焦虑的因素很多，如对疾病病因、诊断、预后的担忧，对某些带有机体威胁性的检查和治疗手段的恐惧。对某些环境感到陌生、不习惯，在与医护人员沟通的过程中感到不顺心，导致心烦意乱，而医务人员不能及时解释或明确解答疾病情况，医患间的信息交流减少或出现障碍。焦虑也常与某些疾病相伴，如甲状腺功能亢进、月经前期、更年期综合征、嗜铬细胞瘤、中枢神经抑制药停药后反应等。

焦虑反应常会导致病人心理活动增强，以至于出现烦躁、忐忑不安、失眠、食欲不振、头痛、敏感自责、注意力不集中，易激惹，表现为动辄生气、任性、情绪易激怒，还可见肌肉紧张、出汗、面色苍白、脉搏增快、血压上升等生理反应。时有反常行为，如暴食、蒙头大睡、唠唠叨叨、敌意和攻击性行为。高度的焦虑不仅会增强生理和心理上的痛苦，对康复过程也会产生不利的影响。

对极端焦虑和长期焦虑的病人要特别注意，完全消除病人的焦虑需要护士做大量工作，护士要以亲切的关怀、耐心地进行有效引导，帮助病人疏泄积累的紧张和焦虑。并培养其果断乐观的情绪和行为，反复的保证、解释，可防止和消除这些消极的心理反应。

四、病人心理反应规律

（一）病人认知功能变化

1. 感知觉异常　患病后，病人的注意力由外部世界转向自身的体验和感受，感知觉的指向性、选择性及范围都会相应地发生变化。进入病人角色后，由于疾病的影响和角色的变化，病人的主观感觉异常、敏感性增强，对自然环境的变化，如声、光及温度等特别敏感，稍有声响就紧张不安；对躯体反应如呼吸、血压、心跳、胃肠蠕动及体位等感觉的感受性增高，对症状的敏感性增强。由于主观感觉异常，病人还会出现时间知觉和空间知觉异常，有的病人甚至会出现其他感觉的异常现象。

2. 记忆和思维能力受损　一些躯体疾病会伴发明显的记忆减退，如某些脑器质性病变、慢性肾衰竭等。另外，疾病也会使病人的思维活动受到一定的影响，表现为判断能力下降，猜疑心理明显，从而影响病人对客观事物的正确判断。

大脑的病变常常会影响认知功能，多数脑血管疾病的病人会伴有不同程度的认知功能损害，糖尿病病人也有可能会出现认知功能的变化，因为血糖的波动可直接影响糖尿病病人的注意力、定向力、记忆和思维活动等，慢性阻塞性肺疾病的后果是呼吸衰竭和脑缺氧，病情严重的慢阻肺病人在病情缓解时的神经心理成套测试结果表明：注意测验、语词性及视觉记忆、一般智力及数学问题解决等认知功能均有不同程度的损害。

（二）病人情绪活动变化

情绪不稳定是病人患病后普遍存在的情绪反应，病人自控能力下降，易激惹。如甲状腺功能亢进的病人几乎都伴有情绪变化，表现为紧张、易激动及情绪不稳定。对带有一定危险性的检查和治疗怀疑其可靠性和安全性；对医院陌生环境或监护室的紧张氛围感到担心和害怕，对疾病的担心，对疾病的性质、转归和预后的不明确，尤其是目睹周围危重病人的抢救过程或死亡的情景等，都容易引起病人的焦虑情绪。疾病预后不良、严重的器官功能丧失、危重疾病及某些对工作和生活影响较大的疾病则容易使病人产生抑郁情绪。当由于各种原因使疾病的治疗受阻或病情恶化，或发生医患冲突等，都会使病人产生愤怒情绪。愤怒通常会伴随攻击性行为,当愤怒指向外部时,病人会向周围的人如亲友和医护人员不理智地发泄不满和怨恨情绪;而当愤怒指向自身时,表现为病人的自责感和自罪感,病人会自我惩罚和自我伤害,如拒绝正当的治疗,甚至破坏正在进行的治疗措施及已取得的疗效。

(三)病人意志行为变化

患病后病人会对他人的依赖性增加,表现出意志行为的主动性降低,如有的病人意志力减退,不能按医生的要求完成治疗,使疗效受到影响。治疗疾病的过程对病人来说也是一个以恢复健康为目的的意志活动过程,许多病人会有行为退化的现象,这在重症疾病的病人中较为常见。行为退化指的是病人的行为表现与年龄、社会角色不相称,显得幼稚,退回到婴幼儿时期的模式。如感觉躯体不适时发出呻吟、哭喊,以引起周围人的注意,博得亲友的关心与同情。本应自己能料理的日常生活也要依赖亲友去做,希望得到家人、朋友、护士无微不至的照顾与关怀。

(四)病人个性特征变化

一般而言,个性是比较稳定的,通常不会随时间和环境的变化而发生改变。但在某些患病状态下,病人也会出现个性的改变。病人可表现为独立性降低而依赖性增强,被动、顺从,缺乏自尊等。特别是在一些慢性迁延疾病或疾病导致的体像改变,疾病对病人造成的生活影响会很大,以致改变了病人原有的一些思维模式和行为方式,可病人却往往很难适应新的行为模式。如系统性红斑狼疮病人由于需要激素治疗,身形变胖而变得自卑、自责等;部分截肢病人可能会变得自卑、冷漠;脑卒中可导致病人人格衰退,变得孤僻和退缩。

第三节 住院对病人的影响

病人入院后,从平时的社会角色和熟悉的环境,去到陌生的医疗环境,会出现不同程度的心理应激表现。下面将分别介绍住院期间病人在疾病的早期、高峰期、康复期的一般心理反应。

一、住院病人早期常见心理反应

医院作为特殊的生活环境,有着特殊的人际关系。病人在医院里会有特殊的心理反应和心理诉求,病人入院后,会有以下几方面的心理需要:

(一)关心和爱护需要

自尊是病人的正常心理需要,希望得到自尊心理的满足。患病时,由于病人暂时性或永久性丧失了某种功能,常会造成病人自尊的降低。个体在低自尊状态下会特别在意别人对自己的看法和态度,希望得到周围人得到关心、鼓励和爱护。因此,病人希望尽快得到医护人员的重视,以便在自身受到疾病威胁时能及时得到医护人员的全力救治。

(二)熟悉医院环境需要

任何人对新环境都要有一个熟悉及适应的过程。对大多数人而言,医院是一个陌生的地方,而且也是一个不舒适的地方。病人需要时间接受患病的事实,还需要时间接受医院的环境。因此,护士在接诊病人的同时,应尽可能给病人介绍医院的情况。现在许多大医院都有志愿者，专门为不熟悉医院的病人指路，并提供其他帮助，这样的做法能让病人尽快熟悉医院，也能帮助病人更好地进入病人角色。

（三）了解病情及治疗方案需要

病人因为疾病而入住医院，入院后理所当然是最关心自己的病情，如患了什么病，需要什么样的治疗，治疗效果会如何，疾病何时能痊愈，会不会影响今后的生活、工作等。因此，医护人员在入院时就要向病人详细介绍病情，如果因病情复杂未能明确诊断的，也应向病人介绍诊断过程和步骤，让病人了解自己的诊疗过程，心中有数。当然，如果是恶性肿瘤等严重疾患，是否告知病人实情就得征求家属意见，但大致的治疗过程还是需要让病人有所知情的。

（四）被重视和尊重需要

病人都希望医护人员尽快了解自己的疾病，尽快得到治疗和护理，以免耽搁而延误治疗，遗留并发症或后遗症。因此，病人会担心医生诊断有误，担心护士没有正确执行医嘱，担心自己疾病的治疗，因此而受到影响。面对这种情况，护士在为病人进行医疗操作的时候就要有严肃认真的工作态度，认真核对病人信息，多征求病人的意见，尊重病人的合理要求，让病人放心。

（五）摆脱孤独和安全感需要

离开熟悉的家庭、工作环境，到陌生的医院环境，病房里的人都互不相识，而且日常的生活秩序也被打乱，病人都会有孤独感和不安全感，渴望被关爱，渴望有一个融洽、舒适的环境。因此，病人希望有一个优美、舒适、安全的治疗环境，希望病房安静、整洁，希望病友们关系和谐。

二、疾病高峰期住院病人心理反应

（一）多疑

在患病状态下，病人会特别关注自身的健康状况，对于各种检查和治疗的目的、实施后的效果和反应等都会表现得过分关注，甚至对医师查房时的言谈举止、家属神态都会反复揣测，试图通过观察医护人员及家属的表情姿势、言语行动来猜测自己所患疾病的状况，担心家人会因为疾病严重而隐瞒自己，临床上就出现过病人胡乱揣测护士与家属的对话而发生误会，误认为自己得了不治之症。

（二）焦虑

焦虑是人类普遍存在的一种心理反应，它是一个人在面对危险或威胁时常见的反应。在疾病高峰期，由于病情较前严重，病情的发展难以预料，多数病人都缺乏医学方面的知识，对自身疾病高峰期的到来缺乏心理准备，对病情加重带来的痛苦难以接受，感到自己末日将临，同时又留恋人生，因而产生焦虑和恐惧心理是难免的。焦虑除了包括情绪上的不适外，还伴有生理上的变化，如心率加快、血压升高、呼吸加速等，严重者还会有其他自主神经功能紊乱的表现，影响食欲、睡眠等。

（三）哀伤

遭遇到重大疾病、病情突然加重或者疾病不良预后等情况，都会引发病人哀伤的情绪反应。将哀伤的过程可分成 5 个阶段，即震惊或否认、生气、讨价还价、忧郁及接纳。不同的病人可能会以不同的速度，阶梯式经历哀伤的过程。

（四）退化

退化是个体受挫后，采取倒退到童年或低于现实水平的行为来取得别人的同情和关怀，从而逃避紧张和焦虑。病人在住院时会出现退化反应，比如一个已工作的成年人，在重大疾病面前出现哭闹、逃避等行为，对他人的依赖性增强，在疾病中并没有受损的社会功能出现退化，生活自理能力下降，对周围事物失去兴趣等。

三、康复期病人心理反应

经过高峰期与疾病的搏斗，病人进入了康复期。康复期是病人经过治疗摆脱疾病限制，逐步回到正常生活活动中去的过程，是病人整个病程转归中的一个重要时期。不同病人、不同疾病的康复期会有所不同，康复所需要时间的长短除与病情、身体素质、知识水平、年龄、性别、性格结构、社会因素等相关外，还与该时期病人的心理活动有相当密切的关系。康复期病人常见的心理反应如下：

（一）忧郁沮丧

由于疾病的打击，该时期的病人常担心自己能否恢复到病前的状态，担心自己会给家庭带来累赘和不幸，进而产生悲观厌世情绪。这种心理在肢体残缺的病人中最为常见，病人会担心自己的学习、工作、生活，特别是青壮年病人，会对恋爱、婚姻等问题充满矛盾，内心压抑、自卑，稍遇挫折便会放弃，甚至绝望。而肿瘤病人则更容易出现悲观、绝望等心理，拒绝治疗，拒绝探视，消极地听天由命，不思饮食，反复安排后事。

（二）被动依赖

疾病带来的痛苦以及功能障碍，让病人变得敏感、脆弱，过度依赖。手术后可以下床活动却仍不愿行走，害怕活动会引起疼痛或伤口裂开。但显然这样是不利于病人机体及器官功能恢复的，部分老年病人甚至因手术后的习惯性依赖而丧失了自理能力。因此，护士应该向病人介绍适度运动的重要性，帮助病人回归正常的社会角色。

（三）缺陷自卑

严重外伤及截肢、脏器移植等外科手术有时会造成病人器官脏器的缺失。尽管手术为病人解除了痛，但却导致了病人的生理缺陷、功能受损，由此而带来形象受损、生活不便、心理敏感及自卑。急性创伤导致肢体残疾的病人甚至会出现急性应激障碍，需要心理医生的辅导和帮助才能渡过心理应激期。一般病人多表现为自卑感、不愿和他人接触等不良心理反应。

第四节　病人与家庭

家庭是由具有婚姻、血缘、或收养关系的人所组成的社会生活的基本单元，是人类社会最基本的初级社会群体，也是一种最普遍、最固定和最持久的社会组织形式。家庭既有社会属性又有自然属性，现今家庭与健康的关系越来越受到人们的重视。

一、家庭对健康和疾病的影响

(一) 家庭的功能

家庭的功能是指家庭在特定的社会条件下，对家庭内部成员和社会所产生的价值和做出的贡献。一般而言，家庭的功能受家庭性质的结构所制约，不同社会形态构成不同的家庭功能。

1. 抚养和赡养的功能　抚养是指夫妻之间以及家庭中同辈人之间的相互帮助、救援和供养，体现了家庭成员应尽的责任和义务。赡养是指子女对家中长辈的供养和照顾，体现了下一代人对上一代人应尽的家庭责任和义务，赡养老人是子女不可推卸的责任和义务。家庭通过给家庭成员提供饮食、衣服、住所、温暖和保护，在疲劳或生病时提供休息等，满足成员最基本的生理及安全需要。

2. 满足感情需要的功能　家庭为满足成员之间感情交流与沟通的心理需要发挥着作用。家庭是建立在感情基础上的，并以血缘和姻缘关系为纽带，家庭成员的感情交流最直接、频繁，也最为深厚。家庭满足感情需要的功能表现在 3 个方面：

(1) 理解与交流：家庭成员通过相互表露、理解与交流内心的深层体验与感受，形成共同的感情基础。

(2) 支持与协调：家庭成员通过相互鼓励和包容，消融外部社会生活所带来的苦恼与挫折，以恢复和维持家庭成员和谐的心理状态，并相互给予家庭之外无法得到的精神安慰与寄托，从而缓和并协调个人与社会之间的紧张关系。

(3) 恢复与上进：家庭成员通过共同的休闲娱乐活动，调节身心，恢复体力，并增强家庭成员间的亲密度。温暖和睦的家庭可以激发人们的依恋之情，催人上进。

3. 性生活调节及繁衍的功能　成年男女组成家庭的最初的、最直接的动机之一就是满足两性生活的需要。人们大多数通过建立家庭满足性欲，家庭在保证夫妻正常性生活的同时，借助法律、道德和习俗的力量来限制家庭之外的性行为。此外，家庭还兼有生育子女、传宗接代、延续种族等功能。

4. 经济的功能　家庭是一个自给自足的自然经济单元，同时也是社会最基本的消费单位。家庭必须为其成员提供充足的物质资源，如生活用品、居住空间、文化用品等。只有具备充足的经济资源，才能满足家庭成员的生理需要和医疗保障、健康促进等需要。

5. 社会化功能　家庭还担负着社会化功能，是培养合格的社会成员的重要场所。在日常生活中，每个家庭都会向其成员传授社会及家庭生活的知识和技能，引导家庭成员学习社会行为规范，树立生活目标，并学会如何恰当地扮演各种社会角色。

由于家庭成员之间经常进行直接的、面对面的接触，相互影响和教育是潜移默化的过程，而且十分深刻。而且，父母一般都把子女看做自身生物体的社会延续，对子女寄予很高的期望，为教育子女倾注所有的心血和感情。因此，家庭社会化是个人完成社会化过程的基础，也是完成社会化任务的最合适的场所。在家庭中，父母表现出极强的责任心，而其家庭社会化中常带有强烈的感情色彩，这是其他社会化过程所无法相比较的，但家庭社会化也往往使子女的个性带上父母的烙印。此外，家庭还具有其他功能，如使家庭成员依靠家庭背景获得某种社会地位的功能；举行宗教仪式和传递宗教信仰的功能；传递政治权力、养成服从权威习惯的功能。

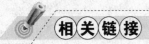

自测家庭健康水平的简易标准

家庭结构：结构完整者（夫妻生育年龄育有子女）加2分；不完整者（丧偶或离异而未再婚，或无子女）减2分。

家庭成员及邻里关系：家庭成员（以夫妻为主）关系融洽、良好者加2分；关系一般者不加分；较差者（指常争吵或生闷气）减2分；关系很差（已达破裂边缘，或夫妻分居者）减3分。邻里关系好且经常来往者，加1分；邻里关系紧张者减1分。

家庭生活习惯：全家多数人生活有规律，按时起居、就餐者加2分；生活基本有规律者不加分；生活无规律（起居不定时，经常熬夜、睡懒觉）减2分。

不良嗜好：嗜烟（按人计算）1个减1分；嗜酒1人减1分。若经常酗酒，已达到慢性中毒程度，则1人减2分；嗜赌1人减2分；有吸毒者，1人减3分。

家庭休闲生活：休闲生活内容丰富、愉快者，加1分；休闲生活单调、乏味、沉闷者，减1分。

家庭卫生及周围环境状况：卫生状况良好者，加2分；一般者不加分；较差者，减2分。经常受噪声干扰或受"三废"污染者，减3分。

家庭成员健身情况：经常参加锻炼，1人加1分；偶尔锻炼不加分；从不参加锻炼，1人减1分。

家庭成员营养状况：全家人营养供应充足、合理者，加2分；一般者（尚充足和基本合理）不加分；营养供应不足或过剩或不合理者，减2分。

家庭卫生知识文化水平：能掌握了解一般的医药卫生常识并经常应用者，1人加1分；一般者不加分；对医药卫生常识无知者，1人减1分；迷信严重者，1人减2分。家庭主要成员（指成年人）文化水平平均在高中以上者，加1分；平均在小学以下或文盲者，减1分。

家庭疾病及心理健康状况：现患较严重的心、脑、肝、肾、肺、胃等器质性疾病，1人减1分；现患严重传染性疾病，1人减2分；现患传染病，1人减1分；现患精神病，1人减2分。家中有残疾人，1人减1分；家中有性格异常、变态心理及其他严重心理障碍者，1人减2分。

计分方法及标准：

15分以上者为优秀，即"健康之家"；10～14分者，为良好，属"健康家庭"；6～9分者，为尚可，属于"基本健康家庭"；5分或5分以下，则为较差，即"不大健康家庭"；若总得分为0分以下则为很差，即"不健康家庭"。获得结果后，应针对失分的项目采取有效措施，以提高家庭健康水平。

（二）家庭对健康的影响

家庭与健康的关系复杂而紧密，家庭以不同的方式和途径影响着个人的健康，家庭是健康观念、健康相关行为、压力和情感支持的重要来源。家庭对健康与疾病的影响有以下几方面：

1. 遗传和先天因素 许多疾病都是通过基因遗传而来，如珠蛋白生成障碍性贫血（即地中海贫血）、色盲、血友病等。多项研究表明：母亲在怀孕期间的疾病如病毒感染、或在怀孕期间的不良生活习惯如酗酒，或是心理上的疾病，如焦虑症的母亲所生的婴儿就有神经活动不稳定的倾向。怀孕期间用药或射线照射也有可能导致婴儿残疾，给儿童的身心造成直接的不良影响。

2. 家庭影响个人成长 家庭是个人成长的起点，是个体社会化的重要场所，父母是个体社会化的第一任教师。童年期，特别是 3 个月至 4 岁这段时间是儿童身心发育的关键时期，该时期对家庭在生理上和心理上的依赖是最强烈的，因此，父母对儿童有着很强的权威和支配作用。父母利益、家庭不和、或父母关爱不足等都会给儿童带来精神上的创伤。研究表明：父母亲情的长期剥夺与三种精神问题相关：自杀、抑郁和病理性人格障碍。生长在父母感情不和甚至经常打架家庭中的儿童，容易形成攻击性人格。

3. 家庭环境对健康的影响 一方面是家庭生活环境，主要是拥挤。过分拥挤的生活环境为许多疾病的传播提供了便利。过分拥挤还会使家庭成员产生压抑感和沉闷感，使家庭成员之间无法保持适当的界限和距离，也常激化原有的矛盾。另一方面是家庭氛围，家庭的气氛是欢乐还是悲伤、是热烈还是平淡，都会影响到家庭成员的心理健康，长期过分压抑的家庭气氛容易使个体患上心身疾病、心理障碍甚至是精神病。

（三）家庭对疾病的影响

1. 家庭对疾病传播的影响 由于每个家庭都有相对密闭的住房空间，家庭成员之间接触密切，流行病容易在家庭成员之间传染，因此，传染性疾病在家庭中有很强的传播倾向。如结核病、性病、肠道寄生虫和皮肤传染病等就很容易在家庭中传播。

2. 家庭对成年人患病率和病死率的影响 心身疾病学家的研究表明，丧偶离婚和独居者的病死率均比结婚者高得多，特别是丧偶后的第一年中，寡妇或鳏夫的疾病病死率明显升高。也有研究在控制了吸烟、社会经济状况等其他影响因素的作用后，发现鳏夫的病死率仍然比普通对照组高；而当再婚后，他们的病死率又与普通对照组相当。该研究表明了婚姻对健康有保护力。另一项研究表明，有严重家庭问题的男性产生心绞痛的概率比那些家庭问题较少的人高出 3 倍；在有较高焦虑状况的男性中，能得到妻子更多支持和爱的人产生心绞痛的危险性明显低于那些得不到妻子支持和爱的人。

3. 家庭对疾病恢复的影响 家庭成员之间是患难与共的。在疾病状态下，家庭的支持作用显得尤为重要。特别是在急危重症病人的家庭中，如何帮助病人渡过危机，重新振作起来，家庭亲人的支持和鼓励显得至关重要。而在慢性病人和残疾病人的治疗和康复中，家庭成员的支持、鼓励、监督对病人的康复和病情的稳定也起到了不可或缺的作用。例如糖尿病病人，如果有家人督促监督血糖、监督病人饮食控制情况，则血糖就会维持在一个稳定的范围内，从而避免酮症酸中毒等严重并发症的出现；又如脑出血病人，如果能有家人在黄金时间送医院就诊，早诊断、早治疗，则该类病人疾病康复的程度是错过最佳治疗时间的病人无法达到的。

二、病人对家庭的影响

（一）情感反应

个体患病会影响到其他家庭成员的工作、学习及生活，同时还影响到他们的精神世界。当个体患病时，整个家庭都将会产生一些特殊的情感反应，如对疾病和家庭未来的担忧；对诊断或治疗结果的焦虑；对一些致病因素的愤恨，如白血病患儿的家庭通常都会对家庭装修的劣质产品抱有仇恨情绪；对出现伤残的悲痛和怨天尤人，特别是因病致残青壮年病人家庭，而且，病人家属通常也倾向于用病人的感觉和症状来对待问题，对健康问题表现得特别敏感。如果病人患上严重疾病而且在家庭中起很重要的作用，如经济上主要依靠的人、操持家务的主妇或整个家庭的感情依托者等，则整个家庭就会陷入一种危机状态，出现严重的功能障碍。

（二）家庭功能障碍

家庭功能障碍的程度因患病成员在家庭中的角色而异。当患病者为家庭中的年幼者时，虽然对家庭的经济状况影响相对较小，但由于年幼者代表者家庭的未来，特别是当儿童青少年的急危重症，会使整个家庭对未来失去希望；当患病者为家庭的支柱，如中年患病，作为家庭经济支柱的中年人如果患病，则几乎影响到家庭的所有功能，如影响到对后代的抚养和父辈的赡养功能，使家庭经济收入锐减，情感的交流和性生活的调节功能等都会受到影响；假如患病的是老年人，由于老年人与家庭成员之间的亲密关系，也会使整个家庭蒙上阴影，从而影响到家庭各项活动的进行。

总之，家庭作为相对独立的社会单元，家庭成员之间联系紧密、感情深厚，任何家庭成员的疾病和痛苦都会对其他家庭成员造成影响，从而使家庭功能出现障碍。而且，个体在疾病治疗过程中的就诊、住院等都需要动用家庭成员的力量，包括精神及物质方面。

（三）家庭功能重建

当家庭因个体患病而陷入功能障碍时，家庭就需要调整家庭结构以适应患病后的家庭现状，以维持家庭的正常功能：①调整家庭成员的角色行为；②改变家庭成员间的交往方式；③扩大对可获得资源的利用；④增加成员间的情感交流与沟通；⑤加强与家庭以外社会联系，争取更多的外界支持，即增加家庭的对外开放程度；⑥改变不适宜的家庭观念，调整生活目的以适应家庭的变故。

学习小结

病人角色又称病人身份，是一种特殊的社会角色，是处于患病状态中同时有求医的要求和医疗行为的社会角色。就医行为是人们感到某种躯体或心理等的不舒适而寻求医疗帮助的行为。遵医行为是指病人为预防保健和治疗疾病而与医嘱保持一致的行为，指病人遵从医护人员对疾病进行检查、治疗和预防的处理。就医行为和遵医行为都受多种因素的影响。住院病人在住院早期、疾病高峰期及康复期有着不同的心理反应。

（黄玉莲）

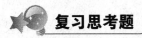 **复习思考题**

案例 1 陈某，男，35 岁，某公司总经理，平时工作繁忙，被诊断为胆道梗阻性黄疸，由于工作原因迟迟未住院治疗。此时他的社会角色与病人角色发生冲突，原有社会角色的重要性和紧迫性以及病人的个性特征影响心理冲突的激烈程度。

案例 2 黄某，女，23 岁，患有慢性白血病，由于家庭经济困难，支付不了医疗费，所以只在她感觉疼痛难忍时才入院进行化疗，当疼痛缓解后随即出院。

案例 3 李某，55 岁，因慢性肾炎已住院 3 个月，由于刚住院时病情较为严重，需要卧床休息，生活不能自理，都依赖于家属与护士的帮助，如今病人病情好转，生活基本可以自理，可李先生还是依赖家属与护士，不愿自己动手，连喝茶倒水都需要家属帮忙，并迟迟不肯出院，觉得自己的病还没好转，恳请医生再为他治疗。

案例 4 何某，78 岁，被诊断为胃癌晚期收治入院，住院期间病人情绪烦躁，时常大骂医务人员，拒绝接受各项检查及治疗。当医务人员接近时，他甚至会拿起身旁的物品砸向他们。有时绝望悲观，不言语，有自杀倾向。

问题：

1. 以上案例属于哪一种角色适应不良行为，作为一名护士，应该怎样护理案例 4 中的病人，怎样帮助他正确地面对自己的病情并接受治疗？

2. 病人住院后心理反应有三个时期的变化，应该怎样根据这些变化来对病人进行心理护理？

第七章

临床心理护理实践

学习目标 ▮▮

掌握：
1. 心理护理的层级理论和积极心理学主要观点。
2. 心理护理的实施程序。
3. 门诊病人的心理特征。
4. 癌症病人心理反应过程。

熟悉：
1. 心理护理的概念。
2. 心理护理与其他护理方法的区别及联系。

了解：
1. 心理护理在整体护理中的地位和作用。
2. 心理护理的实践范围。
3. 器官移植病人心理护理。

随着现代医学模式的转变，整体护理模式已广泛应用于临床护理实践，整体护理模式的核心是以病人为中心，为病人提供生理、心理、社会、文化、精神等全方位的护理服务。在实施整体护理过程中，护士既要帮助病人解除躯体疾病带来的痛苦，更要重视心理社会因素对病人康复过程中的影响，了解病人的心理活动，制订个体化、有针对性的心理护理措施，满足病人在诊疗和康复过程中的心理需求。临床护士只有掌握扎实的心理学理论知识和娴熟的心理护理技术，才能为病人提供良好的心理护理服务。

第一节 临床心理护理概述

一、临床心理护理概念

（一）心理护理的定义

心理护理（psychology nursing）是护理心理学的核心内容之一，是指在临床护理实践中，以心理学理论为指导，以良好的人际关系为基础，通过医护工作者运用各种技巧和途径改变病人不良心理状态和行为，促进疾病转归和康复的方法和手段。

（二）心理护理与其他护理方法的异同点

1. 两者之间的相同点　心理护理与其他护理方法都是以病人为服务对象，都是以促进病人康复和增进全人类健康为共同的职业目标。心理护理作为一种具体的护理方法，与其他护理方法共存于整体护理的新模式中。临床实践证明，心理护理只有与其他护理方法紧密结合，才能为病人提供高质量的护理服务，实现促进人类身心健康的目的。

2. 两者之间的不同点　心理护理与其他护理方法依据的原理不同，使用的工具也不同，其主要区别在于方法学上的不同。如测量病人的生命体征（血压、脉搏、体温等），使用血压计、听诊器、体温计即可获得，依据的是物理学理论；而对病人进行心理测评则必须遵循心理学理论，使用专用的心理测量工具来完成，两者无法相互替代。

二、临床心理护理目标与原则

（一）临床心理护理目标

心理护理的目标分为心理护理的阶段目标和最终目标。心理护理的阶段目标是护士与病人初步形成有效沟通，使病人在认知、情感和行为方面逐步发生变化。心理护理的最终目标是促进病人的全面发展、提高自信心与个体完善水平、改善和促进人际关系、提高满足需要的能力，获得适应现实的个体目标。心理护理可帮助病人：①适应陌生的医院生活环境；②建立新的人际关系，适应新的社会环境；③接受病人角色，认识疾病，正确对待疾病；④解除或减轻病人患病后由各种因素引起的紧张、焦虑、悲观、抑郁等情绪，调动其主观能动性，树立战胜疾病的信念，以积极的态度与疾病做斗争。

（二）临床心理护理原则

1. 交往与服务的原则　心理护理是在一系列护患人际交往过程中实施的，交往与服务的范围包括医院、家庭和社区，护士在此起着重要的促进和协调作用。一方面，护士需与病人直接进行情感交流，将心理学的知识与技能融入到自己的言行举止之中向病人提供心理支持，以减轻其焦虑、恐惧等心理反应，使病人获得安全感和信赖感，消除孤独与寂寞，提高心理适应能力；另一方面，护士还要承担协调员的角色，协调好在诊疗过程中的各种人际关系，如病人与家庭成员的关系、病人与亲戚朋友的关系、病人与组织和同事的关系，以及病人与社会的关系等，为病人争取更广泛的支持和援助，努力营造充满关爱与鼓励、宽松而融洽的治疗环境，帮助病人渡过心理危机阶段。

2. 启迪与自我护理的原则　心理护理是协助和促进病人提高对疾病与健康的认知、自觉转化行为并积极建立和发挥自我护理能力的过程。因此，护士在实施心理护理时应注意把握这一原则。一是通过启迪开发病人的心理能动性，调动病人内在的积极性。通常情况下启迪的范围包括：恢复健康的希冀、修身养性的启示、心理冲突的宣泄、正视伤残的激励作用等等。二是通过指导和启发，帮助病人认识自我护理是一种为了自身的生存、健康及舒适需要而进行的自我实践活动，使其以平等的地位参与到医疗护理活动中，以体验维持健康、自我诊断、自我治疗、积极预防、保健康复的价值，提高病人的自尊和自信，以满足病人的需要。

3. 动态与应变的原则　心理护理应遵循疾病发生、发展和转归的规律，把握好疾病发展各阶段病人可能出现的不同心理反应，及时调整心理护理措施，灵活有效地运用心理学知识与技能更好地为病人服务。

三、临床心理护理的实施形式

（一）临床心理护理的个性与共性

1. 个性化心理护理是一种目标明确、针对性强、以解决病人个性化心理问题的心理护理形式。它要求护士必须准确地把握病人在疾病过程中所表现出来的、对其身心健康有明显危害的不良心理状态，及时采取因人而异的有效对策，迅速缓解病人承受的心理压力。

2. 共性化心理护理是指从满足病人需要的一般规律出发，以解决病人中同类性质或共同特征的心理问题的心理护理形式。它要求护士善于发现和归纳同类病人心理问题的内在规律，运用各种规律对病人尚未明确、但随时可能发生的潜在心理问题进行必要的干预，防止心理问题进一步加重。

（二）临床心理护理的有意识和无意识

1. 有意识心理护理是指护士自觉地运用心理学的理论和技术，通过设计的语言和行为对病人实施心理调控、心理支持或心理保健。它需要以相应的心理学理论和规范化的操作模式为基础，要求实施者必须接受过专业化的培训和有心理护理的主动意识。这也是目前临床开展心理护理迫切需要解决的问题。

2. 无意识原则　无意识的心理护理是指客观存在于护理过程每一个环节中的、随时可能对病人心理状态产生影响的护士的一切言谈举止，无论护士是否主动注意到，都可发挥心理护理的效应。故护士应随时约束自己的随意性言行，以免对病人产生负面影响。

四、临床心理护理与整体护理

（一）心理护理是整体护理的核心内容

心理护理作为一种护理方法，是伴随着整体护理模式的建立而被广泛应用于临床护理实践中，且随着其护理实践中显现出的重要作用而显示出独特的地位，是整体护理丰富内涵的表现。心理护理是整体护理的核心。大量临床实践证明，个体的心理状态对其自身的健康具有直接的、决定性的影响，护士可通过对病人进行心理支持、心理咨询及心理健康教育等措施达到实现对病人的整体护理。心理护理作为一种具体的护理方法，它与其他护理方法既有区别又有联系，并且与其他护理方法融会贯通贯穿于整体护理的始终。通过了解病人心理活动的基本规律，减轻病人的心理压力，化解病人的后顾之忧。

（二）整体护理促进了心理护理的发展与完善

1. 整体护理促进了心理护理的纵深发展　整体护理确立了"以人的健康为中心"的服务理念，明确了护理的目的是使病人达到最佳的健康状态，在这种宗旨指导下，心理护理的重要性被提到了非常重要的地位。护士的心理护理意识、心理护理水平、心理护理效果都得到了显著提高。可见整体护理模式的推行加强了心理护理的纵深发展，也将进一步完善心理护理理论体系，使心理护理实践更加科学化，提高心理护理研究水平。

2. 整体护理明确了心理护理的基本任务　整体护理强调护理是"发现病人现存或潜在的生理、心理、社会、文化等方面的健康问题，并解决这些问题"。基于上述目标，临床护理的任务就是要通过各种途径和方法包括运用心理学的理论和技术，发现病人的身心问题，控制不利于病人疾病康复的一切因素，调节病人的心理状态，使其保持最佳的身心状态，以促进疾病康复。

3. 整体护理规范了心理护理的实施程序　整体护理强调以护理程序为核心，通过评估、诊断、计划、实施、评价对病人的生理、心理、社会文化、发展及精神等多方面进行全方位的整体护理。护理程序的应用使临床的心理护理实施从过去的随意化、简单化及经验化逐步走向目前的规范化、标准化及科学化。护士更注重运用心理学理论及技术收集与病人疾病有关的信息，适时采取心理干预方法，再根据病人的反馈及时调整心理护理计划。

4. 整体护理提高了心理护理的质量标准　整体护理要求"一切以病人为中心"，强调病人的满意度为病人评价护理质量的重要标准。作为整体护理的一个重要组成部分，心理护理质量的效果评价由此也发生很大的改变，由传统的比较主观、模糊的经验性描述发展为当今的比较确定、客观的、能被他人检验的科学化数据，提高了心理护理的质量。

第二节　临床心理护理相关理论

一、心理护理层级理论

英国学者尼科尔斯（Nichol）认为，"综合性医院和健康中心的心理护理，是照顾疾病和损伤病人的一种方法，在护理或各种治疗的过程中提供给病人有组织、有实践意义、全面的心理学的关怀。"在其主编的《临床心理护理指南》中主张将心理护理分为三个层级。第一级为察觉，即察觉病人的心理问题，以病人为中心的倾听与交流，对病人心理状态的感知及相关的行为的觉察；第二级为干预，即用系统的方法评估病人的心理状态，然后采用预防干预措施处理人们因疾病和损伤而引发的一些心理问题；第三级为治疗，如果某些预防措施不奏效，则可将重点转移到用治疗和支持性干预的措施，以帮助病人应对由于疾病或损伤而增多的心理问题。临床病人一、二层级的心理护理，主要由护士承担。护士可通过以病人为中心的倾听、交流，及时发现病人的心理护理需求，借助评估工具和观察访谈了解病人心理反应的影响因素，了解病人在信息、情感、咨询等方面的需求，并给予心理护理和干预。对应三级心理护理，则要求护士具备发现病人有否精神症状的能力，及时转诊精神异常的病人，帮助其及时获得针对性心理治疗。

（一）一级心理护理

一级心理护理是最基础的心理护理，即护士不断努力地与病人接触，根据病人透露的信息和应对方式敏锐地了解其心理状态，察觉、鉴别病人的心理护理需求。该层级的心理护理，要求护士将很好地倾听、引导病人说出关键问题的技巧作为最基本的能力。一级心理护理并不会占用很多时间，真正需要心理干预的病例并不多。尼科尔斯指出，运用一级心理护理应成为一种意识，不仅可提高病人的满意度，还可让护士体会到成就感。如果护士未能朝着有效评估病人心理状态的方向努力，其照护效果往往会不显著。一级心理护理还可为下一步实施信息和情绪方面的护理做准备，也可为心理治疗提供参考。

（二）二级心理护理

二级心理护理即干预，是一级心理护理的深入和提高。与病人较多接触后，心理护理即由意识到病人的心理需要（包括信息和教育），逐步进入通过简略记录方式评估病人的心理状态。护士即从经常与病人接触、从事健康的照护者，成为病人"心理的眼睛和耳朵"。在整个二级心理护理过程中，特别需要强调的是，护士必须采取"一切以病人为中心"的交流沟通手段，以达到更完整了解病人状况的目的。心理干预可与常规护理操作同时进行，也可单独进行。对于某些特殊病人，如意外事故、外科手术及重症病人，在其治疗康复中需组织多学科成员参与的病例讨论，寻求解决病人问题的更多更有效的心理护理办法。

（三）三级心理护理

三级心理护理即心理治疗，指护士凭借自身能力不足以帮助那些困扰非常大的病人时，将病人转诊给临床心理医生即为三级心理护理的重要环节，护士是该层次心理护理的组织者。当通过评估发现病人心理反应过度、出现精神症状时，即需寻求心理或精神科医生的帮助或转诊。由心理医生实施专业心理治疗帮助病人渡过心理危机，阻止事态的进一步恶化。

二、积极心理学理论

（一）基本理论

1. 积极心理学的概念　积极心理学（positive psychology）是美国心理学家马丁·塞利格曼（Martin E. P. Seligman）于1997年提出，指利用心理学的实验方法与测量手段对人类积极的品质进行研究，充分挖掘人固有的潜在的具有建设性的力量，促进个体和社会的发展，使人类走向幸福的一种心理学。积极心理学认为心理学既是关于疾病或健康的科学，也是关于工作、教育、爱、成长和娱乐的科学。因此，临床心理护理既要应对损伤、缺陷和伤害进行研究，也要应对力量和优秀品质进行研究；心理治疗既要对损伤、缺陷的修复和弥补，也要对人类自身所拥有的潜能、力量的发掘。

2. 积极心理学的基本理论　积极心理学主要研究个体如何在良好的条件下更好地发展、生活和具有天赋的人如何使其潜能得到充分地发挥。积极心理学研究内容有三大方面：治疗精神疾病、使人们的生活更加丰富充实、发现并培养有天赋的个体。积极心理学将心理学研究对象分为三个层面：①在主观的层面上研究积极的主观体验：幸福感和满足（对过去）、希望和乐观主义（对未来），以及快乐和幸福感（对现在），包括其生理机制以及获得的途径；②在个体的层面上研究积极的个体特质：爱的能力、工作的能力、勇气、人际交往技巧、对美的感受力、毅力、宽容、创造性、关注未来、灵性、天赋和智慧，目前这方面的研究集中于这些品质的根源和效果上；③在群体的层面上研究公民美德和使个体成为具有责任感、利他主义、有礼貌、宽容和有职业道德的公民，社会组织包括健康的家庭、关系良好的社区、有效能的学校、有社会责任感的媒体等等。积极心理学在临床心理护理工作方法中积极探索生命的意义，提出了"创伤后成长"（post-traumatic growth，PTG）与"幸福感治疗"（well-being therapy，WBT）等论点。上述理论已被临床心理护理研究者充分关注、借鉴和应用，有助于护士在实施心理干预时从多角度、多环节、多途径入手，促进病人的积极成长过程，帮助其重新适应全新的自我，积极面对现实以及未来生活。

（二）积极心理学的临床应用

1. 创伤后成长 创伤后成长又称应激相关性成长、积极成长等。创伤后成长是指创伤事件（导致当事人病残或伴有精神创伤的事件）对当事人并非全是负面的，有时反而促使个体的心灵成长、改善其自我意识、提升个体与他人的社会关系、促使其正确看待生命价值、重新设定新的人生发展目标等积极正向改变。有学者认为创伤后成长包括四个方面：①与创伤事件进行抗争后体验到的积极心理变化；②创伤事件必须具有一定震撼性；③至少在某些领域的成长超越其与危机斗争前的水平；④成长常与困扰共存。创伤后成长的产生背景是个体遭受创伤后的心理冲突和忍受痛苦。大多数创伤者的创伤后成长与其悲伤并存，且创伤后成长源自个体与创伤的顽强抗争，而非创伤本身。个体创伤后成长并非是创伤的必然结果，即遭遇事件的不同个体可伴有或没有创伤后成长，以及可能出现创伤后成长呈现出的高低不同的水平。个体若获得创伤后成长且水平较高，便可用较成熟的发展目标、有意义的应对方式应对创伤性事件，可促使其获得身心康复的最佳状态。创伤救护人员理解和把握创伤后成长的概念，将有助于引导更多的伤病者在创伤后成长。创伤性事件可促进伤者的正性人格改变和成长，使个体具有创伤中成长的能力。如有的个体经历创伤性事件前鲜有应对挫折的体验，在其经历创伤性事件（如严重伤病）后，可能学会了逆境中奋进或成长，在理解自我、处理与他人的关系、人生的哲学观等方面出现积极的变化，其人生亦可能收获到意外的精神财富。临床护士如果以"创伤后成长"来解读创伤救护，将护理过程视为不仅是修复和弥补损伤和缺陷的过程，同时还是激发病人自身所拥有的潜能、力量，将创伤后成长理念运用于创伤者的心理护理实践，掌握创伤后成长的预测因子，利用相关原理和技术有效地促进病人创伤后成长，引导其直面现实，将更有助于病人身心的修复。护士还应根据病人"创伤后成长"影响因素的可控性层面加大调控力度，如调整病人的认知结构，促使其掌握有效应对方式，帮助病人建立和充分利用社会支持系统等等。如某病人烧伤后更多地获得了亲属的关爱与呵护，可促使其家庭关系、生活愿景和自我效能的改善和增强。

2. 幸福感疗法 幸福感是个体的内心心理体验，既是对生活的客观条件和所处状态的事实判断，又是对生活的主观意义和满足程度的价值判断，表现为生活满意度基础上产生的积极心理体验。幸福感疗法以心理幸福感的多维度模式为理论基础，包括环境掌控、个体成长、生活目标、自主性、自我接受及与他人的积极关系等等。幸福感疗法可以帮助当事人认识过去成功处理问题的经历与以后可能出现问题的相似性，促进当事人成功体验的转变。幸福感疗法的主要干预技巧包括：关注、权威形象、和睦关系、言语技巧、信任等。其深度策略包括：灌注希望、塑造力量和叙述等等。上述技巧和策略均称为"积极干预"，其内涵是增强被治疗者的力量而不仅仅是修正病人的缺陷。幸福感疗法在临床心理护理领域应用，旨在通过提高病人的幸福感指数达到减轻其心理压力或提升其心理健康水平的心理干预目的。护士在临床护理工作中指导和鼓励病人保持积极心态，使其自信身心各方面的能力和能量能够成功处理问题和困难。护士还可与病人共同发掘、关注并充分利用其自身积极面，包括先前的成功生活经历、目前的各种有利条件等等。

3. 积极预防 积极心理学理论认为单纯地关注个体身上的弱点和缺陷不能产生有效的预防效果。只有通过发掘并专注于处于困境中个体自身的力量才能够做到有效的预防。护士在临床心理护理过程中应注意发现和塑造病人的积极个体特质，以达到临床心理护理目标。

4. 运用特殊技巧　积极心理学认为在有效的心理护理过程中，护士应适时运用通用的心理学技巧和深度策略，在此基础上形成积极治疗观念，具体采用的方法为关注、权威形象、和睦关系、言语技巧、信任等等。深度策略主要有灌注希望、塑造力量和叙述三种方法，其内涵均是增强被治疗者战胜疾病的内心力量。

5. 保持积极职业心态　在实施心理护理过程中，护士的职业心态越积极其内在潜力就越能得到充分调动，工作就越具有主动性和创造力，其工作的水准和质量就越高。积极的职业心态可以变护士的职业态度，在目前心理护理工作尚无科学的评价体系，护士开展心理护理的效果在很大程度上受护士职业心态的影响。护士积极的职业心态是最本质、最基础的心理护理，对形成良好护患关系具有决定性影响。这种人际氛围又被称为病人身心康复氛围，是直接影响病人身心康复最重要的社会环境因素。病人身心康复氛围的营造和优化取决于护士积极稳定的职业心态。只有具备积极职业心态的护士，才能自觉地使自身的言谈举止有益于病人身心，形成良好的人际魅力，赢得病人的尊重和信赖。积极的职业心态还促使护士努力掌握心理学知识，深入研究病人心理问题，主动探索心理护理对策，为病人提供有效心理支持。

第三节　临床心理护理程序

一、临床心理护理程序的内容与实施步骤

(一) 临床心理护理程序的内容

临床心理护理程序主要包括病人心理的初始评估、深入评估、心理干预和心理干预后再评估 4 部分内容。

1. 病人心理的初始评估　病人心理的初始评估指病人初入院阶段（入院 24 小时内），护士以其良好的沟通态度和技巧赢得病人的信任，即可综合常用方法对病人的心理状态实施初步评估，将针对病人观察、询问和量化评估的结果综合分析，获得对病人心理状态的"适宜"或"存在问题"的结论。对心理状态适宜的病人，初始评估即完成；对心理状态存在问题的病人，则需进一步作较深入评估。

2. 病人心理的深入评估　深入评估的评估对象既包括初入院阶段"存在问题"的病人，也包括初始评估为"状态适宜"，但在其后入院治疗阶段由各种因素引发问题的病人，深入评估的重点是病人存在问题的性质、程度及其原因，以便为制订干预对策提供依据。

3. "问题"病人的心理干预　心理干预主要包括对症和对因的策略，如对某严重抑郁的癌症病人，防止其轻生的一系列措施即为对症干预；经深入分析得知其疾病认知不当是首要影响因素，改变其疾病认知的各种做法即为对因干预。

4. 病人心理干预后再评估　再评估目的在于了解病人心理的动态发展，如同为高热病人使用降温措施后测体温，评价采用对症、对因心理干预措施的效果，做出小结记录并制订下一步方案。若"存在问题"的病人已达成"适宜身心状态"，原先针对其制订的心理干预措施即可停用。

（二）临床心理护理的实施步骤

心理护理的实施步骤，也可称为心理护理的基本程序，是个连续、动态的过程，可因人而异，灵活运用，主要包括以下8个环节。

1. 建立良好护患关系 将"建立良好的护患关系"置于心理护理基本程序的首位，是要求护士实施心理护理的过程中，始终把建立良好护患关系放在头等重要位置，并贯穿心理护理过程的始终。此环节主要注意两个方面。

（1）遵循伦理学三原则：护士奉行心理护理的伦理学三原则，切实做到临床心理护理过程中"无损于病人身心健康，不违背病人主观意愿，不泄露病人个人隐私"，以赢得病人的信任及友好合作。

（2）有效的沟通技巧：指护士运用语词沟通和非语词沟通等人际交往技巧与病人有效沟通。语词沟通，指护士应注重语言修养，如文明性用语、安慰性用语、治疗性用语、规范性用语；非语词沟通，指护士应善用面部表情、目光接触、健美姿态、恰当手势、人际距离、触摸等技巧。

2. 全方位采集心理信息 全方位采集心理信息通常指护士运用临床观察法和访谈法，通过观察病人的各种表情动作和倾听病人或其亲属叙述等方法，收集反映病人心理状态的信息。病人的心理信息应与其他临床资料同时收集，分析病人基本心理状态。条件许可时还可用量表法和问卷调查法收集病人的心理信息。根据病人心理问题特征，选用人格量表、情绪量表等心理测评工具，以了解病人心理活动的深层信息。

3. 客观量化心理评定 客观量化心理评定指护士借助心理评定量表，对病人进行心理评定的方法。对千差万别的病人心理状态实施准确评估，需科学选用评定方法和测评工具，以便科学准确地判断病人心理问题的性质、程度及主要形成原因。客观量化的评定结果既可反映出某些病人心理活动的共性规律，也可甄别病人心理的个性特征。不同年龄、性别、职业、文化程度等因素所致病人心理的共性规律，以及病人人格的个性化特征（如内向与外向、乐观与悲观、敏感与迟钝等）均可通过量化评定获得相应的结论。

4. 确定病人的基本心态 一是指确定病人基本心理状态的性质，总体判断其心态"好、中、差"，重点确定病人的占主导地位、具本质特征的心理反应，判定其是否存在"焦虑、抑郁、恐惧、愤怒"等负性情绪；二是指确定病人负性情绪的强度，以"轻、中、重"区分。确定病人的基本心态，既不可忽略，也不宜夸大，以便为优选心理护理对策提供有价值的参照系。

由于焦虑具有双重作用。适度焦虑为个体加强自身保护、建立心理防御机制所必需；过度焦虑或焦虑缺如的两极倾向，则均属负性情绪，易对个体身心造成危害。故实施心理护理前，首先应了解病人的焦虑适度与否，再酌情考虑是否对其焦虑实施干预。仅凭护士个人经验主观评价病人心理或不分轻重缓急的做法，难以为优选心理护理对策提供可靠依据。

5. 分析主要原因和影响因素 该步骤在于增强心理干预的针对性。通常个体遭遇疾病、意外等挫折所致心理反应强度及其应对方式，主要取决于其人格类型。如有些病人病情不严重，却产生很强的情绪反应；有些病人病情严重，却保持良好心境。临床上常见同类疾病病人，可因其外向或内向、乐观或悲观等人格差异，使之心理负重程度不同，且对其疾病发展、转归的影响不同。性格外向的病人多以言行宣泄负性情绪而如释重负；性格内向的病人则易成天闷闷不乐、积郁成疾。人格特征决定个体的疾病态度，"生性"乐观者，身患"绝症"也不致终日以泪洗面，经历短暂痛苦体验后，大多很快找到新的人生支点，不会轻率地结束生命。如聚集"癌症俱乐部"的病人，多为性情开朗、乐观、心理承受能力较强者。

心理学家奥尔波特等研制的"状态-特质"焦虑量表，是一种可鉴别个体焦虑特质的评定工具。它可根据所测得分值，判定个体的"状态焦虑"和"特质焦虑"。研究表明，"状态焦虑"高而"特质焦虑"不高者，属于潜在心理素质较好的个体；"状态焦虑"和"特质焦虑"均高者，则属于潜在心理素质较差的个体。运用"状态特质"焦虑量表，可了解病人的焦虑主要源自其内在特质或外部事件，可作为选择心理护理对策的重要依据。

6. 选择适宜对策　病人心理状态是个性与共性的对立统一，既有个体差异，又有许多共性规律。实施心理护理，首先应考虑病人心理的共性规律、心理护理的总体对策和实施原则；再结合病人的个性特征，在具体操作中举一反三、灵活应用，便可使各类病人的心理问题迎刃而解。

如老年人、中年人、青年人、婴幼儿等各年龄阶段的病人，在心理应激的表现形式上各有其鲜明的特点，但却反映其急需解除病痛的共同心态。面对病痛，老年病人常有风烛残年的悲哀；中年病人可因家庭、事业的重负而长吁短叹；青年病人因不堪意外打击而自暴自弃；年幼患儿可因身体不适而哭闹不止，等等。但无论哪种情绪反应形式，都源自其最本质的需求——"解除病痛，尽快康复"。护士可把满足病人本质需求作为实施心理护理的主导策略，再结合病人的年龄等特点，归纳出针对不同年龄病人、行之有效的操作模式，较及时地缓解各类病人的心理冲突。如对哭闹不止、无亲属陪护的婴幼儿，护士适时搂抱患儿，可满足其"皮肤饥饿"，使婴幼儿犹如依偎母亲怀抱，产生安全感、舒适感，终止哭闹而泰然处之。

如护士实施心理护理时，对"状态焦虑"高而"特质焦虑"不高的病人，其重点是调动病人的内在潜力，通过改变其疾病认知等，提高病人抗衡疾病的心理承受能力；也可助其掌握有效的心理应对方式，以利其在漫长疾病过程中维持相对的心理平衡。对"状态焦虑"和"特质焦虑"均高的病人，其重点则应较多地控制病人的各种外部干扰，充分顾及此类病人对刺激敏感、反应强烈且难以排遣等人格倾向，尽量减少外部刺激所致的较大心理压力。此外，还应结合病人个体的其他特点，因人而异地制订实施对策。

探索适用的规范化临床应用模式，是心理护理质量的重要保障。如为急诊观察室、重症监护室等特殊场所的病人作各种解释时，使用统一、规范的指导语，可避免护士因职业阅历、工作经验等不足给病人身心造成影响。临床实例表明，人际沟通经验不足的年轻护士，有时会在病人面前因拘谨而词不达意，或因随意性讲解而加重病人的心理负担。如某年轻护士向接受2次心脏换瓣手术的病人介绍术后注意事项，因过于拘谨竟脱口而出："术后要插许多乱七八糟的管子。"针对此，护士若能制订一些针对特定场合、较规范、经认真策划的专用解释性语言，便可较大程度地避免护士个体因素对病人的不利影响。诸如病人术后放置多根管道的规范化指导语可表述为："术后您身上将放置10多根管子，但每根管子都维系着您的健康和生命。放置多根管子可能会使您感到不适，到时您做个手势我们就立刻到您身边尽可能地帮助您。通过我们的密切合作，您一定会顺利渡过难关，尽快康复。"此类规范化指导语，既可杜绝护士个人因素给病人造成医源性心理重负，又可让病人感受护士的善解人意、浓浓温情，由此产生对学生的信任与合作，有益病人的身心康复。

7. 观察评估效果　目前临床心理护理的效果评价主要存在两方面问题：一是缺乏适用、

客观的效果评定指标；二是尚无规范、统一的衡量标准。均需在临床实践中不断探索，逐一解决。心理护理的效果评定应为综合性评价，包括病人的主观体验、身心的客观指标（生理、心理的指标）。总之，需建立心理护理效果的评价体系及其相应评定标准。例如，实施心理干预后，可评定病人的极度焦虑是否显著缓解？被施以心理护理对策的病人，其身心康复进程是否明显加快等。

8. 确定新方案　指护士经心理护理的效果评定，小结前阶段心理护理的对策，并根据不同结果确定新的方案。对心理护理后获得适宜身心状态的病人，可暂时中止其个性化心理护理；对负性情绪已部分改善的病人，需巩固或加强心理护理的效果；对负性情绪持续未得到控制的病人，则需再作较深入的原因分析，调整其心理护理对策。

需要指出的是，为病人实施心理护理不能一劳永逸；为病人实施心理护理是动态过程。心理护理的程序是相对的，心理护理步骤是灵活的，心理护理过程是循环往复的，心理护理的临床实践需不断发展和完善。

二、临床心理护理效果评价

（一）心理护理效果评价定义

心理护理效果评价是指护士在实施心理护理计划的过程中和实施计划结束之后，对病人认知和行为的改变以及健康状态的恢复情况进行连续、系统的鉴定和判断。护理评价是对病人所经历的某些变化的估计，这些变化是护士实施护理措施后所期望达到的病人认知、情绪和行为反应。通过不断地将病人的情况同预先制订的护理目标进行比较，来确定心理护理的实际效果。理论上护理评价是护理程序的最后一步，但实际上，评价护理措施的效果应是随时进行的、动态的、贯穿护理全过程。病人的情况和行为可能随时发生变化，因此，护理评价应该是灵活的，特别是在心理社会方面的护理活动中，有多种因素影响其效果，动态地观察和评价效果就显得更为重要。

（二）心理护理效果评价步骤

心理护理效果评价的基本内容可分为：建立评价标准、收集资料、评价目标是否实现、分析问题的原因、重审护理计划五个部分。

1. 建立评价标准　计划阶段所确定的预期目标可作为护理效果评价的标准。因此，要求护理目标必须具体、可观察、可测量、可比较、可操作性强。

2. 收集资料　为评价预期目标是否达到，护士应在实施护理计划后收集病人的主客观资料，以便与评估时的情况进行比较。在此过程中应明确以下几方面：①谁负责收集资料；②何时收集资料；③应用何种形式收集资料（通过护理查房、护理会诊、护理病例讨论会等）；④应用何种工具收集资料（观察、访谈、问卷调查、量表测量）等等。

3. 评价目标是否实现　在目标陈述中规定的期限到来后，列出实施心理护理措施后病人出现的反应；继而，将反应与原制订目标进行比较，以观察是否达到目标。如在评估时运用某个量表，则评价时可用同一量表来判断病人情况变化的程度。衡量目标实现与否的程度分为目标完全实现、目标部分实现和目标未实现三种。心理护理评价是为了了解心理护理措施实施后的效果，以检验原定计划的可行性如何，为修订护理计划做准备。评价主要针对目标，通过比较，衡量预期结果是否实现：①问题已经解决，预期结果实现；②问题部分解决，预期结果部分实现；③问题未解决，预期结果未实现；④问题进一步恶化。心理护理评价的方法一般采取调查法及观察法，如访谈、问卷、对病人进行实地观察并记录等。

4. 分析问题的原因　通过对目标实现程度的评价，如果发现部分目标尚未实现，则要探讨导致目标部分实现或未实现的原因。护士可按照心理护理程序的顺序从以下几方面分析：①所收集的资料是否准确、全面？②护理诊断是否正确？③目标是否合理？④护理措施设计是否得当？执行是否有效？⑤病人是否配合？进而逐一做出分析，找到问题的症结所在。

5. 重审护理计划　护理计划不是一成不变的，需根据病人情况的变化而不断地进行调整。影响目标实现的因素很多，护士要在评价的基础上，对目标未实现或部分实现，甚至问题恶化的原因进行全面认真的探讨和分析，可从以下几方面考虑：所收集的基础资料是否欠准确、护理诊断是否欠正确、预期目标是否切实可行、护理措施是否不适当或未有效地执行、病人是否态度积极，配合良好、病情是否有新的变化、护士知识技能水平是否不足及护理资源是否不够等。通过重审护理计划，对已解决的问题，则停止采取措施，进一步评估病人可能存在的其他问题，拟定下一个目标；原来认为可能存在的问题，经过分析或实践验证不存在的，则予以取消；如果问题依然存在，计划的措施适宜，则继续执行原护理计划；如通过评估证明诊断、目标或措施中有不适当的内容，则应及时做出修改。

（戎华刚）

第四节　特殊病人心理护理

病人患病后都会有不同程度的心理改变，其变化往往会形成一定的规律。不同年龄和不同疾病阶段的病人会产生相应的心理改变，具有不同的心理特点。掌握和了解病人共性的心理变化和特点，有利于更科学有效地开展护理工作。

一、孕产妇心理特征与心理护理

病人入院后一般经历的是异常的病理变化过程，而产妇入院后经历的是一种正常的生理变化过程。妊娠期阶段妇女的心理是最微妙而复杂的，对周围事物感知敏锐、反应强烈、情绪不稳定。往往既有即将做母亲的喜悦，又有担心孩子是否畸形、是否聪明健康的忧虑，还有对身体是否发生变化的担心。因此，产科护士应充分了解产妇的心理特点，掌握其心理活动过程。分娩是女性生命中的一件重大应激事件，尤其是初产妇极易出现复杂的心理变化，对分娩产生不良影响。虽然妊娠的心理反应过程不像妊娠生理时间表那样明确，但也有一定规律可循。孕妇在妊娠期间，心理变化是以生理变化为基础，与生理变化联系在一起的，因此可以根据妊娠生理时间表观察产妇的心理活动。

（一）孕产妇心理特征

1. 孕初期心理　虽然孕妇知道自己已经怀孕，但怀孕还不明显，此时她可能有选择地接收一些外部信息，观察人们的反应，寻找外部和内部的证据来证明自己的身体与原来不同。

无论受孕是否是自己所希望的，大多数孕妇都具有矛盾的心理，既有积极的感情，也有消极的感情。此时孕妇的心情经常波动，既希望自己能顺利平安地分娩一个健康的婴儿，同时也担心身体会发生变化等等，孕妇常常伴有内疚和矛盾心理。妊娠 6 周左右常有早孕反应，有些孕妇呕吐剧烈，往往产生焦虑、害怕、期待、忧郁、紧张等不良情绪，美国心理学家欧西格和西蒙斯研究后发现，若妇女在孕期有严重的紧张和焦虑情绪，其孩子出生后极易出现情绪不稳定现象。

2. 孕中期心理　此时孕妇最明显的感觉是胎动，开始警觉胎儿早期的颤动、惊喜、觉得神奇，喜欢和其他孕妇交流，计划极具幻想性。随着恶心等不舒适感消失或减少，孕妇情绪波动不像以前那样经常出现，开始适应妊娠状态，情绪转为稳定，只是在感知觉、智力反应能力方面略有下降。但此阶段的孕妇由于担心产下畸形儿，经常会有莫名其妙的恐惧感，以及不着边际的形象化想象。在此期间家人的过分呵护使得孕产妇的心理依赖性增强。由于生理上的变化，包括骨盆血管供应增加和血管充血增多，许多孕妇在妊娠中期性欲更强。

3. 孕后期心理　在妊娠后期，由于孕妇的精力都集中在孩子降生和未来的看护上。此时孕妇的思维幻想成分减少，现实性增加。由于胎儿发育迅速使得孕妇产生身心反应，孕妇常常会感觉不舒服，可出现腰痛、尿频、呼吸困难、腿部麻痹、睡眠困难等症状，也可能对腹内的胎动感到不舒服。孕妇还会经常感到笨拙和乏味，感觉自己变得很丑陋。

到了妊娠最后阶段孕妇开始关心分娩的相关问题，对大多数产妇而言，分娩既有冒险的感觉令人兴奋，又要面对分娩过程中的各种不确定因素，她们常会有更多的不安和惊慌，有身处悬崖边的感觉，使她们对分娩更加充满了恐惧，极力搜寻和求证有关分娩的信息和知识。有些产妇则徘徊在顺产与剖宫产的选择上，由于不知如何选择而产生焦虑情绪。

4. 分娩前心理　由于产妇在进产房前已经得到许多有关分娩的负面信息，已经对分娩有紧张恐惧心理。产妇面对产房中严肃的医生护士、陌生的生产环境、冰冷的手术器械、周围产妇痛苦的呻吟或喊叫，精神上更为紧张，恐惧心理更加强烈。有些产妇因害怕分娩疼痛、出血及难产而出现恐惧焦虑情绪，使产妇失眠、食欲下降，引起疲劳、脱水和体力消耗。

5. 产后心理　大多数产妇分娩后如释重负、心情舒畅。但部分产妇在产后情绪低落、郁郁寡欢患上产后抑郁症。产后抑郁症与产褥期雌激素和黄体酮下降有关，也与产妇丈夫及家人的态度、产妇本人健康状态、婴儿哺乳以及产妇对母亲角色适应等因素有关，婴儿性别也是引发产后抑郁症的原因之一。

另外产妇心理还受其婚姻状况、生产年龄、胎儿是否存活或健康与否等因素影响。

未婚先孕妇女在家庭和社会中大都难以得到充分的理解支持，由于与我国社会文化和伦理道德相悖，未婚先孕妇女对怀孕大都采取隐瞒态度，因此在计划生育手术中常常表现出极度的克制，容易因在手术过程中因医生护士的态度导致心理障碍。

高龄产妇在妊娠期较为谨慎，能够遵从医生和护士的指导。高龄初产妇与年轻初产妇相比独立性较强，妊娠心理反应较少。但是，由于高龄妊娠可能导致的胎儿畸形和妊娠并发症，这些不利因素可使高龄孕妇产生忧虑和恐惧心理，甚至导致心理疾患。

（二）孕产妇心理护理

1. 做好妊娠期保健指导　在孕妇的妊娠保健检查中，护士应根据孕妇的具体心理状况适当增加心理健康辅导，以消除孕妇的紧张情绪，及时解决孕妇的心理问题。指导孕妇了解怀孕和分娩相关常识，了解不良情绪对胎儿的负性影响，消除紧张恐惧心理。护士应指导家属在家庭生活中如何应给孕妇恰当的关心和照顾,尤其是来自丈夫的保护和支持能够帮助其树立信心,健康愉快的孕期生活对保证胎儿生长发育、预防流产早产、妊娠并发症具有重要意义。

2. 创造安静轻松的临产环境 分娩环境家庭化具体体现为产房的舒适、温馨、宁静、安全、温湿度适宜等等,使产妇有宾至如归的感觉。根据产妇的不同状况和爱好,在生产过程中播放各种舒缓、轻柔的音乐,使产妇在平静安详愉快的气氛中完成分娩。

3. 加强产前健康教育 亲切和蔼的态度可以使产妇对护士产生的信任。在产前教育时护士应着重向孕妇讲解分娩的生理过程,使其确信每个妇女都有分娩能力,并系统科学介绍正常分娩过程,使其了解什么样的感觉是正常的,分娩时会出现哪些情况以及应如何应付,使其在心理上有所准备。同时护士还应指导孕妇分娩技巧,正确运用力学原理。产前还要对包括丈夫、公婆及孕妇父母在内的家庭成员进行相关心理健康教育,使其处理好与孕妇间的家庭关系,以减轻孕妇不必要的分娩紧张。

4. 教会产妇减轻产痛的方法 在生产前护士应使孕妇明白与医生和护士默契配合的重要性,使孕妇相信只要和医生护士密切配合,分娩导致的疼痛是完全可以经受住的。在生产过程中护士应指导孕妇学会合理运用想象和暗示,如让产妇想象宫缩时的感受,想象宫口在慢慢开放,阴道在扩张,胎儿渐渐下降的感觉,同时自我暗示:"我能行,我很快就可以见宝宝了"。护士还应指导孕妇进行相应的放松训练,指导产妇学会合理宣泄以减轻疼痛,集中注意力配合宫缩用力。护士在产程中不断给予产妇表扬和鼓励,使其增强分娩的信心,保持良好的情绪状态,从而提高对疼痛的耐受性。护士用微笑的表情、关心的目光与产妇进行情感交流鼓励其顺利生产。

5. 帮助产妇克服抑郁情绪 产妇的抑郁状态如不及时化解,将影响其乳汁分泌,并威胁产妇的身体健康。对于患有产后抑郁症的产妇,护士在临床护理工作中应高度关注产妇的心理状况和临床行为表现,给予必要的心理辅导或建议转至相关科室接受心理治疗,以防止意外情况的发生。

二、儿童病人心理特征与心理护理

儿童病人的年龄分布比较广,从出生到12岁。包括婴儿期(0~3岁),幼儿期(3~6、7岁)和童年期(6、7~11、12岁)。儿童在不同阶段的心理发育不一,因此,不同阶段儿童对疾病的心理反应也不尽相同。因此,在临床的护理工作中,儿科护士需要科学了解不同年龄段的儿童患病后的心理特点,关注其心理变化,加强心理护理使患儿早日康复。

(一)婴儿期病人心理护理

1. 婴儿期病人的心理特征 婴儿期病人除了因疾病造成的不适而哭闹不止外,其心理活动的能力也十分有限。在医院,患儿可能因病情不允许或其他原因使其母亲不能陪伴,患儿会因母亲或照顾者的离开感到不安而产生恐惧,对陌生人的出现感到紧张和焦虑,表现为哭闹、烦躁、不安、焦虑、孤独、食欲不振等。患儿表现出来的对母亲的依恋、"皮肤饥饿"等心理现象,并非是他们在疾病过程中所特有的心理活动,所有的患儿离开母亲都会产生分离性焦虑和恐惧。但孩子与母亲分离产生的焦虑会在孩子心灵上产生悲剧性变化,影响生长发育和人格发展。

2. 婴儿期病人的心理护理

（1）鼓励母乳喂养：母乳喂养不仅能向患儿提供营养丰富、容易消化的营养，而且通过母乳喂养可以促进母子在感知觉和情感方面的沟通，使患儿获得安全感，有利于患儿神经系统的发育和健康情感的发展。因此，在护理婴儿期患儿时，对暂时不能进行母乳喂养的患儿，护士应抱着喂奶和多给其抚触。

（2）提供个性化护理：根据患儿心理发展特点，提供有针对性的护理和训练，为患儿创造温暖和有适当刺激的康复环境，以促进婴儿期病人感知觉、动作和语言的发展。如在病房内悬挂色彩丰富的图片、可活动的玩具等等。通过给予适当的感观信息，既可使患儿获得直观的感知觉经验，又使其智力得到发展。

（3）关注情感需要：研究表明，1岁以内的患儿对情感的需要十分迫切，需要陪伴、玩耍、爱抚和情感交流等，因此需要护士对患儿采用爱抚式的护理方式。在护理过程中注意患儿的情感需要，多争取时间亲近患儿，经常拥抱、抚摸、逗引、玩耍等等。

（4）减少分离焦虑和皮肤饥饿感：患儿在与照顾者间的相互交往中，不但能够以自己的情绪变化作为基本的交往信号，而且逐渐学会辨认他人的情绪和表情，并与照顾者建立"爱"的联系，形成依恋。护士应尽量不使患儿与母亲分离，建立母亲陪护制度。如果无母亲陪伴的患儿，护士应承担起母亲角色尽可能为患儿提供母爱，经常与患儿交谈、玩耍、抚摸、抱抱等，一般可采取全身搂抱、抚摸背部、上肢、头等方法满足患儿皮肤的需要。

（二）幼儿期病人心理护理

1. 幼儿期病人的心理特征　随着个体自我意识的增长，当患儿有了主体与客体的概念后便逐渐开始了自我保护意识，有了对死亡的恐惧。此时疾病对其健康影响的危机比较抽象和模糊，因此幼儿因疾病而产生的心理活动也比较单纯，如看到与自己同龄的病人死去时，可能以为自己的同伴是睡着了；稍微大点的患儿看到同伴的死亡可能产生短暂的恐惧，并出现相应的行为反应，但他们无法真正理解"死亡"的概念，无忧无虑的天性使其比较容易恢复。此期患儿的心理反应主要表现为焦虑、恐惧、反抗和依赖性增强。幼儿期病人同样容易产生与母亲分离的焦虑和对陌生环境、陌生人，疾病和各种治疗性疼痛的恐惧，有的患儿甚至拒绝治疗。部分患儿在住院期间可出现依赖性增强，表现为行为退化，自己过去能做的事情也不愿去做，完全依赖父母和护士。尤其是独生子女长期在家中受到溺爱，患病后家长更是有求必应，更加强化了患儿的依赖心理。

2. 幼儿期患儿的心理护理

（1）适当开展游戏活动：游戏是幼儿期的主要活动，可使住院患儿的生活充满愉快的情趣。在不影响患儿病情、休息和睡眠情况下，应在患儿每天的生活日程中适当安排一些游戏活动，以消除患儿对住院各种事物的反感，减少对陌生环境的恐惧和不安。

（2）正确对待独立愿望：幼儿期是培养生活习惯自主时期，护士应为患儿提供机会做决定并加以赞赏和鼓励。如让患儿自己穿衣、吃饭、大小便等，以增强其生活能力，体验独立的乐趣。由于患儿的自我照料能力有限，当患儿不能独立达到自己的目的时，护士应给予适当帮助并对危险的因素加以防范。

（3）熟练应用沟通语言：幼儿期是幼儿口头语言发展的关键时期，护士应了解幼儿惯用的词汇、表达需要和要求的特殊方式。非言语方式是和患儿沟通的一条重要途径，护士应熟悉患儿面部表情、态度、动作、语调等变化提供的信息，同时也要熟练应用自己的非言语语言对患儿进行积极的影响。

（4）减轻恐惧感：护士应耐心向患儿介绍同病房的其他患儿和住院的生活安排，使患儿对新伙伴和医院环境有所了解，减少其对陌生环境的焦虑情绪，同时护士在各种检查或治疗前，应向家长和患儿解释清楚，减轻他们的不安并取得合作。护士在操作前应多与患儿说笑、抚摸、搂抱以分散其注意力，以减轻恐惧感与不适感。

（三）童年期病人心理护理

1. 童年期病人的心理特征　童年期病人自我意识进一步发展，患儿因疾病产生的心理活动也逐渐复杂。患儿开始懂得关注自己疾病的预后，重视自己的健康问题，会根据自己的疾病知识做各种推测，担忧未来等等。多数童年期患儿的心理活动仍然围绕自己与疾病进行，一般不太复杂。童年期病人开始进入学校学习，因生病住院多数患儿会担心学习成绩下降，害怕与学校和同学分离。特别是一些年龄比较大的患儿，因患慢性疾病、长期住院或有可能预后比较差的患儿，容易产生抑郁情绪。另外，童年期病人对疾病和本身身体的认识缺乏，常常忧虑自己是否会变成残疾人或死亡，因而产生对住院和治疗的恐惧。有的患儿怕羞，对体格检查等可能不能很好配合，如对肛门、阴部、胸部等身体部位的检查。

2. 童年期病人的心理护理要点

（1）提供学习机会：在患儿的日常生活安排中，应根据患儿的病情适当安排学习和娱乐活动，特别是对住院时间比较长的患儿，应有教师指导其学习和娱乐，减少患儿对学习成绩下降的忧虑，同时通过学习可以培养孩子正确的学习态度和良好学习习惯，使患儿出院后能够很快适应学校生活。

（2）耐心解释和灵活掌握制度：医院应建立必要的规章制度以保证患儿的安全，但在必要时应灵活掌握以减轻患儿住院的心理压力，创造条件使患儿有户外或室内活动的机会。在进行各种检查和治疗前，护士应耐心解释，简单讲解疾病知识、治疗检查目的和过程，在做有关健康教育和指导时应注意避免伤及患儿的自尊心，多给予正性的鼓励。

三、急危重症病人心理特征与心理护理

急危重症病人是指临床病情危重，救治较为困难，随时都处于死亡威胁中的病人。临床上常见的原因有心跳骤停、休克、昏迷、大出血、主要器官功能衰竭、各种急性中毒等等。危急重症病人除了一般病人常见的心理问题外，还有其特殊的心理特点。护士根据病人的病情、年龄、社会文化背景、经济条件等具体分析每个急危重症病人的心理特征，以便有针对性地做好心理护理工作。

（一）急危重症病人心理特征

急危重症病人由于起病急骤、病势凶猛，病人对突然发生的变故缺乏心理准备，常会导致强烈而复杂的心理反应。有关急危重症病人的心理问题研究发现，多数病人存在紧张、恐惧、焦虑、抑郁、激惹性高、敏感多疑等心理问题，有的病人还会出现幻听、妄想及轻生念头等。急危重症病人产生强烈心理反应的原因与疾病的威胁和环境等因素有关。当病人意识清楚，看到医护人员严肃的表情、紧张的抢救过程、各种器械如监护仪器发出的声音等都会对病人产生巨大压力，病人常常处于恐惧、抢救治疗的痛苦和对生命渴望的矛盾中，导致严重心理冲突。另外，由于疾病所致各器官功能障碍及治疗过程等会造成脑功能损害，导致心理方面的改变。急危重症病人的心理反应还根据其具体情况不同，表现出各自的特点。

1. 起病急且严重的病人　起病急且严重的病人，如急性心肌梗死的病人，因持续剧烈疼痛和骤然起病，常常会产生严重的恐惧和紧张。病人表现为不敢移动、翻身、冷汗、惊慌失措等。病人的焦虑和恐惧常使病情加重，不利于治疗与康复。因此，护士及时给予心理护理非常重要。

2. 突然遭遇意外事故的病人　突然遭遇意外事故的病人，由于严重的急性心理创伤，疾病初期常常表现为"情绪休克"状态，病人表现为惊慌、恐惧面容、缄默、木僵、表情淡漠，有时会出现愤怒和拒绝治疗等。

3. 经过抢救生还的病人　当急危重症病人经过抢救生还，由于迫切渴望生存和康复，常会表现以自我为中心，对其家属和护士产生依赖，病人角色可能出现强化。

4. 病情重、病程长、常反复的病人　病情重、病程长、常反复的病人，如慢性心衰、尿毒症等，因病情反复，有求生困难，求死不能的感觉。病人常处在一方面惧怕死亡，一方面又怕疾病折磨和麻烦家人的心理冲突中。

（二）急危重症病人心理护理

1. 沉着冷静处理病人的情绪反应　急危重症病人情绪反应激烈求医心切，由于情绪直接影响病情，因此在病人入院初期，特别是入院后的 48 小时内，护士应及时给予心理干预，缓解病人紧张、恐惧和焦虑情绪。护士应对病人多关心，并与医生默契配合做好病人的心理支持和调适工作。

2. 加强保护性护理措施　对急危重症病人切忌在其面前讨论病情，应向病人家属或单位领导交代病情，特别是预后不好的，应交代家属或其他人员不要在病人面前流露，以免影响病人的情绪。同时应做好病人家属工作，使家属有充分的心理准备。

3. 做好心理支持和调适　护士对急危重症病人应给予恰当的安慰和耐心指导，让病人感受到医院的温暖和安全，从而减轻病人的恐惧、紧张和焦虑不安的情绪反应。另外对病人的过激行为，如拒绝治疗、愤怒、多疑等应给予充分的理解，不能够讽刺和训斥。对病人不恰当的行为可用认知行为治疗技术，改变病人对疾病的错误认知和应对方式，使病人能够主动配合治疗与护理，充分调动病人自身的能动性。

4. 创造舒适的治疗环境　为病人创造舒适、安全、优美的治疗环境，减少或消除环境中的不良刺激。如病人应有相对独立的空间，护士努力保护其隐私。尽量将噪声和干扰减至最小，夜间将灯光调暗，符合昼夜规律。在病房明显处悬挂钟表和日历，帮助病人保持时间定向力等。

5. 给予病人家属心理支持　护士应提醒家属在病人面前保持镇定，不要过分流露悲伤情绪而增加病人的心理负担。同时，适当的和病人家属介绍病情和医疗方案，使家属感到医护人员对治疗和护理都是深思熟虑，增强家属对治疗的信心，主动配合医护人员的抢救和治疗。

6. 强化护士的责任心　急危重症病人脱离危险后，面临较长时间的恢复阶段，护士的责任心对病人的心理状态有很大影响。此阶段的病人迫切期望出院，由于某些生理功能的丧失或低下，导致的生活不能自理，往往使病人表现得焦躁、易怒、情绪低落等等。这就需要护士有较强的责任感，着重加强各项基础护理，建立良好的治疗环境。护士的周到服务可维持病人的良好心境，缩短治疗过程。

7. 增进护患间良好互动关系　良好的护患关系不仅可以帮助病人战胜疾病，恢复身体健康，而且对保障及恢复病人的心理健康有重要意义。建立良好的护患关系是护理工作的需要，也是为病人提供高质量临床护理服务的前提。护士应从小事上为急危重症病人提供细心的服务，如准备供交流用的纸笔和画板，画出易被人理解的要求，在病人不方便说话的时候让其指示或书写。

总之，急危重症病人的心理护理对他们疾病的转归有很大影响。医护人员也应该根据各类病人的不同有针对性的分析和调整他们的心理状态，使之早日康复。

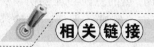 相关链接

ICU 综合征

Mckeyney 于 1966 年提出"ICU 综合征"的概念。处于 ICU 特殊环境，加之疾病和治疗的影响，可使病人进入"意识的改变状态"（altered states of consciousness），从而引起认知缺陷（包括定向障碍、记忆和判断力受损、谵妄、不能集中注意力）和情绪波动等。这种意识的改变状态有时很像急性精神病状态，因为它可引起妄想和幻觉。病人可产生强烈的情绪反应，包括焦虑、恐惧和抑郁等，也可产生冲动行为；病人可能不服从治疗，从而加重病情。通常 ICU 综合征发生快、病程短，持续时间 24～48 小时，也有报道平均病程为 14.7 天。病人在 ICU 环境中所表现的精神方面的一系列症状，称为"ICU"综合征。

四、创伤病人心理特征与心理护理

狭义的创伤是指机械性致伤因素作用于机体所造成的组织结构完整性破坏或功能障碍。任何原因所致的创伤都会有出血、疼痛及正常生理功能障碍，可以使伤者产生相应的心理反应，出现不用程度的紧张、痛苦、忧虑、焦虑甚至愤怒的情绪，感觉过敏或夸大伤痛等。尤其是意外创伤造成的功能障碍或永久性严重残疾则会有更强烈的心理反应。面对突发性应激事件，个体一般会出现"惊吓-否认-侵入-不断修正-结束"典型的心理反应过程，但是如果突发事件超过病人心理承受的极限或心理反应过于强烈，就会出现生理和精神上的病理性变化。

（一）创伤病人心理特征

1. 情绪休克　即心因性木僵状态（即不言不语、双目视而无睹，对人漠不关心、呆若木鸡）和心因性朦胧状态（茫然，对周围环境不够清晰的感知，不知自己所处的环境）。这是一种心理防卫机制，实际上也是一种超限抑制。"情绪休克"可以减少因焦虑和恐惧而造成的过度心身反应，因而在一定程度上对个体起保护作用。创伤病人对自己经历的突发事件没有足够的心理准备，因而，事件发生后表现为出人意料的镇静和淡漠，对答简单和反应迟钝。这种反应可以持续数天，直至转为其他的心理反应。

2. 否认和无助　创伤病人经抢救后病情好转，急性症状初步控制后可以出现心理否认反应，认为自己没病或者病情很轻，无需住院。而且突然住院，与家庭成员的分离会让创伤病人深感无助，经济压力和精神压力都会无形地压抑着。

3. 焦虑　面对突发事件，病人不了解病情与预后会发生期待性焦虑。紧急入院，与亲人和熟悉环境的隔离又会使病人产生分离性焦虑。创伤后期病人已对重症监护病房产生依赖，

对离开重症监护病房缺乏充分心理准备，因此在撤离重症监护病房时往往会出现焦虑反应，表现出行为幼稚退化，希望得到全面照顾的倾向。

4. 孤独感　创伤病人多是紧急入院，对突然进入陌生环境缺乏心理准备，尤其在重症监护病房，紧张的气氛和各种监护仪器都会使病人产生孤独感。另外，由于重症监护病房限制家属探视，病人与医护人员的交流较少，当病情稍有好转后有时会出现孤独感。

5. 抑郁　突发事件后的"丧失感"可引发抑郁，如毁容和残疾会影响工作机会、学习、婚姻、家庭生活，以及担心事故责任划分等等，有些伤者可由深感悔恨发展为自责自罪，有的沮丧绝望整日沉默不语，严重残疾者有时会萌发轻生念头。

（二）创伤病人心理护理

1. 为病人创造良好环境　良好的环境包括居住环境、人文环境和语言环境。居住环境的好坏直接影响病人的心理反应。因此尽量保证病房舒适和空气清新，病房布局要合理，仪器摆放整齐，暂时不用的仪器设备尽量避开病人视线，以免造成病人不必要的恐惧。适当的音乐疗法可以缓解创伤病人交感神经的过度紧张，减少和预防 PTSD 综合征的出现。其次是人文环境，护士应该懂得尊重病人的人格，进行护理操作时应尽量减少病人身体的暴露，即使病人处于昏迷或半昏迷状态，也要避免噪声对病人的干扰，护士在病房应做到走路轻、说话轻、操作轻，使病人真正得到全身心的休息。再次，为创伤病人创造良好的语言环境同样非常重要。由于创伤病人忍受着精神和肉体的双重折磨，心理处于极度脆弱敏感状态，护士在操作前一定要向病人做好细致的解释工作，与其建立信任关系，做好健康宣教工作，减轻或消除创伤病人的人格受限的感觉。使用暗示和鼓励性语言，使病人建立起重新生活的信心。

2. 家庭和社会支持　引导亲友与病人进行感情交流，向病人提供全面心理支持。和谐的家庭关系是促进病人康复的最重要因素，家属比护士更了解病人的内心活动、性格特征和生活习惯。护士可根据具体病人的具体情况进一步完善探视制度和探视条件，让家属和亲友多接近病人，给病人心理上的支持和安慰。同时，应呼吁社会公众不要歧视创伤病人，尤其是毁容或伤残病人，不要伤害他们的自尊心，使其尽快再次融入社会生活。

五、癌症病人心理特征与心理护理

国际抗癌联盟举办的第 21 届世界抗癌大会上指出，我国癌症发生率正处于快速上升期，每年癌症发病人数约 260 万，死亡 180 万人。癌症已经成为中国居民的第一位死因，以致很多人"谈癌色变"。尽管随着医疗技术的不断进步，癌症病人的存活率和临床治愈率明显提高，但病人仍因面临死亡威胁而承受着巨大的心理压力。国内外很多文献表明良好的心理状态，可以提高机体的免疫力，有益于癌症的治疗和康复。因此了解癌症病人的心理特征，有针对性的实施各项心理护理具有重要意义。需要指出的是，此处所谈及癌症病人的心理，不包括那些对其所患疾病实情全然不知的病人的心理活动。

（一）癌症病人心理特征

癌症病人在整个过程中因畏惧死亡产生一种消极心理反应，而在确诊前，确诊后，治疗期，康复期所产生的心理特征又有所不同。

1. 确诊前　由于医学知识日益普及和人们对自身健康的关注，当身体发现肿物或占位性病变的征象，用日常知识又不能进行很好的解释时，便会自然联想到是否罹患癌症。这种预感使得病人焦虑恐惧，促使其马上求医。在检查和等待结果的时候，病人一方面因为害怕癌症被证实而焦虑，另一方面又存在"结论错误的"侥幸心理。这种心理一直延续到病人获知病情真相为止。

2. 确诊后 在得知自己患了癌症后，病人的心理与情绪活动异常复杂，主要表现在以下5个方面：

(1) 震惊与否认：得知自己患了癌症后，会顿时惊呆甚至晕厥，临床上称为"诊断休克"，很多病人回忆时，都不知当时怎样过来的。同时，病人对诊断结果极力否认，选择其他医院复查，希望得到相反的信息。此期病人的否定态度不能简单评价为负性心理状态，这种拒绝接受事实的做法是对创伤和应激状态下的保护性心理反应，可降低病人的恐惧程度和缓解痛苦的体验，使其逐渐适应意外打击。

(2) 恐惧：当病人极力否认而不能改变诊断结果的时候，就会产生恐惧心理。其中包括对死亡的恐惧、对疾病的恐惧、对疼痛的恐惧和对离开家人和朋友的恐惧。恐惧的产生与感知到确切的威胁有关。表现为恐慌、警惕、哭泣、甚至木僵状态等。恐惧本质上是一种适应性反应，可以让人对危险因素提高警觉。

(3) 愤怒与沮丧：被证实罹患癌症后，有的病人可能会出现愤怒和攻击性行为，故意折磨自己以发泄愤怒，有时还会无端迁怒于医护人员和家属。此时病人容易发脾气，看什么都不顺眼，听什么都心烦；有的病人会变得情绪低落，萎靡不振，经常哭泣流泪。

(4) 埋怨：有的病人认为自己一直都本分善良，不应该得癌症这种"不治之症"，从而怨天尤人；有的病人很早以前就有不适的症状，贻误了治疗的良机，感慨万分，怨声载道；还有一些病人由于平时不注意养生，会陷入深深自责和自我埋怨。

(5) 顺意接纳：知道事已至此，不如顺其自然，无所谓高兴或悲伤，力求减少痛苦或缩短痛苦的历程，证明自己的存在和价值。这种心理通常只见于少数人，而且都是年龄较大，生活比较平顺的病人。

3. 治疗期 在治疗阶段，病人的情绪往往会随着病情发展而变化。当病情因治疗好转、手术治疗成功，无疑是对病人心理的巨大安慰，焦虑、恐惧情绪可暂时被缓解，重新燃起希望之火；反之，如果治疗未见成效则希望破灭，表现为心灰意冷。放化疗有很多诸如恶心呕吐、脱发和消瘦等严重的毒副作用或治疗反应。病人对接受这些治疗常常顾虑重重，陷入严重的"趋-避"冲突中难以解脱。治疗反应与挫折会加剧病人的情绪应激，甚至使病人失去继续治疗的信心。

4. 康复期 治疗后康复期的癌症病人，仍会感觉到疾病威胁自己，担心癌症复发或转移。另外，昂贵的医疗费用会给病人及家庭带来沉重的经济负担，病人会出现抑郁焦虑等情绪。研究表明，恶劣情绪及负性心理可以降低机体免疫功能，减弱免疫系统识别和消灭癌症细胞的作用，有可能导致和加速癌症复发。

5. 复发和转移 这类病人的心理是十分复杂的，有明显的无助感、悲哀感、怀疑诊断的准确性。部分病人怒火中烧，对周围人抱有敌意，有受迫害的感觉，同时感到生命的有限。也有病人产生绝望心理，甚至出现自杀的念头。

（二）癌症病人心理护理

1. 告知真实信息 对于癌症病人病情告知问题，多数学者主张在恰当的时机将诊断和治疗的信息告诉病人，让病人了解治疗过程中出现的各种副作用和并发症，并适时进行解释和心理辅导。告知原则有益于病人配合治疗，使病人对治疗有一个较好的心理适应。在告诉病人诊治情况时，应根据病人的人格特征、应对方式及病情程度，谨慎而灵活地选择时机和方式。

2. 鼓励积极面对癌症 病人许多消极的心理反应来源于"癌症等于死亡"的错误认知；护士应帮助病人了解自己疾病的科学知识，接受癌症诊断的事实，及时进入和适应病人的角色以配合治疗。加强对癌症的科普知识宣教，给病人讲解有关医学知识，使其认识到癌症早发现，及时治疗，即便不能治愈也可以延长寿命，与癌症长期共存。

3. 积极心理暗示 癌症晚期的病人容易受到持续、顽固性疼痛的折磨，盼望有特效药物减轻痛苦。为避免病人产生药物依赖，护士可运用语言暗示法，如告诉病人"这种药止疼效果特别好，一会儿就不怎么疼了……"通过言语暗示不仅可以发挥药物的心理效应，减轻病人的疼痛，也可以避免药物成瘾。医护人员也可以指导病人运用自我暗示法，如暗示"体内的抗癌大军正在主动攻击肿瘤细胞，肿块在慢慢缩小"，这样可以增强病人战胜疾病的信心，由消极被动治疗变为积极主动治疗。

4. 强化社会支持系统 家庭成员的支持和照顾对提高病人的生活质量和战胜疾病的信心具有举足轻重的作用，因为家人最了解病人的心理状态、性格、行为方式、生活习惯，提供的关爱和支持为其他人难为替代。护士应关注每位病人的社会支持系统，尽力做好病人亲属的开导和劝慰工作，使之克服悲观情绪，协同医护人员做好病人的心理支持，使其病人积极配合治疗和护理。单位领导和同事、亲友的探望和慰问，也可为病人提供相应的心理支持。

5. 榜样示范 病友的示范作用对增强病人抗击癌症的决心具有非常重要作用。护士有责任创建积极的群体氛围，使每位病人都受到正性影响。其次，如有条件组织病人与"抗癌明星"座谈，请他们讲述其与肿瘤抗争、身体康复的经历与经验，使病人获得巨大的心理支持和情感鼓励。此外，鼓励病人间的讨论和交流，既有利于逐渐恢复体能，也有助于获得良好心境。护士在心理护理过程中可引导病人紧密结合自身状况，积极参与讨论，说出所面临的问题及如何提高生存质量等，使病人在群体抗癌中得到心理支持与安慰。

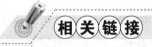

相 关 链 接

C型行为

Baltrusch（1988年）首先提出C型行为，认为其主要特征：①童年形成压抑、内心痛苦不向外表达及克制的性格。如童年丧失父母，父母分居，缺乏双亲抚爱等，这种压抑性格可使正常细胞原癌基因转变为癌基因，并称之为遗传性致癌因素。②行为特征为：过分合作，协调，姑息，谦虚，不过分自信，过分忍耐，回避矛盾，调和行为愤怒不向外发泄而压抑，屈服于外界权势，压抑自己的情绪，焦虑，应急反应强。③伴有生理、免疫改变：压抑愤怒，导致体内细胞免疫和体液免疫功能降低；社会依从性增高，使交感神经活化，皮肤电位升高；内源性阿片能神经活化，通过改变甲状腺、肾上腺、性腺功能，使循环、消化、呼吸、行为免疫功能发生相应变化。通过降低免疫功能、减少内脏器官血流量、代谢障碍、DNA自然修复损伤等成为诱发癌症的危险因素，虽有相关的报道，尚需更系统、深入的研究。

六、器官移植病人心理特征与心理护理

随着现代医学发展不断取得突破，器官移植的范围日益广泛，接受器官移植的病人也越来越多。新医学模式的确立，对器官移植病人出现的心理问题以及心理社会因素在器官移植病人康复过程中所起到的作用引起广泛关注。有效的心理疏导和心理支持，对提高器官移植病人生活质量具有重要作用。

(一) 器官移植病人心理特征

器官移植术对供体和受体都是巨大的应激事件，均会产生一定的心理反应。

1. 供体的心理特征

(1) 抑郁：有些供体对自己捐赠器官往往会担忧自身健康是否受损而陷入持续性的情绪低落。移植手术后，由于所有的医疗护理照顾均集中在受体上，供体所受到的关注和重视不及受体，也会使供体的情绪受到影响陷入抑郁状态。

(2) 焦虑：担心自己的生命安全，如果受体是自己的亲人，还会担忧受体的身体恢复。害怕器官移植后影响以后的生活质量。

2. 受体的心理特征

(1) 负罪感：负罪感在许多病人身上都可能出现，是指在受体身上一种难以排遣的罪恶感。可能是一过性的，也可能较长一段时间存在。病人尽管没有直接造成器官捐赠者的死亡，但由于他人的死亡而使自己能够活下去或使自己活的更健康，由此认为自己是以损害他人健康为代价来延续生命，所以从心理上排斥移植的器官。这种负罪心理在亲属活体肾移植时，由于移植后出现合并症或移植失败时更为明显，由于移植亲人的器官后并没有预想的那样迅速恢复健康，甚至亲人失去了健康器官也没能使自己康复，因此负罪心理会使病人痛苦万分。也有病人由于自己进行器官移植导致家庭和亲人陷入经济困境，因而产生强烈的负罪心理。

(2) 羞耻心理：器官移植实际上是反生物进化的治疗措施。当需要的器官移植给病人后，由于身体的不完整，使得病人在一定程度上会产生压抑感和羞耻感。病人一方面渴望器官移植，使自己尽快恢复健康；另一方面又非常留恋自己的器官，对新移植的器官产生怀疑，尤其是移植后发生的排斥反应，由于应用免疫抑制剂导致的毒副作用，使得病人每天都生活在痛苦中。病人还会担心供者的不同生活方式或不良习惯可能在自己的身上出现，更有甚者因为接受的是异性的器官，而担心自己会变成异性，从而产生羞耻感。

(3) 恐惧心理：器官移植后病人住在隔离室或重症监护病房中，远离亲人，加之手术带来的痛苦，体内留置的各种导管，持续的心电血压监护，医护人员频繁的检查和治疗，同病室其他病友痛苦的呻吟或是抢救、去世都会对器官移植病人的心理产生巨大的影响，导致恐惧心理产生。

(4) 排斥心理：有的病人一想到自己身体里某个器官是由他人提供，就会产生一种强烈的异物感和排斥感。他们为自己丧失个体的独立性和完整性而悲伤不已。有的病人甚至会因为提供器官的一方是自己平时讨厌的人而拒绝接受器官移植。

(5) 模仿：器官移植后受体会受到供体的影响，他们大多四处走访，希望了解器官提供者的个性特征等信息，一旦知晓就会极力模仿，从而逐步达到一个异体同化的心理接受

阶段。

（二）器官移植病人心理护理

1. 器官移植后供体心理护理 护士需要做的是让供者明确知晓可能发生的并发症，使供体自身和家庭都有充分的思想准备，以良好的精神状态迎接移植手术。移植术后，若有条件，可以安排供受体同室，使供受体双方都能够了解到对方的恢复情况，减少术后的担心和焦虑。

2. 对于器官移植后受体的心理护理

（1）建立有效沟通：移植术后病人的病房应安静、光线柔和、陈设简单。术后早期病人不能言语时应教会病人用手势，书写等非语言方式表达，鼓励其表达内心感受，以建立有效地沟通方式。对于术后频繁的检查、治疗和护理，护士应该告诉病人其必要性，并及时反馈病人最为关心的信息。

（2）评估病人心理状态：护士通过与病人沟通，正确评估病人不同恢复阶段的心理状态，建立互相信任的护患关系，采取有针对性的心理护理。必要时采用放松疗法、音乐疗法等措施，帮助病人调整心态消除紧张情绪，克服不良心理，保持积极地态度，有利于疾病的康复。

（3）重新建立社会支持系统：当病人病情允许时，护士应安排病人与家属进行电话沟通交流，促使病人保持积极乐观的态度，坚定战胜疾病的信心，同时也可以使病人家属消除紧张焦虑情绪。器官移植手术后，病人会表现出多疑、悲观、失望和敏感等消极情绪，有时病人家属的消极情绪比病人更为明显，由此可能导致病人家庭关系紧张。护士应利用交接班、查房和护理治疗时，及时发现病人在精神心理方面的细微改变，多与病人和家属沟通，教会病人自我心理疏导方法，鼓励其多倾诉，同时帮助协调病人家庭成员间的人际关系，使病人和家属达成心理上的共识并相互鼓励和相互支持，充分利用社会支持系统的支持作用。

（4）做好健康教育：出院前护士应向病人和家属做健康指导，指导病人和家属学会观察症状体征，充分认识按时按量服用免疫抑制剂的重要性，以及身体排斥反应的临床表现，预防感染的方法和随访时间等等。另外，有条件的医院还应建立心理咨询热线，由护士或专职心理精神科医生值班，解答病人和家属的心理问题，还可以开展团体咨询活动，定期将器官移植的病人召集到医院开展健康讲座，针对共性的心理问题进行集体心理干预。

七、临终病人心理特征与心理护理

临终病人是指生命存活期不超过 6 个月的晚期病人。临终病人面对死亡时，会出现非常复杂的心理和行为反应，因此护士应了解临终病人的心理特征，满足其心理需要，尽可能减轻病人躯体上和心理上的痛苦，提高临终病人的生活质量，维护临终病人的尊严，使其平静安详地面对死亡，安然度过生命的最后阶段。

（一）临终病人心理特征

美国医学博士库伯勒·罗斯（Kubler Ross）在 1969 年撰写的《论死亡与垂危》（On Death and Dying）一书中将临终病人从获知病情到生命结束的心理反应分为 5 个阶段。

1. 否认期 得知自己得了不治之症之后，病人的第一反应就是震惊和否认。病人通常会说"不，不是我!"或是说"肯定搞错了吧，我怎么可能得这种病?!"病人往往不敢面对病情恶化的现实，对死亡的后果没有具体思想准备，希望奇迹会出现。此时病人的心理防御机制可以对其有一定的保护作用。大多数病人的这一阶段持续时间的都很短暂，很快会转而进入下一阶段，但是也有病人会持续否认，直至死亡。

2. 愤怒期 随着病情的加重，症状愈发明显，病人开始接受患病的现实，开始意识到死亡是不可避免的。此时病人会出现生气、愤怒、怨恨等情绪反应，无缘无故摔东西或呵斥医护人员和家属。病人的愤怒来源于恐惧和绝望，其愤怒指向可能是多方面的。如会抱怨命运对自己不公；因痛苦得不到缓解，各种治疗无效而抱怨医护人员；对家属横加指责；对自己未完成的心愿，以及对家庭和亲人的牵挂等等都可能成为导致愤怒的原因。

3. 协议期 此阶段病人的心理实际上是一种延缓死亡的乞求，是人类生命本能和存在欲望的体现。在愤怒的心理逐渐平复后，病人意识到愤怒和怨恨对疾病无济于事，相反还可能加重疾病过程。此阶段病人对生存还抱有希望，会积极配合医疗和护理，希望用合作的态度和良好的表现来换取生命的延续。此时病人心态较为平静并珍惜和家属相处的时间。

4. 抑郁期 前三个阶段过后，病人已深刻领悟到自己的即将逝去，感到前所未有的绝望和悲伤，以及无所适从的失控感。病人会表现出对周围事物淡漠，语言减少，但内心又害怕孤独，希望家属能无时无刻在身边陪伴，有的病人可能会出现自杀倾向。

5. 接受期 是生命的最后阶段，此时病人已经对死亡有了心理准备，默认了残酷的现实，既不感到痛苦，也没有恐惧。病人认为自己已经处理好后事，在等待着与家人最终的分别。病人的情绪趋于平静，喜欢独处，睡眠时间逐渐增加，极度疲劳衰弱，死亡已经被认为是一种解脱。

很多学者对库伯勒·罗斯的临终心理反应5阶段理论提出了不同的观点和见解，认为临终病人的心理发展过程并非完全按顺序发生和发展，存在个体差异性。有的心理阶段可能提前，有的心理阶段可以拖后，甚至可以重合，有的心理阶段则从未出现。各个心理阶段所持续时间长短也不尽同。因此，护士应仔细观察，针对临终病人不同的心理反应给予适当的心理护理措施，以提高其生命质量，真正做到舒适、安详、无痛苦和有尊严地走完人生。

（二）临终病人心理护理

1. 否认期心理护理 护士始终保持真诚的态度，不要轻易揭穿病人的心理防卫机制，更不要欺骗病人，应坦诚温和地回答病人对病情的询问，注意与其他医护人员及家属的言语一致性。在沟通中耐心倾听病人的诉说，循循善诱开导病人，使其逐步面对现实。护士应尽量多陪伴病人，运用非语言交流方式，使病人感受到关心和温暖、信心和力量。

2. 愤怒期心理护理 护士首先应理解病人的内心痛苦，尽可能满足病人要求，将其发怒看成一种有益健康的行为。允许病人以发怒，抱怨，不合作来宣泄心中的不满和怨恨，在护理过程中注意预防意外事件的发生。同时还要劝导说服病人家属给予病人理解、关爱、同情和宽容。

3. 协议期心理护理 护士应充分调动病人的主观能动性，加强临床护理以减轻病人的躯体痛苦。针对病人提出的合理要求，应尽可能予以满足。同时还应尊重病人的宗教信仰，以减轻病人的精神心理方面的压力。

4. 抑郁期心理护理 护士应在保持和维护病人舒适状态的基础上，在心理上多给予同情、鼓励和支持，多陪伴并允许病人以适当方式宣泄情绪。护士还应在治疗间隙多安排时间使病人和亲友见面，还要嘱咐家属经常陪伴病人。护士在与病人接触时应仔细观察病人，如有问题适时给予心理疏导，防止其自杀。

5. 接受期心理护理　此时病人需要安静舒适的环境，以减少外界干扰，护士应尊重病人的需要并主动帮助其完成未竟心愿。此外，加强基础护理，尽量保持病人临终阶段意识处于清醒状态，使其平静、安详和有尊严。

护士在做好临终病人心理护理的同时，还要注重对临终病人家属的心理护理工作。医护人员应积极与病人家属沟通，取得家属信任，鼓励其说出遇到的困难和内心的感受，协助家属在医院环境中安排好日常家庭活动，增加临终病人的舒适感。

总之，临终病人处于生命的最后阶段，会出现各种各样的生理和心理问题，护士应在充分尊重临终病人意愿的基础上，针对临终病人的心理需要，开展个体化心理护理，以提高临终病人的生命质量。

第五节　一般病人心理护理

现代的医学模式已经从生物医学模式转变为生物-心理-社会医学模式。大量的临床实践证实，情绪变化与疾病的发生、发展、转归有高度的相关性。因此，了解病人的心理特征，加强对病人的心理护理，充分调动病人的主观能动性，消除不良情绪，对提高诊疗效果，促进早日康复具有非常重要的意义。

一、门诊病人心理特征与心理护理

门诊是病人入院最先接触的部门，门诊护理工作具有就诊病人集中、诊疗环节多、应急事件多等特点，病人来医院就诊，其心理反应受多种因素影响，因此，护士应了解和掌握门诊病人的心理特征，优化服务态度满足病人的就诊需求。

（一）门诊病人心理特征

1. 茫然、期待心理　急于就医的欲望和快节奏的生活，使门诊病人到了医院就想马上得到医生的诊治，不想在医院停留过长时间。但是由于现代医院规模庞大、结构复杂、诊室和各功能科室种类繁多，使得病人进了医院犹如走入迷宫，尤其是初次就诊的病人，对于挂号、检查、取药等环节茫然不知所措，心中充满了茫然。对于复诊病人而言，长时间等待诊断和化验结果的过程，更是让他们内充满了期待。

2. 焦虑、烦躁心理　病人由于病痛的折磨导致情绪易激惹，而候诊大厅拥挤排队的人群极易导致冲突发生，再有诊室内的拥挤、分诊台前焦急的询问、重复往返各个科室和诊室间的烦躁等等都是引发病人间和医患间冲突的导火索。

3. 疑虑心理　由于门诊病人多医生工作量大，病人就诊时间一般较短，在有限的诊疗时间里，医生很难面面俱到，往往忽视了病人心理状况和情绪反应。而病人唯恐疾病诊断不明确，或忽略病情，在就诊之后仍然停留在诊室不停地要求医生回答自己的各种问题，影响医生继续为其他就诊病人看病，医生一旦拒绝回答，很多病人当场会流露出不满，甚至引发医患冲突。引发医患矛盾的主要原因是医患双方由于沟通不畅导致信任危机。

4. 过高期望心理　病人到医院看病，一般会有药到病除的愿望。门诊病人大多想迫切体验到治疗效果。特别是慢性病病人，多次复诊常使其怀疑医生的诊疗水平。有些病人甚至希望看一次医生就能药到病除。就诊病人希望为自己诊疗的医生都是医术精湛的专家，医生的诊疗都及时准确立刻见效，对护士打针输液希望"一针见血"，对所有检查总希望一次就有明确的诊断。

（二）门诊病人心理护理

1. 创造良好就医环境　医院应在力所能及条件下创造方便病人诊治的环境。设立问讯处，明确就诊流程和设置醒目导引标志，尽量多开设挂号收款窗口，各诊室设立鲜明详尽的"就诊须知"，交费、取药指示牌要醒目，尽可能减少在就诊程序中往返，保持候诊室安静。此外，医院也应该充分利用门诊的宣传栏或电子屏，及时发布专家出诊和各类新业务、新技术开展的信息。

2. 热情接待树立良好的印象　门诊护士是与病人第一时间接触的医务人员，也是病人对医院的第一印象，因此整洁的衣帽、亲切的微笑，礼貌的问候，都能给病人轻松愉快的感受，创造出和谐的人际氛围。护士在门诊工作中应注意察言观色，从病人及家属的言谈话语和动作表情中了解他们的真实需求，尽最大努力予以满足，善待每一位病人。护士在门诊工作中应合理灵活安排病人就诊，缩小护患间的心理距离，增进护患间和病人间的情感交流和理解，以构建和谐的护患关系。

3. 理解尊重病人　护士在门诊工作中应充分尊重病人，真诚提供服务，无论何种文化程度和社会阶层的病人都应热情接待，对他们一视同仁，在工作中不冷落、训斥病人，更不能用讥讽、嘲笑、歧视的态度对待他们。根据不同病人的实际需要提供个体化的服务，为其详细讲解就诊流程、指导其挂号、检查。另外护士还应注意不要在病人面前闲聊或漫不经心，这些都会使急于就诊的病人产生怀疑和不满，损害病人的自尊心，甚至导致护患冲突。

4. 加强健康宣教　护士向病人开展健康教育是门诊工作的重要内容。健康教育是有计划、有组织、有系统的社会活动和教育活动，可以促使人们自觉地采纳有益于健康的行为和生活方式，消除和减轻影响健康的不良因素，预防疾病，促进健康和提高生活质量。门诊病人经常会因就诊时间短，许多关于疾病的相关问题没有搞清楚而心存疑虑。护士应该充分体谅病人，耐心解答他们提出的问题。在科学准确回答病人问题的同时，因势利导向病人开展健康宣教，给予病人相关疾病的健康宣教，使其回家后能够遵从医嘱，按时服药，改变生活习惯和行为方式，以促进疾病的康复和转归。医院各门诊单元如果有条件，应将本科室涉及的病种整理出健康教育处方，有护士进行健康宣教，提高病人的健康意识，早日恢复健康。

二、手术病人心理特征与心理护理

手术作为一种治疗手段，无论大小和重要与否，对躯体都是一种创伤，对病人会产生强烈的应激，可能使病人产生焦虑、恐惧等负性情绪反应，而这些负性情绪又会反作用于机体，影响病人治疗和恢复过程。护士应当具体分析手术病人的心理特点，酌情采取心理护理措施，减轻病人的负性心理反应，帮助病人顺利渡过手术难关，达到手术的预期效果。

（一）手术病人心理特征

1. 焦虑不安　手术前病人心理上对于手术治疗常存在趋-避冲突。病人希望通过手术缓解自己的病痛，同时又担心手术、麻醉的安全性，担忧手术效果，害怕术中和术后疼痛，顾虑手术费用及术后的恢复，以及人际关系、工作问题等等，上述心理反应在手术前夜最为明显，有些病人即使服用安眠药仍难以入睡。手术中的环境对病人心理也形成较大刺激，手术室陌生的墙壁、不知名的仪器设备、陌生的医护人员、身体部位的暴露等都会给病人造成极大的心理压力，导致病人产生焦虑和不安的情绪反应。手术后病人又会担忧疾病的病理性质、病变程度等等，还会忧虑切口疼痛、不舒适、并发症；担心手术对其生活、工作及社交带来的不利影响等，上述忧虑均可导致病人再次进入焦虑状态。

2. 短暂喜悦　病人手术后由于原发病灶的去除和安全度过麻醉和手术，在清醒状态下常常会出现疾病痛苦解除后的轻松感，尤其是大手术后的病人一旦从麻醉中醒来当获悉手术成功、不再经受病痛折磨或死亡威胁时，会感到重生后的喜悦，此时他们渴望了解自己疾病的真实情况和手术过程及效果。

3. 猜疑心理　由于对手术的认知不足，常常将术后的疼痛等正常生理反应视为手术不成功或并发症，对疾病预后不客观地怀疑和猜忌，可导致少数病人长期遗留心理障碍而不能恢复正常生活。

（二）手术病人心理护理

1. 提供手术的相关信息　病人入院后，护士应热情接待，耐心地与病人进行交谈，及时向病人和家属提供手术相关信息。术前详细说明手术的重要性和必要性，尤其要对手术的安全性作出恰当的解释。向病人介绍手术前各种检查、准备的目的、手术的大致过程、手术的必要性、主刀医生的技术水平、麻醉方式等信息，帮助病人正确认识手术，积极配合治疗。介绍手术室的基本情况，消除病人对手术室陌生环境的恐惧感。麻醉苏醒后，及时告知手术完成情况，向病人多传达有利信息。指导病人适应术后生活，如练习床上大小便、有效咳嗽等。

2. 开展心理干预　护士应加强与病人沟通，鼓励病人说出内心感受，使其情绪得以宣泄，达到身心放松的目的。护士在耐心倾听病人倾诉的过程中，要适时、有针对性地给病人恰当的心理干预。如病人因害怕疼痛、担心切口裂开等致使术后活动减少，护士应向其说明并强调早期活动的重要性和必要性，指导病人进行正确的活动锻炼。护士指导病人术后康复活动不仅可以加深彼此了解和信任，更有助于强化护士对病人进行心理护理的效果。

3. 有效缓解疼痛　病人术后的疼痛不仅与手术部位、切口方式和镇痛药的使用有关，而且还与病人的疼痛阈值、耐受能力和有关疼痛的经验密切相关，如病人烦躁、疲倦的情绪状态和噪声、强光和暖色调等环境因素都会加剧疼痛。病人注意力过于集中、情绪过度紧张也会加剧疼痛。因此，护士应充分理解和相信病人对疼痛的感受和表现，仔细观察病人的疼痛状况，遵医嘱及时足量给予镇痛剂，并采取其他措施尽量减轻病人的疼痛，如鼓励病人运用放松技术缓解疼痛，暗示疗法、音乐疗法、冥想法等提高止痛效果。

4. 强化心理支持系统　护士应尽量促进病人与家人、朋友间的交往，在医院制度范围内增加和鼓励家属的探视，使病人尽可能多地保持与原生活环境的联系，从而减轻病人的孤立感和无助感，激发其疾病康复的决心和生活的信心。同时护士还应努力促进病区内病友间的良性交往，如安排病人与心理状态较好的患有同种类疾病的病人进行沟通和交流，分享对疾病的感受和态度，使病人从病友处获得帮助和启发。

三、慢性病病人心理特征与心理护理

随着医学科学的进步与发展和人民群众生活水平的提高，慢性疾病已成为危害人们身心健康和生活质量的主要原因。慢性病病人由于患病时间长、病情反复、治疗效果欠佳等原因，容易产生复杂的心理活动。根据慢性病病人的心理特点及疾病特征进行有效的心理护理，使其感受到医护人员的理解和尊重，对重新振奋精神，树立与疾病顽强斗争的信心，处于最佳的身心状态，对于慢性病病人的自身疾病控制、改善和提高生存质量具有重要作用。

（一）慢性病病人心理特征

1. 主观感觉异常　由于长期患病使慢性病病人的病人角色强化，过分认同疾病状态导致其将注意力转向自身，慢性病病人感觉异常敏锐，甚至对自己的呼吸、心跳、胃肠蠕动的声音都能觉察到。由于躯体活动少，居住环境安静，其感受性也有了提高，不仅对声、光、温度等外界刺激异常敏感，甚至对自己的体位、姿势也过于关注。如会突然觉得病房灯光太强，护士调节后又觉得灯光太暗等等。缺乏经验的护士往往会认为病人多事，实际上病人的上述行为正是其异常心理反应的具体体现。由于主观感觉异常，病人还会感到病情迁延，治疗效果不佳的病人尤为明显。久病卧床者会出现空间知觉的异常，他们躺在床上会感觉房间或床铺在摇晃或转动等等。

2. 依赖性增强　有的慢性病病人由于长期依赖于医护人员的治疗及他人照顾，可从其病人角色中"继发性获益"，易形成其病人角色的习惯化。此时其病人角色作用极易成为慢性病病人身心康复的巨大障碍，甚至妨碍其疾病的良好转归。尤以女性病人较明显，其自身的感情脆弱、依赖性强加之体质弱、病程长，渴望他人更多给予关照，担忧离开医护人员的密切关注病情即会加重等，以致其在疗效显著、病情稳定时无法同步达到适宜的心理状态。

3. 自卑与自怜　慢性病病人往往产生自卑、自怜的心理。对患病过于抱怨情境性的影响，或对他人求全责备，常想"为什么偏偏我生病？"他们内心有无数的怨和恨需要发泄，认为自己久病不愈，是医护人员未尽职责及家人照顾不周等。在治疗过程中，表现出过于敏感，情绪冲动，百般挑剔，较易与他人发生冲突，常难以控制自己的情绪宣泄，用摔打物品等破坏性行为来缓解内心的压力。

4. 自责心理　由于长期患病，某些病人感觉自己是家庭和亲人、朋友的负担，不愿意与他人交流自己对疾病的情绪体验，以致心理上所承受的压力得不到及时调节和宣泄，导致其自责、退缩、消极反应逐渐加重，从而对治疗丧失信心或是回避、拒绝治疗，产生厌世情绪，尤其是性格内向的病人更容易产生轻生念头，长期抑郁者可发生自杀行为。

5. 猜疑心理　慢性病病人因病情反复迁延，自身又缺乏医学知识，常常会对自己的病情、治疗、用药、护理等胡乱猜疑、胡思乱想；听到别人低声细语，就以为是议论自己的病情，觉得自己病情加重；对别人的好言相劝也半信半疑，甚至曲解别人的意思。

（二）慢性病病人心理护理

1. 调动病人主观能动性　护士要及时向病人提供有关疾病的治疗、护理、预后及康复方面的信息，使他们对自己的疾病状态及时了解；在特殊检查、治疗、处置前，向病人及时解释和说明，以取得病人的理解和配合，使病人产生安全和信赖感，并让病人参与必要的治疗和护理的决策过程，尊重他们对治疗的建议，以调动他们积极配合治疗和护理的自觉性。根据病人不同的社会背景、人际关系以及个性差异寻找有效的心理护理方法，提高其生活质量。

2. 创造轻松的康复环境　轻松的康复环境对慢性病病人的身心康复可以起到帮助和推动的作用。这主要指病房的物理及人文环境。在物理环境上，尽量为病人提供布局合理、温度及湿度适宜、环境温馨的病室。在人文环境上，多鼓励病人间的交流，保证同类疾病的病人能互相倾诉自己的感受及想法，倾诉自己的不安和疑虑；鼓励家属与病人间的亲情抚慰；护士与病人建立和谐的医患关系，从而使病人持积极乐观的情绪，增强机体免疫能力。

3. 提高生活兴趣　慢性病病人空闲时间多，应鼓励病人参加有益的娱乐活动，如欣赏音乐、绘画、看电视、听广播等，活跃病房生活。对于因病情反复和病程长而失去治疗信心的病人，更要多加安慰与鼓励，加强病人的意志训练，增强自信，以提高其自身的应对能力。

4. 保证良好的睡眠　为病人创造良好的睡眠环境，保证病人睡眠时安静、光线黯淡、温度适宜，指导病人睡前勿剧烈运动、饮用茶及咖啡等兴奋性饮料，合理安排作息时间，白天参加适当的体育活动，保持睡前心情平静，按时休息，培养良好的睡眠习惯。对失眠或睡眠不佳者，给予放松训练等心理治疗，保证病人具有良好的睡眠。

5. 取得家庭与社会支持　鼓励慢性病病人的家属及亲朋好友经常来探望病人，给予安慰和支持，以减少其孤独及隔离感。在家庭情感支持的同时，为病人提供必要的社会支持系统，训练有素的康复人员和自愿者给病人以帮助，使病人感到关怀和温暖，能体验到自身的价值，以增强战胜疾病的信心。

四、传染病病人心理特征与心理护理

临床上对传染病病人的护理具有特殊性，在护理过程中需要很多有别于其他病人的护理措施。传染病病人一旦被确诊后，由于所患疾病的特殊性，在精神和心理方面会发生剧烈变化，由此导致心理问题和心理冲突。

(一) 传染病病人心理特征

1. 自卑与自疑　由于疾病的传染性，护士及病人家属在与传染病病人接触时，都要采取一定的隔离措施，如穿隔离衣、戴口罩等。有些病人对隔离防护措施不理解甚至反感，误认为护士怕脏不愿接近或疏远自己，甚至认为传染病病人被人瞧不起，从而产生自卑心理。病人常常表现为情绪低落、沉默寡言，对周围事物特别敏感，往往无端猜疑或曲解他人，如家人或同事因工作忙没能及时探望就认为是和自己疏远。某些病人不愿与周围人群交往，甚至在疾病传染期过后仍不愿参加集体活动。

2. 孤独与寂寞　传染病病人一般需要住院治疗，多数病人住在传染病院。传染病医院多设在郊外，隔离措施严密，护士为病人进行护理操作时必须穿隔离衣和戴口罩，家属探视时和病人也须保持一定距离；病人的活动被限制在病室内或病区内，病人间因病种的不同也不能相互往来；病人不能经常与家属和朋友见面。由于被隔离不能从事正常的社交活动，病人感到生活单调、无聊，产生被限制和孤独寂寞感，思念亲人、渴望陪伴的心理比一般病人强烈。

3. 焦虑　传染病病人经常处于既渴望住院治疗又怕被其他传染病病人传染，既盼望见到亲人又担心亲人受到传染的矛盾心理中。许多传染性疾病具有病程长、难根治、反复发作等特点。容易致使病人产生急躁、悲观、敏感、猜忌等负性情绪。一些病人由于疾病的迁延、反复发作，担心治疗效果和病情恶化，从而变得越来越悲观和焦虑。

（二）传染病病人心理护理

1. 提供相关信息　向病人和家属讲解传染病防治相关知识。使病人认识到治疗期间采取必要的防护措施是隔离的需要，是防止传染病流行的重要措施，而绝非冷淡与歧视。以帮助病人解除顾虑，消除自卑感和自疑感。

2. 增加社会支持　在严格执行消毒隔离制度的同时，关心体贴病人，取得他们的信任与合作，以免病人在心理上产生恐惧及因被隔离产生孤独悲观情绪。护士应合理安排治疗与探视计划，防止治疗与探视冲突，在遵守隔离要求的前提下为病人创造探视的良好条件，尽量不打扰病人与探视者的会面。有条件的医院可采用电话、视频等方式，增加病人与家属沟通交流的机会。护士还要做好病人亲属、同事的工作，让病人体会到亲属的体贴和同事的关怀，减少或消除病人的孤独感、寂寞感。

3. 纠正不良认知　护士应耐心向病人解释，只要能遵守隔离要求、加强隔离防护措施即可避免传染上其他疾病；加强健康教育，包括如何保护自己、常见传染病的传播方式、预防措施和及时治疗的重要性，并说明"既来之，则安之"的道理。督促指导与病人有接触史的家人进行必要的医学检查，以解除病人的思想顾虑。对探视者要加强防护措施，使病人放心。护士还可运用交谈、积极暗示、转移注意力等心理干预方法，解除病人因隔离和疾病折磨产生的焦虑等消极的心理反应。

 学习小结

　　本章系统论述了心理护理的概念、原则和主要理论。应重点理解和掌握心理层级理论和积极心理学理论。在了解掌握一般病人和特殊病人心理特征的基础上，能够熟练运用心理护理程序，开展心理护理服务。

（应　琪）

复习思考题　　●　○　○

1. 简述心理护理的原则。

2. 如何在心理护理实践中运用心理层级理论？

3. 如何将积极心理学理论运用在心理护理临床实践中？

4. 案例分析　张某，男，45岁，因咳嗽、胸痛、痰中带血入院治疗。当病人得知自己确诊为肺癌后，极度恐惧、悲伤、绝望，拒绝接受医护的治疗和护理，不愿见任何人。试分析该病人的心理状态，并提出心理护理的措施。

第八章

护 士 心 理

第一节 护士角色人格

护士角色人格的形成和发展是护理心理学研究的重点领域，对护士角色人格的研究不仅能够提升临床护士的能力素质，使其在临床护理实践中更好地为病人服务，还能够维护和促进护士的心理健康水平，更好地从事临床护理工作。

一、护士角色人格与角色人格特质

（一）护士角色人格

护士角色人格是护理心理学的重要概念，对护士角色人格概念的内涵和外延界定是构建护理心理学理论体系的重要任务。

角色（role）一词源于戏剧，每个人在社会这个大舞台上都扮演着各种不同的角色。米德（G. H. Mead）在 1934 年首先运用角色概念来说明个体在社会舞台上的身份及其行为，此后角色的概念被广泛应用于社会学和心理学研究中。社会学将角色定义为与社会地位相一致的社会限度的特征和期望的集合体，即社会角色（social role）。

个体取得社会团体中某种身份并依照其角色性质和特征显现出的行为，称为角色行为（role behavior）。如女性一生中一般会扮演女儿、妻子、母亲等家庭角色，同时还会扮演学生、职业人等社会角色。

个体所承担的角色都有其特定内涵，其行为模式是由其承担角色所具有的角色特征决定的。如一个成年的已婚女性面对父母和子女时，会显现出截然不同的角色行为：面对父母时会表现出依赖、顺从的人格倾向；面对子女时则更多地表现出关爱、支配的人格倾向。由角色特征所决定的人格倾向和行为模式被称为角色人格。

角色人格（role personality）是指具有某种社会特定地位的个体共同具备并能形成相似角色行为的心理特征总和，也就是人们在某种特定、重复的社会经历中，形成的比较固定、共性的人格特征。不同的个体由于承担同一角色因而具有相似的行为模式和角色形象，其共性化人格特征一经形成就被社会赋予某类角色的个体行为。如在人们的印象中母亲是慈祥的、父亲是严厉的。人们还常常根据个体的行为举止判断其职业角色，如温文儒雅的学者、风流倜傥的艺术家和言辞犀利的新闻记者等，这些都是典型人格特质与职业角色相匹配的具体表现。

护士角色人格是指从事护士职业的个体所共同具备的，并能形成相似角色适应性行为的心理特征总和。其适应性是指护士个体人格与角色人格的匹配性。即从事护士职业的个体必须具有护士所必备的角色适应性行为，即具有情绪稳定性、社会适应性和人际关系主导性等人格特质。

（二）护士角色人格核心特质概念

人格特质是指在组成人格的因素中，能引发人们行为和主动引导人的行为，并使个人面对不同种类的刺激都能做出相同反应的心理结构。人格特质是构成人格的基本单位，决定着个体行为，具有稳定性和普遍性特征。通过了解人格特质，可预测个体行为。

1. 护士角色人格核心特质的定义　护士角色人格特质是指在护士角色人格形成和发展过程中不可缺少、起决定作用、随时可能影响职业角色行为模式的人格特质。护士角色人格可用"温柔、体贴、细致、周到、敏捷、宽容、热情、冷静"等词汇描述，其中有的特质是护士角色人格的核心成分，具有鲜明的职业特点，是个体胜任护士角色所必备的；有的特质是护士角色人格的非核心成分，体现出个性色彩，允许护士间存在程度、实质上的显著差异。护士角色人格核心特质即指护士角色人格的核心成分，是从事护士职业必备的人格特质。

2. 护士角色人格核心特质的特征　美国心理学家奥尔波特（Allport G. W.）的人格特质理论（trait theory）认为人格特质是每个人以其生理为基础的一些持久不变的性格特征。奥尔波特根据特质对整个人格的影响程度不同将其分为首要特质、中心特质和次要特质三个交叉重叠的层次。即：①首要特质（cardinal trait）：是最重要的特质代表整个人格，影响个体的全部行为；②中心特质（central trait）：由几个彼此相联系的特质共同组成，是个体最典型、最具概括性的特质，是个体行为的决定因素；③次要特质（secondary trait）：是个体不太重要的特质，往往只在特殊情境下才表现出来，不是人格的决定因素。

护士角色人格的核心特质主要包括首要特质和中心特质，是护士职业行为的决定因素。爱心、敏感、责任感、沉静等特质是护士角色人格的核心特质，对个体能否胜任护士职业具有决定作用，是护士角色人格整体结构的核心。

护士角色人格核心特质是从事护士职业所必需的人格特质，同时又与个体的整体人格结构交叉重叠，护士角色人格核心特质的特异性特征具有两层含义：

（1）护士角色人格的核心特质是护士角色的必备特质，但未必是其他职业角色的必备特质。如较强的人际沟通能力对于从事护士职业的个体至关重要，而对于从事会计、文书档案等职业的个体却未必举足轻重。

（2）注重核心特质与次要特质相互影响和相互作用的关系，职业角色的核心特质是在次要特质的基础上发展起来的,同时又反作用于次要特质。如随和是人格的次要特质,是建立良好人际关系的基础。如果作为护士角色人格的核心特质还需进行职业化人际沟通能力的强化训练,职业化人际沟通能力的提高能够促使其日常人际交往和语言表达能力的提升。

(三)护士角色人格核心特质内容

根据奥尔波特的人格特质理论,护士角色人格核心特质主要包括以下 5 个方面的内容。

1. 具有良好的自控能力 良好的自控能力包括对工作的持之以恒和良好的情绪控制能力两方面。

对工作持之以恒主要是指在工作中忠于职守,在临床护理工作中护士必须认真执行各项规章制度,能够做到慎独。在独自工作时护士必须自觉地执行"三查八对"制度,对工作不敷衍、不搪塞等。慎独还要求护士具有较强的自我约束能力,能够长时期、持之以恒地在无任何监督的情况下,自觉地维护护士职业准则,认真做好临床护理工作。

特殊的工作性质和工作环境容易使护士产生情绪问题,而对于病人又要求护士应始终保持稳定、积极的情绪状态,为病人营造良好情绪氛围。良好的情绪调节能力是护士情绪控制的核心内容,也是为病人营造积极乐观情绪氛围的前提条件。

2. 具有强烈的爱心和同情心 具有爱心和同情是指护士为维护病人的利益,能随时给受病痛折磨的病人以最大的热忱和关心,护士对病人付出情感不是直觉的情绪反应,也不是个人的狭隘情感,而是合乎理智、具有深刻社会意义的情感活动。

3. 具有高度的敏感性 在临床工作中,由于长时间接触患同种疾病的病人,相似的刺激反复出现,容易使护士对病人的反应产生适应或疲劳,逐渐降低对刺激的敏感性出现感觉适应现象。护士职业要求护士在临床工作中对病人的各种刺激保持高度敏感状态,对病人的异常情况及时准确地做出反应。

4. 具有较强的人际沟通能力 人际沟通能力是护士胜任护士职业角色的最主要因素。在医院中护士处于医患关系的核心位置,与病人密切接触的现实使护士成为医院中连接各种复杂人际关系的纽带。护士除了自身与病人的沟通外,还需协助病人及家属与医生沟通,促进住院病人间的彼此交往和沟通,协调病人家庭成员间的人际关系等等,上述工作都需要护士具有较强的人际沟通能力。

5. 具有较强的社会适应能力 护士职业属性中有社会工作的成分,在临床护理工作中要求护士学会适应各种环境,在不同的环境中承担相应的角色,如门急诊护士只有具备较强的社会适应性才能冷静、理性地面对大量的纷争和嘈杂。具有较强的社会适应能力同时还体现在护士能够处理好家庭和工作的关系,保持良好的角色适应性。

二、护士角色人格历史演变

护士角色人格以其特定的职业角色形象随时代发展和社会需求不断演进变化,经历了以下几个阶段。

(一)历史形象

护士最初被称为看护,在公元 4 世纪欧洲"大教会病院"的规则中,将看护和照料病人的人称为看护,形成了最初的护士职业群体。此后经过漫长的演变和发展,才最终确立了护士职业形象,护士职业形象主要经历了 3 种典型形象。

1. 母亲形象　在古代欧洲，战争和瘟疫等灾难导致了大量伤员和病人迫切需要关怀和照顾，护士在民间被视为像母亲一样施与关怀的人。希腊文"natricius"含有"体贴、保护、照顾"的意思，英文"nurse"可直译为乳母。最初的护士主要以"温柔、慈祥"等角色人格特征塑造了慈母般的职业角色形象。

2. 宗教形象　中世纪欧洲受宗教控制，基督教会认为照顾病人和拯救灵魂是同等重要的事情。许多教会在寺庙中划出专门区域设立医院，众多神父和修女从事医护工作，此时的护士被赋予了强烈的宗教形象。基督教倡导的独身、远离尘世、超凡脱俗、严守纪律的宗教观念，使护士的职业角色形象具有浓重的宗教色彩，常常以宗教化身的形象出现。

3. 仆人形象　护士仆人形象出现在16～19世纪的欧洲，当时的基督教认为病痛是上帝对病人罪恶的惩罚，病人患病被看做是罪有应得，甚至对病人的照料和关怀都被看做是卑贱和罪恶的。当时做护士职业的妇女大多出身贫寒，社会地位低下，护士角色形象被赋予奴仆形象。

（二）现代形象

到了19世纪60年代，自南丁格尔创立了第一所护士学校起，护士的现代职业形象逐渐得到确立和公认，护士的现代形象分为2个发展阶段。

1. 早期形象　南丁格尔认为从事临床护理工作的护士要有高尚的品格、专业化知识、专门的操作技能，南丁格尔塑造的护士角色人格形象为具有正直、诚实、庄重、精湛的临床技能等等。

医学科学的发展为护理理论和临床技术提供了广阔的发展空间，新技术不断被运用到临床护理中，临床需要更多具有专业技能的护士。为此世界各国建立了多所护士学校，专业护士队伍迅速扩大，护理内容从对病人生活照顾，转向用医学科学技术手段为病人提供全面照顾。护士的协助、配合和熟练的临床专业技能职业角色形象获得了社会的认可。

2. 现代形象　自20世纪50年代开始护理教育快速发展，高等护理教育已在全球护理教育中处于主导地位，护理教育培养目标和教学手段的科学化拓展了护士的知识结构和社会职能，其职业形象更加具有显著特点。

（1）符合临床发展需要的专业型人才：医学模式的转变要求护士要勇于创新护理理论，积极参与医学领域的精细分工，准确掌握生命关怀技术，维护病人身心健康。高等护理教育改变了既往突出技能型职业培训的传统教育模式，健全了从本科到博士的多层次系列化护理教育，护士的整体知识素质显著提高。护士已从既往单一的临床专业技能型人才，发展成复合专业知识型人才。

（2）具有创新思维的研究型人才：完备的高等护理教育体系，科学优化的知识结构极大地开拓了护士的视野，提高了护士的科学研究能力，促使护理学从临床应用学科转变为探索学科发展前沿、研制推广先进技术的综合性学科。特别是护理学成为一级学科后，对护理学理论体系构建和学科发展具有积极的促进作用，护理学科的发展基础是大量的科学研究成果，护士研究者的职业形象有别于以往的护士职业形象。

（3）社区保健的管理型人才：随着医学模式的转变和人民群众健康意识的增强，护士的工作范围从医院扩展到社区和家庭，大量的健康保健和健康宣教工作开始由护士承担。机遇和实践造就了一大批具有组织才能、具有健康教育领域专业知识和专业技能、具有一定科研能力和社区健康管理能力的社区护理人才。

（三）未来形象

世界卫生组织关于"21世纪人人享有卫生保健"的全球性策略目标，以及我国"十二五"时期卫生事业发展和深化医药卫生体制改革的总体规划，《医药卫生中长期人才发展规划（2011～2020年）》，尤其是《中国护理事业发展规划纲要（2011～2015年）》，以及《护士条例》对护士职业发展提出了更高的标准和更新的要求。护士不仅要帮助病人恢复健康，还要使健康人保持健康。护士角色人格的未来形象主要有以下5个表现形式。

1. 综合型临床专家　未来的临床护理工作要求护士了解医学科学的最新成就和发展趋势，具有渊博的人文学科知识和坚实的护理专业理论知识结构，以及熟练的临床专业技能，能够独立开展护理学领域的理论研究和实验研究，能够独立解决护理学科发展的重要课题。

2. 健康教育专家　未来护士的大量工作是健康教育和健康普及工作，要求护士能够向不同层次和不同需求的病人和健康人提供个体化的并实用有效的身心保健知识，向社区人群提供自我身心保健的普及性健康教育。

3. 临床心理专家　无论是临床护理工作还是社区卫生保健，护士在工作中都离不开心理学知识和临床心理学技术，护士在临床工作中应参与各类心理健康和心理卫生问题研究工作，为不同年龄、职业、社会文化背景的个体和群体提供精神心理保健，尤其是病人、老人的精神心理保健，能将相关心理学理论和临床心理学技术运用于临床护理实践。

4. 沟通与人际关系专家　在未来的医疗构成中，要求护士有良好的沟通与人际关系能力，能在纷繁复杂的人际交往中灵活应用人际沟通技巧，在护患关系中起主导作用，调整病人的人际沟通氛围提高其依从性。

5. 医生重要合作伙伴　未来的医护关系是护士和医生互为助手，在面对共同的工作对象时能够默契合作，相互补充，相互协作，共同维护人类的健康。

三、护士角色人格影响因素

随着社会经济的快速发展，人民群众的生活水平有了显著改善和提高，对健康的需求也随之提高，优化护士角色人格，使其更充分地发挥护士职业的社会职能成为普遍的社会期望。了解和研究护士角色人格形成和发展的影响因素，是优化护士角色人格的前提和基础。护士角色人格的影响因素包括社会文化、职业教育、价值观等诸多因素。

（一）社会文化因素

社会文化对护士角色人格的影响主要是护士角色人格的社会期望与护士的个体目标和行为模式间的差异，即社会期望与护士的个体目标和行为模式间的差异越小，护士角色人格就越利于优化；如果差异过大，则不利于护士角色人格的完善。社会期望与护士的个体目标和行为模式间的差异主要体现为以下3种。

1. 低社会期望与高职业发展目标的差异　低社会期望指有些社会成员受传统习俗、社会偏见等因素影响，对护士职业的现代社会职能的评价过低。高职业发展目标指护士尤其是接受高等护理教育的护士，对其所从事的职业发展的较高认可程度。如护士的社会期望与其职业发展目标差距较大，则可能对护士角色人格的形成和发展产生不利影响。护士渴望得到社会公众的广泛认同，而低社会期望值的议论和评价可导致护士对其职业前景产生困惑，影响其职业角色人格发展。

2. **高社会期望与职业个体行为的差异** 护士的高社会期望是指社会公众按照护士职业规范确立的理想标准，对护士职业角色人格的评价，希望所有护士都能始终向病人施以爱心，以高度负责的精神、娴熟精湛的临床技能帮助病人战胜疾病恢复健康。

对于个体而言，其职业角色行为可能会与社会公众对护士的社会期望存在一定距离，但是人们常常会用群体社会期望来衡量个体的职业角色行为，无形中提出了较高的要求，使得护士容易感受到压力产生角色不适应行为。因此过高的社会期望，同样会对护士角色人格构成干扰。

3. **整合社会期望与职业角色分层行为的差异** 整合社会期望是指社会公众对护士个体间的差异性缺乏了解，仅依据其以往的片面印象，赋予护士群体经其主观整合的或高或低的期望。职业角色分层行为是指护士因职业经历、角色身份、教育经历等影响因素的不同，在护士职业行为模式中表现出的差异性。如果人们的整合社会期望过高，即以对优秀护士的职业角色期望来要求普通护士，就会对其造成较大的压力和困惑；相反，如果人们的整合社会期望过低，也会引起优秀护士的不满，使其丧失对职业发展的自信。

（二）教育因素

教育因素是指护士在入职前接受的专业教育是否能够使其在日后的临床工作中坚定专业思想，树立职业价值观。教育在护士角色人格形成和发展过程中具有关键性作用，全球护理教育培养目标提出：在医学、护理模式变革时代，护理教育应进行职业心理素质教育。职业心理素质教育的实质是职业价值观教育。只有具备了明确的职业价值观，护士才能在其角色人格形成和发展过程中充分发挥其主观能动性。

现在国内许多院校的护理专业学生毕业典礼就是职业价值观教育的生动体现。每一位即将踏入护士职业岗位的学生用双手托起燃烧的蜡烛，点点烛光滴滴烛泪昭示着护士职业就要像蜡烛一样燃烧自己照亮别人。这些寓意深邃的活动旨在让护士将职业角色人格特征铭记心中，激励其形成良好的职业角色人格。

（三）价值观因素

价值观对护士职业角色人格具有巨大影响作用，如果个体的价值取向能够认同护士职业的社会价值，在护士角色人格形成过程中，便会产生明确的职业态度，指导其角色行为适应护士职业角色人格的需要；反之，如果个体无法认同护士职业的社会价值，就会产生消极职业态度，在角色人格形成过程中出现不适宜行为，最终难以胜任护士职业角色。我国护理教育的入学年龄为 15～18 岁，此阶段正是青少年价值观形成时期。学生在校学习期间正是人生观、价值观确立的关键时期，也是角色人格发展的最初阶段。如果此时能强化学生的人生观、职业态度和职业价值观教育，将有助于学生认同护士职业价值观，坚定择业信念，为日后胜任护士职业角色奠定基础。

（四）自身因素

影响护士角色人格的自身因素主要是自我调控能力。角色行为的自我调控是以个体对其角色行为的自我认知、自我评价为基础，并以周边他评为参照系的行为修正过程。如护士依据护士长和同事对其工作的褒贬和病人的态度等因素，判断其角色行为是否适宜，并反思和确定以后的行为。

一般而言，如果护士对其角色行为有正确的自我认知，其角色人格发展就会较为顺畅，在临床工作中就会按照职业角色要求自觉调控其职业行为模式，并使之不断地趋于完善。与此同时，个体也会进一步确立良好的职业态度和职业价值观，能在临床护理专业实践中获得自我实现的满足感，进入职业角色人格的良性循环。当护士对其角色行为的自我认知出现偏差时，则会对其职业角色人格产生消极影响，导致缺乏对职业角色行为进行自我调控的主观能动性，寄希望于变动工作岗位以规避挫折。

四、护士角色人格匹配理论

护士角色人格的匹配主要包括个体人格与护士职业人格的匹配、护理教育与护士培养目标的匹配、成就动机与择业动机的匹配和沟通能力与职业能力间的匹配等4部分组成。

(一) 个体人格与角色人格相匹配

护士个体人格与角色人格的匹配，主要指护士的稳定性人格特质与角色人格核心特质间的匹配，其匹配程度越高，越有利于护士的职业角色人格发展。如果两者匹配程度过低，则影响个体的职业角色人格发展进程。个体人格作为职业角色人格的基础，其结构中某些稳定性特质，对个体人格与角色人格的匹配具有决定性影响。如情绪稳定就是护士角色人格的核心特质，是保证护士在临床工作中沉着应对各种职业性应激、并做出准确判断和适当反应的基本条件。如果护士的情绪稳定性较差，可能无法适应护士职业需经常面对的突发多变的职业环境，甚至对病人的身心可能造成不利影响。职业角色人格较完善的护士不仅能在护理职业环境中保持自身的良好心境和平衡心态，还可为发生健康问题的求助者减轻心理压力，提高其心理健康水平。

(二) 护士教育层次与培养目标相匹配

护理专业教育层次与培养目标相匹配，是保障护士形成和发展职业角色人格的重要前提。护士职业角色人格形成是从其接受职业教育开始的，职业教育对护士个体职业角色人格发展具有决定性影响作用。职业教育根据不同层次的护理人才培养目标，确立护士角色人格的不同标准，使不同教育层次的护士对自己的职业发展目标具有正确认识，从而促进其职业角色人格的发展。即使是同一层次的护士职业目标教育，也需根据学生的实际情况区别对待。如同样是护理专业本科教育，对于已具有专业基础知识和临床实践经验的继续学历教育的护士，其培养目标和培养计划以及课程设置就应区别于普通全日制大学的护理专业本科学生，培养目标如设定为具有一定科研和管理能力的护理专业临床骨干，就有利于调动其职业角色人格发展的主观能动性。

总之，护士人才培养目标如能根据受教育者的特征，为不同层次、不同特点学生制订具体、有针对性的职业角色人格标准，既可减少护理专业学生发展职业角色人格的盲目性，也有助于提高护士职业角色人格的整体水平。

(三) 护士成就动机与择业动机相匹配

成就动机 (achivement motivation) 是指个体追求自认为重要的有价值的工作，并使之达到完美状态的动机，一种以高标准要求自己力求取得活动成功为目标的动机。择业动机是个体的成就动机在择业方面的具体体现，是个体成就动机的最重要组成部分，是满足个体成就需要的直接途径。

美国心理学家麦克莱伦 (McClelland D. C.) 认为成就动机强的人对工作学习非常积极，善于控制自己尽量不受外界环境影响，充分利用时间，工作学习成绩优异。一般认为，个体间的成就动机差异在幼年时就已十分明显，主要表现在学习过程中是否好学上进等等，并在家长和老师的不同教育方式下得以稳固和强化。成就动机的另一个特点是与个体的知识结构、工作能力、文化水平等成正相关，即学历越高成就动机就越高。

根据我国护士队伍的现有教育状况，结合成就动机理论，在构建我国护士成就动机与择业动机匹配理论时应注意：①对于大多数护士而言，对个体的成就动机不宜要求过高，否则容易造成护士职业价值困惑，不利于护理队伍稳定；②对于少数高成就动机的高学历护士，应给予积极的职业发展目标指导，鼓励其追求自我发展，为护理学科建设和科学研究提供人才储备；③在护理教育领域，对不同教育层次学生的成就动机进行量化评估，科学制定相应的职业角色人格培养标准，充分调动护理专业学生的积极性，为护理事业的发展提供更多更好的合格人才。

（四）护士沟通能力与职业能力相匹配

沟通能力主要指护士在社交和处世方面的能力，如人际关系能力、语言感染力等等。职业能力是在社会能力概念的基础上衍生出的，指个体面对某种职业环境应具备的社会适应能力。不同职业对个体社会能力的要求不同。护士职业需要护士终日与病人接触，每天周旋于复杂的人际交往中，因此复杂的工作环境和服务对象对护士的社会能力要求较高。护士职业要求护士除了具备人际交往能力外，还应具有主导人际氛围的能力，尽可能降低非常态下病人的人际关系适应不良，避免人际关系紧张对病人身心造成的消极影响。

社会能力具有一定的可塑性，其发展水平与个体的生活经历、社会经历等因素成正相关，通过职业教育、技能培训等途径可使个体的社会能力不断强化。护士职业要求个体的社会能力至少应高于社会人群的平均水平，因此社会能力与职业能力匹配理论对护士职业角色人格发展应体现在以下3个方面：①尽量避免社会能力低下的个体从事护士职业；②对社会能力偏低的护士实施有针对性的强化职业行为训练，以促进其职业角色人格发展；③由于护士社会能力的差异性，在实施人力资源管理时，在充分发挥每个护士能力的基础上，扬长避短减少因职业能力差异产生的角色不适应行为。在日常护理人力资源管理中，医院的门急诊、重症监护病房和干部病房等特殊部门，应尽量选派社会能力较高的护士从事护理工作。

第二节　护士职业心理素质养成与自我管理

护士职业心理素质是护士角色人格的另一种表述形式，其概念内涵基本一致。如何优化护士职业心理素质是提高临床护理服务质量和服务水平的核心问题，护士在其职业过程中学会自我教育和自我管理是发展和完善其护士角色人格的重要方法和有效途径。

一、自我教育与护士职业心理素质养成

自我教育是指受教育者根据社会标准及道德规范自觉进行自我认知、自我评价、自我监控，有目的地调整自己行动的过程。护士以优化其职业心理素质为目的的自我教育，主要体现在以下几个方面。

（一）树立护士职业核心价值观

护士职业核心价值观是护士职业心理素质的核心，优化职业心理素质的自我教育，首先是确立护士自身职业核心价值观。职业价值观受人生观的影响，对于持有乐观奉献人生态度的护士，可较快确立并逐渐稳固其职业核心价值观；而对于更多注重名利的护士，则较难确立且不易稳固其职业核心价值观。因此，确立职业核心价值观是优化护士心理素质的前提和自我教育的起点。

护士树立职业核心价值观是从考入护理学专业开始的，对于刚刚步入职业生涯初始阶段的学生而言，确立职业核心价值会经历从朦胧、彷徨到清晰、坚定的过程。尽管学校和老师都特别注重开展职业核心价值观的强化教育，但真正内化为理念和行为更多依靠的是学生的自我教育。主动进行自我教育的学生在接受职业价值观教育时更愿深入思考，通过对人生的深入思考可以感悟护士的职业魅力，有助于确立职业核心价值观。通过自我教育树立护士职业核心价值观可采用以下方法。

1. 多角度高频率临床体验　目前国内的护理教育普遍采用早期接触临床、临床见习实习与理论学习相结合的人才培养模式，其优点在于能够全面提高学生的专业能力、增进职业情感，同时也为确立职业核心价值观提供了实践平台。事实表明，职业榜样的言传身教，可对学生核心价值观的确立起到潜移默化的作用。临床带教教师和护士的良好职业形象就是学生未来职业发展的结果，激励着她们追求其理想的职业目标。

由于学生自我教育能动性的差异，使得即使是同样的临床实践经历，其职业核心价值观会呈现出显著的差异性。不认真对待临床实践过程的学生，很难确立积极的职业核心价值观；在临床实践过程中能够细致观察、深刻反思的学生，就会在看似平常临床工作中解读出深邃的内涵，进而促使其自身的职业核心价值观的确立和升华。

护理专业的学生在不同阶段的临床实践过程中，在临床带教教师和护士的指导下撰写以护士职业核心价值观为主题的体验报告和临床感悟，记录每个学生自身确立职业核心价值的心路历程，对其日后以致整个职业生涯发展都是宝贵的精神财富，对其职业核心价值观的确立和升华具有重要作用。

2. 深刻领悟护士职业内涵　较深刻领悟职业内涵，包括主动地遵从选择职业是个体社会化发展的最终结果的人生规律，明确就业是个体满足其自我实现需求的前提条件，以及社会分工与社会平等的价值取向等等。

为了使护理专业的学生较深入地领悟职业内涵，除了日常在专业课程讲授过程中贯穿护士职业核心价值观教育外，还应在课余时间开展护理文化活动以强化学生的职业核心价值观。如在入学初始、"5·12国际护士节"、毕业典礼期间邀请护理界专家学者和临床精英举办专题讲座和座谈会，与学生交流其职业投入和人生获益。也可组织以学生为主体的体验式活动，强化学生的职业核心价值观。

对于自我教育能动性较强的学生，将会从各类主题活动中汲取精华、拓展思路，多视角解读护士的职业价值（即护士职业对社会、家庭和自己的实际意义和潜在作用），更多地领悟护士职业的发展内涵，更坚定地认同护士职业核心价值。

3. 关注职业发展愿景　职业发展取决于个体对其所从事职业的认同，并以职业优越感满足其自尊的需求。自南丁格尔以来，全球护理教育的发展极大地带动了护士职业心理素质的提升，随着社会经济的不断进步和发展，护士职业的社会职能不断增强，护士已从单一的医生助手职业角色，成为可独立执行人类健康职责的医生合作者角色。

护士职业发展的愿景是对护理专业学生确立核心价值观具有引领作用，在校学习期间要求学生能够以积极的态度关注护士职业的发展过程和发展趋势，较深入理解护士职业精神，较深切地感受护士职业的辛苦，从而激发自身的使命感和能动性，促进护士职业核心价值观的确立。

（二）养成护士角色人格核心特质

护士角色人格核心特质的养成需要具有针对性的个体化特色教育，个体化特色教育是指护士职业心理素质的优化应以支配护士职业行为模式的核心特质为中心进行，根据护士角色人格核心特质的内容，个体化特色教育应主要针对那些角色人格核心特质存在明显缺陷的护理专业学生或临床护士，采用具有针对性的职业行为训练，以促使其形成并稳固护士角色人格的核心特质。

对于情绪稳定性较差的个体，其临床表现是当遇到突发事件时就会表现出极度紧张状态，在临床上手忙脚乱，这种由于特质缺陷导致的职业行为，一方面会造成特定情境中病人的身心巨大压力，另一方面也不利于自身的身心健康及职业心理素质养成。具有上述问题的个体所接受的个体化特色教育是针对其情绪稳定性差的特点，制订减轻其紧张的放松训练方案并督促其反复练习，使其逐步掌握放松技巧，使其能在高度紧张的应激情境中较好地对情绪进行自我调控。

（三）模拟可操作性系统训练

模拟可操作性系统训练简称模拟教育，是指某些职业角色行为具有较强的可塑性，可通过系统训练予以强化，利用适宜的职业角色行为可使护士对其职业心理素质形成积极反馈，以促进其角色人格核心特质的形成和发展。因此模拟可操作性训练是护士职业心理素质优化的重要手段。

随着我国高等护理教育的不断发展，发达国家和地区普遍开展的职业行为模拟教育已在国内许多高等院校开展，护士职业行为规范化模拟训练已经成为护理教育的重要内容。学生在正式进入护理情境前，都会通过反复的模拟角色扮演，逐步矫正不符合护士职业行为规范的习惯，使其强化形成规范的护士职业行为。模拟可操作性系统训练主要可用于以下 4 方面的护士行为训练。

1. 职业仪表训练　此类训练主要涉及学生的职业表情和职业着装培训，核心是通过护士的表情和外形获得职业心理素质的积极反馈。

2. 人际沟通训练　此类训练主要帮助学生熟练掌握与他人交往技巧，主要包括举止姿态、语言技巧、安全距离、与特殊病人相处的方法、危机协调技巧等，以帮助护士获得病人和家属的信任。

3. 情绪控制训练　此类训练重在帮助学生了解如何保持良好心境、适度表达情绪反应等，指导学生通过强化和体验，摸索并掌握适合自己的情绪调控技术，如针对紧张的放松技巧、针对焦虑的意念平息技术和针对冲动的注意力转移对策等。

4. 环境适应性训练　此类训练指专业教师根据学生日后在临床上可能遇到的问题和困惑，甚至职业心理受挫而预先设置的模拟社会情境，在模拟社会情境下帮助学生学会处理上述问题的方法，以增强学生面对各种复杂环境的应变能力，掌握未来临床场景的处置方法。

模拟可操作性系统训练的内容和方法的选择，应根据不同护士的职业特质缺陷或角色行为反馈为依据，才能取得较好效果。

（四）现实与理想一致性教育

护士角色的现实形象与理想目标的距离是造成护理专业学生职业价值困惑的重要原因之一。传统的护士职业教育只注重护士职业的理想目标教育，很少关注现实护士职业形象对学生的职业心理素质的多重影响。因此，对护理专业学生的职业教育应高度重视并致力于解决兼顾现实与理想职业形象的一致性教育。

护理专业学生在专业理论学习阶段，大多能在教师的引导下充分了解护士职业培养目标的理想模式，但对护士的现实形象缺乏了解，理想和现实的反差可能对学生产生消极影响。如果学生在前期理论学习阶段能早期接触临床，就可以使其对护士的理想与现实两种职业形象及彼此间的反差有相对理性的认识，结合教师给出的答案或讨论分析导致理想和现实形象产生差别的原因，进一步思考自身如何努力促使护士职业的现实形象向理想目标趋近。上述方法可以较大程度地激发学生完善护士现实职业形象的使命感，使学生对职业形象的理想和现实反差有充分的心理准备。

在学生临床见习、实习阶段，根据学生的实际情况选择临床实践场所和职业心理素质优良的临床带教老师，为学生优化职业心理素质营造较为理想的职业氛围和示范言传身教的职业榜样，是消减学生职业价值困惑，优化护士职业心理素质重要方法。其目的是增强学生趋近职业理想目标的自信心，激发学生对理想职业境界的追求，激发其优化职业心理素质的能动性。

二、护士职业心理素质自我管理

职业心理素质的发展贯穿个体职业生涯的全过程，护士在完成全日制职业教育后，其职业心理素质优化的外在动力便由职业教育转为职业管理。职业管理涉及社会、组织、个体多个层面，护士的主观能动性是其职业心理素质优化的核心，护士职业心理素质的自我管理效果如何是护士主观能动性的外在表现。

（一）护士职业心理素质自我管理概述

1. 自我管理的概念 自我管理是指个体主动调控和管理自我的心理活动和行为过程。自我管理还体现为个体对自身的生理、心理和行为各方面的自我认识、自我感受、自主学习、自我监督、自我控制、自我完善等方面的能力。个体的自我管理能力随着年龄的增长、知识水平的提高和社会阅历的丰富呈逐步增长趋势。个体的自我管理能力受自身条件及环境因素的制约，不同个体间存在明显差异，但个体自我管理能力可通过自主学习、自我监督、自我控制和自我完善得到提高和增强。

2. 护士职业心理素质的自我管理原则 护士职业心理素质的自我管理遵从以下原则：

（1）恰当定位原则：护士的职业定位首先体现在自身职业定位应与护理专业人才培养目标相一致，即与其自身成就动机水平、受教育程度相一致，也就是个体的职业发展应与其自身投入成正相关。如高职学历的护士高中毕业学习 3 年即可加入护士行列，而硕士学历者则需高中毕业后本科就读 4～5 年、研究生学习 3 年后进入护士队伍。仅就业起步后者就比前者晚工作 4～5 年，可见两者在职业投入方面的差异，硕士学历护士的职业定位显然应高于高职学历的护士。

其次，护士的职业定位还取决于其从业后的身心投入程度。如工作八小时之余不再对职业做更多投入的护士，不宜谋求职业生涯的高发展目标，否则容易导致职业心态偏离，不利于职业心理素质优化。而工作八小时之余对其职业岗位还有很多投入的护士，谋求职业生涯高发展目标的机会会更多。纵观古今中外的护理精英都是全身心地投入护理事业，历经了许多常人无法体验的艰辛后，才逐渐接近职业发展的巅峰。

（2）恪尽职守原则：恪尽职守是每个职业人的最基本守则，也是每个社会个体都必须遵从的生存法则。护士职业是直接与人类健康事业息息相关的职业，恪尽职守对护士职业而言更具有特别的意义。自觉遵从恪尽职守原则的护士，不仅可以顺利实现职业发展目标，还可从自身顺利发展的职业生涯中获得激励，进而加深对职业的情感，使其护士心理素质得以优化。护士的恪尽职守大多体现在救死扶伤、传递关爱的助人形式，护士给予他人帮助的同时也得到他人积极的情感回馈。这种情感回馈可促使护士增强职业责任感和助人的愉悦感，从而不断加大其职业投入，增强其职业核心价值观。

（3）自省领悟原则：职业心理素质的自我管理，还取决于个体能否对其制定的职业发展目标和执行情况时常自省，能否对职业心理素质的内涵有更深层次的领悟。

自省指个体通过自我意识审查自己言行的过程，是个体自我意识能动性的表现。领悟即领会和理解，领会指了解、认识事物并有所体会；理解指逐步认识事物的联系、关系直至认识其本质、规律的思维活动，包括直接理解和间接理解。人们将护士比喻为"白衣天使"，指护士职业心理素质所蕴含的"天使情怀"。遵从自省领悟原则的护士，会经常反思自己的职业言行是否符合"白衣天使"的赞誉，自觉调整自身言行使之趋近社会期望。通过以爱心、责任感、沉静、同情等核心特质演绎"白衣天使"完美形象的同时，深入领悟满足人类健康事业需求、彰显自身重要社会价值的护士职业心理素质优化的意义。

（4）互助共赢原则：优化职业心理素质既是职业人群的共同发展目标，也是每个职业个体的各自发展目标。个体谋求自身的职业发展需从职业群体中汲取动力，每个个体的良好职业发展也促使职业人群整体水平的提升。

职业心理素质的自我管理过程，是职业群体与职业个体之间互动与互助、彼此支撑及促进的过程。如一个护士长具有优良的护士职业心理素质且在护理团队中享有很高威望，她就会以其言传身教深刻影响护理团队中的每个护士，带领整个团队成员逐渐趋向职业心理素质优化的较高发展目标，这就是职业心理素质的自我管理过程中个体对职业群体的影响。如果一个护理团队的每一位护士都具有良好的职业心理素质，团队还具有很强的凝聚力，加入这个团队的新护士就会受到良好团队氛围的影响，很快确立自身职业心理素质优化目标。这就是职业心理素质自我管理过程中职业群体对职业个体的影响。

（二）优化职业心理素质自我管理策略

优化职业心理素质的自我管理，起始于个体接受职业教育之初，贯穿于个体的职业生涯全过程，自我管理策略更强调可操作性，主要涉及以下几个方面。

1. 把握人生机缘　由于择业具有的偶然性，职业心理素质自我管理的首选策略就是把握与职业的缘分。擅长把握职业机缘者，就会倾情投入为自己拓展开发潜能、施展才华的空间，从而赢得社会的充分认可和普遍尊重，使个体的成就动机和自我实现需求获得满足。我国的南丁格尔奖章获得者在从业之初，或许未曾想到其职业人生能如此辉煌，她们的成功秘诀无外乎脚踏实地从职业的点滴做起，即使身处职业发展瓶颈依然无怨无悔投身其中，最终成就人生的辉煌。

2. 确定成长目标 对于设定职业目标的个体，在心理精神状态、承受压力能力、人际关系、生活态度等方面与没有设定职业目标的个体具有显著差别。优化护士职业心理素质的自我管理是一个动态管理的循环过程。个体通过反思分析自我管理中存在的问题，制订并调整修改实施方案，该过程包括自我评估、确定目标、制订方案、自我实施和效果评价 5 个步骤。

（1）自我评估：自我评估是自我管理的第一步，个体应深入全面地评价自己的职业心理素质状况，结合自身条件，根据教育或管理机构提供的资源（发展提升职业心理素质的信息或路径）为制定自我管理目标提供依据。

（2）确定目标：个体根据自我评估结果，确定职业心理素质自我管理目标。先确定总体目标，再将总体目标划分为长期、中期和短期等不同阶段目标。长期目标指最终结果，中期目标指整个职业生涯的中途目标；短期目标指近期内可实现的目标。

（3）制订方案：自我管理目标实现的前提是制订切实可行的实施方案。针对自身职业心理素质的薄弱环节制订自我管理方案，帮助个体尽可能接近预期目标。

（4）自我实施：自我实施是护士职业心理素质自我管理过程的关键环节，自我管理的实施内容包括主动适应护士职业角色、营造良好的职业氛围、注重自身潜能开发、参与各种有利于职业心理素质提升的活动等等。

（5）效果评价：经过一段职业心理素质自我管理的实践后需对自我管理效果进行评估，并对成功经验和存在问题加以总结，以提高自我管理绩效水平。

3. 信守职业承诺 职业承诺（occupation commitment）是指基于对职业的情感反应而产生的个体与其职业间的心理联系，反映个体对职业认同和投入的态度。职业承诺既包括个体期望从职业中得到的回报，也包括个体为职业的付出。护士的职业承诺包括对职业的情感承诺、规范承诺、经济成本承诺、情感代价承诺和机会承诺等 5 个维度。职业承诺分为主动承诺与被动承诺，情感承诺和规范承诺属于主动承诺，指护士基于对职业的主观认知和感受而产生的承诺；经济成本承诺、情感代价承诺和机会承诺属于被动承诺，指护士迫于外在条件或损失而产生的承诺。

职业认同（professional identity）是指人们对职业活动的性质、内容、社会价值和个人意义的熟悉和认可的程度，是自我意识在职业领域逐渐发展的过程。在个体心理特点与职业要求相符、个人价值观与职业环境相符的条件下，个体会表现出强烈的职业兴趣和情感。

优化职业心理素质的自我管理策略中的信守职业承诺主要包括促使护士实现对护士职业的理性认同和帮助其强化主动承诺两个方面。

（1）实现理性职业认同：理性职业认同是指护士如能理性分析护士职业给自身、家庭及朋友提供的医疗保健资源、稳定的就业岗位和较高的收入水平、适宜的工作环境等各种有利条件，对职业有恰当的认知评价，将有利于调动其职业心理素质自我管理的主观能动性，从而能够主动应对职业压力、排遣职业倦怠，以其对职业的承诺和投入感知回馈和褒奖。

（2）强化主动承诺：强化主动承诺是指护士以职业认同为基础，对护士职业的情感承诺和规范承诺。对于能够主动承诺的护士，其遵守职业规范的意识会更强，对护士职业的投入也更多，与护士职业的情感联结会更深，也更加珍惜护士职业。

护士了解自身对职业的期待和信守职业承诺，一方面可减轻职业压力所产生的负面影响，改善其职业态度，促进其职业心理素质的提高；另一方面可帮助护士感受满足他人需求、赢得他人尊重等体现个体社会价值的积极情感体验。

4. 寻求外部支持　自我管理的概念除了自我学习、自我完善外，还包括充分利用一切有助于自身职业发展的外部资源，以达成职业心理素质自我管理的理想目标。借助外部资源，寻求外部支持主要包括以下 2 个方面。

（1）与他人分享情感和观点：护士通过与更多同行交流各自的职业感知、体验等方式，获得职业心理素质自我管理的新理念和新思路。当某个护士陷入职业困惑无法应对时，如能主动将自己的困扰暴露给护理团队的其他成员，并能以灵活开放的心态接受团队成员的分析和建议，其困惑或许很快得到化解。当某个护士在临床工作中遇到特别的境况，对护士职业有了新的解读和感悟，如能主动将其心路历程与其团队成员分享，可能对整个团队的职业认同产生积极的影响。

（2）寻求各种社会支持：寻求各种社会支持指护士寻求有益其职业生涯发展的各方面社会资源的支持，以提高其职业心理素质自我管理的效率。社会资源既包括护士个体与个体、个体与团队间彼此支撑和相互促进；还包括护士职业以外，如其他医务人员的理解和鼓励、服务对象及其家属的认可与接纳、来自家庭成员的支持以及专业咨询机构的指导等等。

第三节　护士心理健康

一、护士职业特点与心理健康

（一）护士职业特点

1. 长期的超负荷工作易造成心理紧张　以病人为中心的护理模式使临床护理工作从单纯的执行医嘱转到为病人提供生理、心理、社会和文化的全面照顾，这种全人全程的整体护理模式使得临床护理工作成为复杂并具有创造性的工作，需要护士付出更多的劳动和花费更多的精力。

2. 特殊的工作环境和工作性质易导致情绪多变与身心疲劳　护士长期工作在充满了"应激源"的环境中，千差万别的病人，生离死别的场面，急症抢救，传染、核放射的威胁，使临床护士长期处于紧张和压力状态，严重损害她们的身心健康。

3. 复杂的人际环境易引起人际冲突与角色冲突　护士每天要面对各类病人，始终处于复杂的人际关系中。面对病人的责难，护士必须保持平和冷静，理解并帮助病人解决问题，经历着感情伤害又无处表达和宣泄。护士职业要求护士在工作中要压抑自身的感受，长此以往容易产生自卑感和不安全感，导致对工作满意度下降。另外，夜班工作制度扰乱了护士自身生物钟和正常生活规律，对护士生理及心理功能、家庭生活和社交活动产生不良影响，造成家庭矛盾导致护士内心冲突。

4. 社会支持不足易产生失落感　临床护理工作繁杂辛苦、技术性强、责任心重、工作风险大。在医学领域，医生和护士是相互配合相互合作的关系，但在客观上护士的社会地位远低于医生，医师的劳动普遍得到社会的尊重和认可，由于护士被认为是医生的助手，护士为病人付出的辛勤劳动往往得不到应有的尊重和认可，在职称晋升、进修深造、经济收入、住房等福利待遇上存在的较大差异，容易导致护士心理失衡，产生失落感。

（二）影响护士心理健康主要因素

影响护士心理健康的主要因素有内在因素和外在因素两个方面。

1. 外在影响因素

（1）临床护理工作本身的压力：临床护理工作时间相对较长，任务较繁重，尤其是急诊、ICU等科室，重症病人多，护士的工作量较大，容易产生疲惫感。护士在执行医嘱的过程中，直接与病人接触承担相应的医疗责任，长此以往会产生较大的工作压力。

（2）工作环境造成的压力：护士每天的工作除了接触医生和病人以外，还要接触不同类型的人群，造成人际关系复杂的现象，在接触过程中难免会出现人际冲突，从而产生工作压力。此外，随着社会经济的快速发展，社会成员对健康和医疗的需求越来越高，随之而来的是对护士的要求也越来越高；随着科学技术的发展，医学科学的进步日新月异，新技术、新方法层出不穷，这就要求护士每天除了繁重的临床工作外，还要不断学习新知识，提高教育水平，由此在繁重的体力劳动基础上，又加上大量的闲暇时间的继续教育学习，导致护士出现身心疲惫的现象。

（3）社会环境引发的压力：虽然随着社会的进步和人们思想观念的提高，护士的社会地位有了较大程度的提高，但在当今社会对护士职业仍存在很大偏见，护士的辛勤劳动往往很难得到社会的普遍尊重和认可，在经济收入方面工作付出和经济回报比例悬殊，与社会其他相同阶层相比存在较大差距，由此护士容易造成心理失衡，很难保持积极的工作情绪。

2. 内在影响因素

（1）职业心态失衡：很多护士经常抱怨临床工作太苦太累，尤其需要经常倒班和上夜班，这些都是护士职业的不良态度。国内外研究表明，临床护士普遍存在程度不同的身心不健康状态，其原因主要是由于自身职业认知偏差导致的心态失衡。对于临床护士而言，如果不具备良好的心态，很难全身心地投入临床护理工作，并将护士职业作为其终生从事的事业，更无法用积极的心态面对并解决来自各方面的压力和误解。

（2）职业价值失真：职业价值是对职业付出的情感回报，还是个体对其职业付出而获得的满足感。如果个体的人生基本价值取向能够认同护士职业的社会价值，有助于个体确立正确的护士职业价值观，个体在护理临床实践活动中就能产生满足感，进而激励个体更努力、主动地适应护士职业角色人格发展所要求的内容。反之，如果个体的职业选择是被动的，或者不认同护士职业的社会价值，就无法获得内在的职业发展动力。具有正确的护士职业价值观的个体在临床工作中就会充分体会临床护理工作的乐趣和满足感，更好地投身临床护理工作。

（3）认知评价偏低：认知评价是多种应激理论模式共同强调的重要概念，是个体对其遭遇的生活事件的性质、程度及危害性所做出的判断。不同个体对同一压力事件做出的认知评价不同，所产生的应激反应结果也不同。如面对病人的冲动性言行，有的护士的认知评价是病人存心找茬，便据理力争，甚至会与病人发生争吵，这种处理方式不但不利于解决问题，甚至会影响护患双方的身心健康；有的护士的认知评价是以同理心，站在病人的角度思考问题，将病人的冲动性言行视为危机状况下病人或家属的正常心理情绪反应，由此会以平常心看待病人的言行，在平和的心态下与病人协商共同找出解决问题的途径和方法。

(4) 人际适应能力较差：个体在社会上生存不是孤立的，每个人都会同他人发生接触和交往，在交往过程中由于教育程度、家庭背景、成长经历和社会阅历的不同难免会出现人际冲突和矛盾，人际关系领域的冲突和矛盾或多或少地会影响护士的身心健康。护士在从事临床护理工作时，除了接触医生、辅助科室人员和病人外，还要接触病人家属等形形色色的社会人群，因此护士的工作人际关系较为复杂，容易出现人际关系适应不良的状况，因此只有人际适应良好的护士，在工作中才能保持和谐的人际关系，并适时协助其缓解各种压力。而人际适应能力较差的护士，在临床护理工作中极易与他人发生人际冲突，遇到人际关系困难时也只得独自应对，长此以往容易积蓄压力，产生较严重的心理问题。

二、护士心理健康促进

(一) 护士身心健康状况

亚健康状态是近年医学界提出的新概念，指个体的身心处于疾病与健康间的健康低质状态。亚健康是指机体虽无明确的疾病，但在躯体、心理和人际交往上出现种种不适的感觉和症状，从而呈现出活力、反应能力和对外界适应能力降低的一种生理状态，是人体多种疾病的重要起源和基础。

护士是为社会成员提供健康服务的特殊职业群体，她们的身心健康状况直接关系到护理质量。随着医学模式转变，护理工作已从单一的功能制护理，进入到了对人实施全人全程护理阶段。护士的工作内容增加了，所承担的责任更重了，然而由于我国护士数量严重不足，导致护士工作负荷加重，再有护士在护理工作中建立的人际关系错综复杂，导致护士身心疲惫，亚健康发生率较高。

护士所从事的临床护理工作既消耗体力又消耗脑力，同时还承受着巨大的精神压力，精力和体力的长期大量透支影响人体的正常内分泌和睡眠。此外医院环境中的物理因素、化学因素、生物因素、社会因素同样对护士的身体健康造成潜在威胁，导致护理人员的健康状况下降和疾病的发生。护士不良心理状态也可使机体出现一系列生理、生化、内分泌、代谢及免疫过程变化，工作要求高而主动控制能力的降低，导致精神心理压力增加形成紧张刺激，从而使护士患病危险性增高。

综合国内 2002~2012 年有关护士身心健康的研究表明，我国多数护士处于亚健康状态，护士亚健康状态的表现非常复杂，涉及躯体、心理、社会等多个方面。其中出现频率在 40% 以上的症状依次为：疲倦乏力、腰背酸痛、睡眠障碍、神经衰弱等。研究发现不同科室护士的高发疾病具有一定的差异性，急诊、重症监护室、手术室与其他科室相比护士的身体健康状况相对较差，以急诊科、重症监护室护士健康状况最差。每个科室护士的患病率及所患疾病种类虽有差异，但其主要健康问题都集中在有疲劳综合征、下肢静脉曲张、经前期紧张综合征、神经衰弱、睡眠障碍、慢性胃炎等疾病方面。

研究显示，年龄在 40 岁以上的护士或护龄 5 年以上的护士健康状况显著低于护龄不足 5 年的护士。从事临床护理工作时间 5 年以上的护士患呼吸系统、心血管系统、消化系统疾病的比例明显高于从事临床护理工作 5 年以下的护士；疲劳感、不适应、敏感、愤怒、紧张等心理情绪问题的比例明显低于从事护理工作 5 年以下的护士。

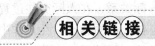

亚健康自测方法

1. 是否经常吃油炸食品、高热量食物、腌制食品？

2. 是否经常抽烟、喝酒、熬夜、作息时间不规律？

3. 是否经常便秘，大便臭味、冲不净，脸上长斑、长痘、皮肤灰暗？

4. 是否有脑供血不足，表现为头痛、头晕、失眠多梦、记忆力下降、反应迟钝、注意力不集中，肢体麻、胀、痛，步态不稳等？

5. 是否有心慌、胸闷、胸口痛，有时是左上肢及背部痛，进一步会出现上楼或劳动出气困难，严重时可能会有绞痛感等。

6. 精神压力大、烦躁、焦虑易激怒、情绪低落、悲观、厌世，不愿与外界接触。

7. 免疫力差，浑身乏力、易疲倦，经常性感冒、口腔溃疡等。

8. 性能力下降。中年人过早地出现腰酸腿痛，性欲减退或男子阳痿、女子过早闭经，都是身体整体衰退的第一信号。

9. "将军肚"早现。25～50岁的人，大腹便便，是成熟的标志，也是高血脂、脂肪肝、高血压、冠心病的伴侣。

10. 脱发、斑秃、早秃，每次洗发都有一大堆头发脱落。

对照上述"信号"进行自我检查，凡具有上述两项或两项以下者，为"黄灯"警告期，目前尚无需担心，具有上述3～5项者，则为"红灯"预报期，说明已经具备"过劳死"的征兆；6项以上者，为两次"红灯"危险期，可定为"疲劳综合征"。另有三种人易"过劳死"：一是只知道消费不知道保养的人；二是有事业心"工作狂"；三是具有遗传早亡血统又自以为身体健康的人。

（二）护士身心健康自我维护

护士作为人类健康的守护者，如果自身的身心健康出现偏差，帮助他人恢复或保持身心健康的责任就无从谈起。护士的身心健康的维护和增强首先是发挥自身的主观能动性，了解掌握护士身心健康自我维护的对策和方法，不仅是做好临床护理工作的重要前提条件，也是提高医疗护理质量的关键。

1. 树立健康的职业心态　对于临床护士而言，热爱护理事业，爱护并尊重自己的工作对象，将解除病人痛苦视为己任是做好本职工作的前提。只有真正对护理工作产生浓厚的兴趣，才能愉快积极地工作，才能在工作中产生自豪感和责任感，真正理解护理工作的价值和意义，以健康的职业心态投入到神圣的护理工作中。

2. 加强相关领域知识的学习　入职后的继续教育是护士熟练应对职业要求，满足岗位技能需求的必要条件。护理工作的对象是人，护士职业价值是通过与他人的互动实现的。因此临床护士在加强专业技术领域知识和技能的学习和训练外，更要加强对心理学、医学伦理学、人际关系学等人文社会科学领域知识的学习，增强心理健康意识，正确对待工作压力，了解自我心理健康领域存在的问题和不足，学会维护心身健康的自我调适方法，以健康的精神面貌从事临床护理工作。

3. 保持和谐的人际关系　护士在临床工作中要善于处理各种人际关系，在人际交往过程中豁达大度，同时还要做到以同理心体谅病人和家属，以及其他医务人员的感受。在工作中举止优雅、操作技术精湛、与服务对象和其他医务人员建立起良好的人际关系，以尊敬、信任、友爱、宽容、谅解等积极的态度对待病人和同事，营造自然和谐积极向上的工作环境，同时使自己的不良情绪得到适当宣泄，保持心理平衡与健康。

4. 提高情绪调控能力　护士在从事临床护理工作时，应熟练掌握调节自身情绪的方法和技巧，如注意转移法、适当宣泄法、轻松幽默法、放松训练法等等，努力提高情绪调控能力，争取做情绪的主人。保持乐观、愉悦的心境，不将消极情绪带到工作中，学会用积极的情绪感染和影响病人和同事。

5. 学会休闲和娱乐　休闲和娱乐是减轻工作压力的有效方法，护士应学会合理安排自己的闲暇时间，努力培养多种兴趣，积极参加各种娱乐活动，让自己的业余生活过得丰富多彩，轻松愉快，以达到快速恢复体力、减轻工作压力的目的。

6. 寻求专业心理支持　护士在工作之余，应定期评估自身的职业心态状况，准确掌握自身的身心健康信息，力求将身心健康问题的发生限制在最小范围、控制在最低程度。必要时约请心理健康专家进行身心健康咨询，以提高护士的心理健康水平更好地从事临床护理工作。

三、护士职业倦怠

（一）职业倦怠概述

1. 职业倦怠的概念　职业倦怠（burnout）是指个体在工作重压下产生的身心疲劳与耗竭的状态。职业倦怠是美国心理学家 Freudenberger 于 1974 年首次提出的，用于描述服务于助人行业的人们（如警察、教师、护士）因工作时间过长、工作量过大、工作强度过高所经历的一种疲惫不堪的状态。1982 年美国社会心理学家 Maslash 将职业倦怠具体解释为以下 3 方面的问题：①情感衰竭：表现为没有活力，没有工作热情，感到自己的感情处于极度疲劳的状态。情感衰竭被认为是职业倦怠的核心纬度，并具有最明显的症状表现；②去人格化：表现为刻意与工作对象保持距离，对工作对象和环境采取冷漠、忽视的态度，对工作敷衍了事，个人发展停滞，行为怪僻，主动提出调动申请等；③无力感或低个人成就感：倾向消极评价自己，并伴有工作能力体验和成就体验下降，认为工作不能发挥自身才能，是枯燥无味的繁琐事物。Maslash 的上述观点得到学术界的普遍认同。而后 Maslach 又研制出"职业倦怠问卷"（Maslach burnout inventory，MBI），该问卷目前已成为全球范围内使用最广泛的职业倦怠测评工具。此后各国学者以 MBI 为研究工具，就护士的职业倦怠状况开展了一系列调查研究，研究范围由本土化研究拓展到跨文化比较研究，发现不仅精神病院、人工透析等特殊岗位的护士有职业倦怠现象，普通岗位的临床护士和助产士也有职业倦怠的现象。

研究显示护士是职业倦怠的高发人群。国外相关研究结果表明，疲劳综合征的发生率护士为 1.1% 而普通人群仅 0.2%。欧洲两次流行病学调查表明，受职业倦怠影响的护士比例约为 25%。美国学者调查显示，护理管理者中半数以上体验低水平工作倦怠，1/3 经历高水平的工作倦怠。日本学者调查显示，56% 的护士产生了高职业倦怠，其主要原因是由于护士队伍年轻化导致其缺少工作经验、医护间人际关系不良等。上述研究充分说明护士职业倦怠呈现全球化趋势。

2. 护士职业倦怠的形成因素　国内研究显示我国护士的职业倦怠状况似乎更为严重，且呈现出泛化的趋势。国内相关的护士职业倦怠研究发现，压力源对职业倦怠产生的影响程度依次为：护理专业及工作方面的问题、工作量及时间分配问题、环境及资源方面的问题、病人护理方面的问题、管理及人际关系方面的问题。其中在护理专业及工作方面，护士社会地位低、继续深造和晋升机会相对较少是主要原因。在上述影响因素中，相关性最强的一般为角色多元性、工作负荷、年龄、耐力、应对方式和社会支持等。护士职业倦怠的形成和影响因素大致可归纳为3类：即工作和职业特征因素、社会因素和个体特征因素。

（1）工作和职业特征因素：医疗服务行业具有特殊性和高风险性，在医疗过程中稍有疏忽就会造成不可挽回的损失，因此医务人员的精神长期处于紧张状态。随着医学模式的转变对护理工作的要求日益增高，使得护士长期处于高负荷工作状态。护士在工作中不仅要完成好护士角色，还要承担起妻子和母亲的责任，病人及家属、医生及医院管理者都对护士的工作质量提出了越来越高的要求，承担多重角色以及过多过高的角色要求常常会使护士力不从心身心疲惫。当角色转换出现矛盾或承担的角色过多超出个体承受能力时，极易导致人际关系冲突和家庭关系失和，甚至对工作产生厌恶感。

（2）社会因素：国内的护士职业社会地位相对较低，在工作中护士继续深造和晋升的机会相对较少是产生职业倦怠的重要因素。研究表明具有较高教育水平、工作经验以及工作地位的护士，职业倦怠较轻，由此可见工作地位是产生职业倦怠的主要因素。

对于专业人士而言，程序的公平性和分配的公平性与工作倦怠也有中等程度的相关性，员工参与决策以及工作自主权的多少也与职业倦怠相关。在临床上护士不仅要面对病人，还要处理同医生、护士长和其他科室人员的关系。尽管医生和护士是相互配合相互协同的工作关系密切，但传统观念和偏见依然存在，再如医护间巨大的福利差异，使得临床护士们感到自身价值得不到充分体现，工作无成就感。这些都是产生职业倦怠的重要因素。

组织因素对护士职业倦怠的形成也有较大影响。护士的组织承诺包括认同并接受所在医院组织文化的价值观和目标信念等等，以及希望能够在医院一直工作下去的心理态度。医院的规模、文化氛围、组织支持和组织公平感，以及医院提供的发展机会都是影响护士组织承诺的重要因素。组织对护士职业倦怠有深远和持续的影响，研究显示，管理者越支持护理工作，医院授予护士的权力越大，护士的自主决策性越强，其职业倦怠水平就越低。

（3）个体特征因素：护士职业倦怠的形成因素中的个体因素主要体现在人格因素和人口学因素两个方面。研究显示倔强、低自尊、外控性、神经质、A型性格、感觉型以及采用逃避型应激策略的个体往往表现出较高的职业倦怠。如理想主义者、完美主义者以及有强迫倾向的个体更易产生职业倦怠感。职业倦怠虽然是由工作直接引发，但也与一些护士的不正确认知和不良人格特征有关。研究表明A型人格与情感耗竭和去人格化呈显著正相关，同时对两者有正向预测作用，并比B型人格的去人格化程度高。

人口统计学中的年龄、性别、婚姻状况、教育程度等因素与职业倦怠有直接关系。研究显示低工作年限的护士存在着高职业倦怠感；文化程度与个人成就感呈正相关，高学历的年轻护士是护士职业倦怠的高发人群；女护士在情绪衰竭方面显著高于男护士；单身者比已婚者容易产生职业倦怠感，离异者比单身者容易发生职业倦怠。

（二）护士职业倦怠调适

对于护士职业倦怠的应对措施主要有以下几方面的措施。

1. 改善护士工作环境 　为了避免护士职业倦怠的发生，医院应在条件允许的范围内改善护士的工作条件和工作环境，提高其生活质量和工作效率。如利用网络、举办讲座、召开座谈会等形式帮助护士增加心理学知识的储备。在日常工作中尊重每位护士，营造和谐的工作和人际关系氛围。向护士提供常见压力的应对策略和咨询服务，如针对新护士开展适应性团体训练，对由于经常上夜班导致失眠的护士开展睡眠咨询，为产后护士提供工作-家庭平衡咨询等等。

2. 科学配置护理人力资源 　在改善工作条件和工作环境的同时，科学配置护理人力资源，对临床护理工作进行重新规划，将负担过重的工作适当减轻，并由多人分担。将过于枯燥的工作扩大化和丰富化，具体做法是增加护理工作内容、赋予护士更多的责任，使护士在临床工作中真正感受到护理工作的乐趣和意义。根据每个护士的能力和偏好使其与护理岗位相匹配，让最适合的人做最适合的工作。

3. 为护士设置适宜的职业发展路径 　职业路径是组织为内部成员设计的自我认知、成长和晋升的管理方案，在帮助组织成员了解自我的同时，使组织掌握其职业发展需要。职业路径明确了组织成员可能的发展方向和发展机会。对于护士而言，其职业路径一方面是提高学历水平，顺利晋升专业技术职称，成为临床护理专家；另一方面是有机会从事护理管理工作，成为护理管理专家。护理管理者应根据每个护士的自身特点和环境条件，为其设置职业发展路径，做好生涯规划。

4. 护士自身的应对策略 　个体自身因素决定护士对工作环境和工作本身状况的主观感受和评价，因此对自身因素导致的职业倦怠主要依靠自我调节。护士职业倦怠自我调节有以下方法：

（1）保持积极心态是对职业倦怠自我调试的关键：保持积极心态对于整天与人打交道的临床护士而言非常重要，作为护士一定要承认虽然医学科学已经发展到前所未有的高度，但仍然有目前不能治愈的疾病，一个人并不能控制和改变工作中的所有事情，有些工作自己能够完全胜任，但也有些是自己做不好的。

（2）培养自己对工作的兴趣是职业倦怠自我调试的核心：做自己喜欢的工作，就会愿意投入更多的时间和精力而不会感到辛苦和倦怠。而一个人如能积极主动、充满激情地工作，就会超水平发挥能力并取得显著成绩形成良性循环。挖掘临床护理工作中有意义的元素，培养自己对工作的兴趣是护士克服职业倦怠的核心内容。如能在看似重复枯燥的护理操作中挖掘"创新"元素，在大家都周而复始地重复护理操作流程过程中，改进或简化某个环节以提高治疗效果和护理质量，就会产生成就感，更加热爱临床护理工作。

（3）进行有效的时间管理是职业倦怠自我调试的有效方法：进行有效的时间管理是护士避免角色紧张和角色冲突的有效手段之一。科学的时间管理方法包括为所要做的事情设定轻重缓急，将每天要做的事情分成"必须做"和"应该做的"，在那些"必须做"的事情排列主次关系，开始做排在前面的事情。对那些必须做的且重要的事情应分配较多的时间。另外，学会利用一些提示时间和计划的外部手段，如即时贴、日历和提醒器等。完成工作时集中精力，不试图短期将所有工作做好做完。

（4）建立倾诉宣泄渠道是职业倦怠自我调试的重要补充：护士在感受到工作压力产生倦

怠情绪时，如能同家人或亲友同事共同商讨，将心理症结倾诉出来，合理采纳他人的意见建议，重新确立更为现实的目标，并且对压力情境进行重新评估和应对。另外，护士在临床护理工作中出现的诸如愤怒、恐惧、挫折等消极情感也应及时宣泄，对舒缓压力和紧张情绪非常必要。

（三）护士职业生涯规划

1. **职业生涯规划的概念** 职业生涯规划（career planning）简称生涯规划，指个体与组织相结合，在对自己职业生涯的主客观条件进行测定、分析、总结的基础上，并对自己的兴趣、爱好、能力、特点进行综合分析与权衡，结合时代特点，根据自己的职业倾向，确定最佳的职业奋斗目标，制订相应的工作、培训和教育计划，并按照一定的时间安排，采取必要的行动实施职业生涯目标的过程。

个体的职业生涯规划并不是一个单纯的概念，和个体所处的家庭、组织以及社会存在着密切关系。随着个体价值观、家庭环境、工作环境和社会环境变化，其职业期望会有或多或少的改变，因此职业生涯规划是一个动态的变化过程。

对于个体而言，职业生涯规划的好坏必将影响其整个生命历程。我们常说的成功与失败，其实质就是是否实现了预先设定的目标，因此人生目标是决定职业生涯规划成败的关键。个体的人生目标有许多种，是一个目标体系，包括生活质量目标、职业发展目标、对外界影响力目标、人际关系等目标，这些目标在个体的目标体系中相互作用相互影响，职业发展目标在整个目标体系中居于中心位置，其实现与否直接引发成就与挫折、愉快与不愉快的体验和感受，影响个体生命的质量。

2. **护士职业生涯规划的步骤** 护士职业生涯规划是其工作专业化、事业化、离职率及工作满意度的主要影响因素。随着社会的进步和人们教育程度的不断提高，护理从业人员的素质发生了很大的变化，很多人已经不再是为了生存而工作，她们对自己未来的发展有着更多更高的追求和希望。但在医院里却常常看到这样的现象：很多护士刚参加工作时满腔热情、干劲十足，对未来充满了美好的憧憬。然而当日复一日重复着平凡而琐碎的护理工作后，很多人便感到理想和现实存在较大的差距，对当初的职业选择产生了怀疑，产生各种各样的矛盾和困惑，甚至出现如前所述的工作倦怠，影响了个人的职业发展，同时也影响医院护士队伍的稳定。因此，护理专业的学生在进入专业领域前应该了解自己的兴趣爱好、性格特点，了解护理专业发展的特点，及早做好专业生涯规划，以增强自身对工作压力的适应，促进人格的成熟，进而增强自身潜能的发挥，延长专业寿命。

对于已经入职的护士而言，职业生涯规划也同样重要，科学合理的职业生涯规划可以使临床护士更加明确职业发展方向，积蓄能量，更好地提高自身潜能，更好地做好临床护理工作。

合理设计自己的职业生涯是护士在护理工作领域获得成功的第一步，护士职业生涯规划的过程是一个持续修改的循环过程，其基本步骤如下：

（1）自我评估和职业机会评估：自我评估与职业信息分析包括全面的分析和评价个人的心理特点、需要，收集社会职业方面信息等。自我评估包括对护士应对自己的兴趣、特长、性格有较为全面的了解，还包括对自己的学识、技能、智商、情商的测试，以及对思维方式、思维方法、道德水准的评价等等。自我评估的目的是使护士更加认识和了解自己，从而对自己所适合的职业和职业生涯目标做出合理的抉择。

　　职业生涯机会评估主要是评估周边各种环境因素对自己职业生涯发展的影响。在制定个人的职业生涯规划时，要充分了解所处环境的特点、掌握职业环境的发展变化情况、明确自己在这个环境中的地位以及环境对自己提出的要求和创造的条件等等。只有对环境因素充分了解和把握，才能做到在复杂的环境中避害趋利，使职业生涯规划具有实际意义。环境因素评估主要包括：组织环境、政治环境、社会环境、经济环境。

　　（2）确立职业目标和选择职业生涯路线：确立目标是进行职业生涯设计的关键。目标一般可分为短期目标、中期目标、长期目标和人生目标。

　　职业目标确定后，选择职业生涯路线就显得非常重要。是走技术路径还是管理路线；是走技术加管理也就是技术管理路径，还是先走技术路径、再走管理路径等等，都应做好选择。由于发展的路径不同，对职业发展的要求也不尽相同。因此在护士职业生涯规划中必须对发展路径做出抉择，以便及时调整自己的学习、工作以及各种行动措施沿着预定的方向顺利前进。

　　（3）制定职业生涯行动计划和措施：有效的生涯规划需要切实可行的生涯策略才能实现，职业生涯策略是指为实现职业生涯目标的行动方案。在确定了职业生涯的终极目标并选定职业发展的路线后，行动便成了关键的环节。行动是落实目标的具体措施主要包括工作、培训、教育、轮岗等等。对应自己的行动计划可将职业目标分解为短期目标、中期目标和长期目标，其中短期目标又可分为日目标、周目标、月目标、年目标，中期目标一般为3～5年，长期目标为5～10年。分解后的目标有利于跟踪检查，同时可以根据环境变化制订和调整短期行动计划，并针对具体计划目标采取有效措施。职业生涯中的措施主要指为达成既定目标，在提高工作效率、学习知识、掌握技能、开发潜能等方面选用的方法。行动计划要对应相应的措施层层分解具体落实，细致的计划与措施便于进行定时检查和及时调整。

　　（4）评估与反馈：当规划好的方案实施一段时间后，护士自身、医院以及医院外部环境因素都有可能发生变化。此时护士就应对自己的职业生涯设计方案进行回顾分析和多角度评价，评估其是否可行和有效，总结经验教训或者参考其他护理专家的意见和建议，对自己的职业生涯规划进行修正或重新设计。职业生涯设计有助于护理专业学生和临床护士的职业生涯发展。

　　护士是护理工作的主体，护士心理健康对护士自身及护理对象的身心健康都是至关重要的。学习护士心理的相关知识，掌握护士角色人格与角色人格特质的概念，熟悉护士职业心理素质养成与自我管理的内容，了解护士职业特点与影响护士心理健康的主要因素，对养成护士健康的心理素质，培养具有良好综合素质的护理人才队伍，提高护理服务的整体质量及顾客满意度将发挥不可忽视的积极作用。

学习小结

　　本章系统论述了护士角色人格和护士人格特质的相关内容，以及护士职业心理素质养成和护士自我管理的方法和手段，护士心理健康的标准和影响因素，重点阐述了护士维护心理健康的方法和手段。

（刘桂瑛）

复习思考题

1. 简述护士角色人格与角色人格特质。
2. 护士职业心理素质养成与自我管理主要有哪些内容?
3. 护士职业特点与影响护士心理健康的主要因素有哪些?

第 九 章

护患关系与护患沟通

学习目标

掌握:
1. 护患关系的定义、护患沟通技巧及护患冲突的处理技巧。
2. 护患关系模式和护患沟通的形式和层次以及护患冲突的处理原则。
熟悉:
1. 熟悉护患关系的发展过程及护患关系的基本内容。
2. 熟悉特殊状况下不同类型病人的沟通技巧。
了解:
护患沟通的影响因素及常见护患冲突的原因。

第一节 护 患 关 系

一、护患关系概念

长期以来医患关系的考察重点是医生和病人之间的关系,较少考虑护士与病人间的关系。西方学者对护患关系的研究始于 20 世纪 60 年代,人们关注的问题是:在护理实践中,护患关系是如何构建的?护患双方分别扮演了什么样的角色,应该扮演什么样的角色?护患双方良性互动的机制是什么?对于这些重要的理论和实践问题的不断探索,就促进了对当代护患关系研究的深化。

(一) 护患关系的定义

护患关系(nurse-patient relationship)是指护患双方在相互尊重并接受彼此文化差异的基础上,形成的一种特殊人际关系。护患关系有狭义和广义之分,狭义的护患关系是指在医疗、护理实践活动中,护士与病人间在特定环境及时间段内建立的一定联系的人际关系。随着护理实践范围和功能的扩大,护患关系中的活动主体包含了更丰富的内容。因此广义的护患关系中护士一方可以是护理员、护士、护士长或护理部主任,而病人一方可以是病人及其家属、陪护人、监护人、单位组织等关系,甚至媒体舆论。

（二）护患关系的特征

护患关系是护士职业生涯中最常见的人际关系，是护士与病人间的工作和治疗关系，其实质是满足病人以恢复健康为核心的各项需要。因此，护患关系除了具有一般人际关系的特点外，还具有专业性人际关系的性质与特点。

1. 护患关系是工作关系　与其他人际关系不同，护患关系是护理工作的需要，护士与服务对象之间的人际交往是一种职业行为，具有强制性，不管面对何种身份、性别、年龄、职业、素质的服务对象，不管护士与服务对象之间有无相互的人际吸引基础，出于工作的需要，护士都应与服务对象建立及保持良好的护患关系。因此，要求护士对所有的服务对象应一视同仁，设身处地地为服务对象着想，并真诚地给予帮助，以满足服务对象的健康需要。

2. 护患关系是专业性和帮助性关系　护患关系是以解决服务对象在患病期间所遇到的生理、社会心理、精神等方面的问题，满足服务对象需要为主要目的的专业性的人际关系。这种关系中的所有活动是以专业活动为中心，以保证服务对象的健康为目的。

3. 护患关系是治疗性关系　由于治疗性关系是以病人的需要为中心的，除了一般生活经验等因素外，护士的素质、专业知识和技术也将影响到治疗性关系的发展。因此，要学习和倡导"人性化护理"的精神和理念。良好的护患关系能有效消除或减轻服务对象来自于疾病、诊疗、护理、环境及人际关系多方面的压力，有利于促进服务对象的康复，因此护患关系本身具有治疗性质。

4. 护患关系是互动关系　护患关系建立在护士与病人的互动基础上，双方不同的价值观、情感、经历以及对疾病的看法等都可以影响彼此的期望与感受，进而影响护患关系的质量；护士的职业素质、专业知识、业务水平等会影响护患关系的建立。此外，这种互动还存在于护士与病人的家属、亲友及同事之间。

5. 护患关系是信任关系　护患之间相互尊重、设身处地和彼此信赖。病人为了医治疾病出于对医护人员的信任将自己的发病史甚至个人生活方式和隐私毫不保留地告诉医护人员，那么护士应尊重病人，并替病人保守秘密不外泄病人的隐私，以崇高的人道主义精神为准则，全心全意地为病人服务。

6. 护患关系是短暂的人际关系　护患关系是在病人就医过程中形成的、相对短期的护理与被护理关系。护患关系的实质是满足病人的需求，一旦病人的这种护理需求结束了，护患关系也就暂时终结了。

二、护患关系基本过程

护患关系是一种以服务对象康复为目的的特殊人际关系，其建立与发展并非由于护患之间相互吸引，而是护士出于工作需要，服务对象出于康复需要接受护理服务而建立起来的工作性的帮助关系。因此，护患关系既遵循一般人际关系建立的规律，又与一般人际关系建立和发展过程有一定区别。良好护患关系的建立与发展一般分为以下3个阶段。

（一）观察熟悉期

指服务对象与护士初期的接触阶段。护患关系初期的主要任务是护士与服务对象之间建立相互了解及信任关系。护患双方在自我介绍的基础上从陌生到认识，从认识到熟悉。护士在此阶段需要向服务对象介绍病区的环境及设施、医院的各种规章制度、与治疗及护理有关的人员等。护士也需要初步收集有关服务对象的身体、心理、社会文化及精神等方面的信息及资料。在此阶段，护士与服务对象接触时所展现的仪表、言行及态度，在工作中体现出的爱心、责任心、同情心等第一印象，都有利于护患间信任关系的建立。

（二）合作信任期

护士与服务对象在信任的基础上开始了护患合作。此期的主要任务是应用护理程序以解决服务对象的各种身心问题，满足服务对象的需要。因此，护士需要与服务对象共同协商制订护理计划，与服务对象及有关人员合作完成护理计划，并根据服务对象的具体情况修改及完善护理计划。在此阶段，护士的知识、能力及态度是保证良好护患关系的基础。护士应该对工作认真负责，对服务对象一视同仁，尊重服务对象的人格，维护服务对象的权利，并鼓励服务对象充分参与自己的康复及护理活动，使服务对象在接受护理的同时获得有关的健康知识，逐渐达到自理及康复。

（三）终止评价期

护患之间通过密切合作，达到了预期的护理目标，服务对象康复出院时，护患关系将进入终止阶段。护士应该在此阶段来临前为服务对象做好准备。护士需要进行有关的评价，如评价护理目标是否达到，服务对象对自己目前健康状况的接受程度及满意程度，对所接受的护理是否满意等。护士也需要对服务对象进行有关的健康教育及咨询，并根据服务对象的具体情况制订出院计划或康复计划，以保证护理的连续性，预防服务对象在出院后由于健康知识缺乏而出现某些并发症。护士在此期应该为服务对象的康复而高兴，并愉快地终止护患关系。

三、护患关系模式

护患关系模式是医患关系模式在护患关系中的具体体现。一般根据护患双方在共同建立及发展护患关系过程中所发挥的主导作用、各自所具有的心理方位、主动性及感受性等因素的不同，可以将护患关系分为以下 3 种基本模式：

（一）主动-被动模式

主动-被动模式（activity-passivity model）是最古老的护患关系模式，原型为母亲与婴儿的关系，也称支配服从型模式，呈单向性，以生物医学模式及疾病的护理为主导思想。其特征为"护士为服务对象做什么"，护士在护患关系中占主导地位，病人无法参与意见，不能表达自己的愿望，病人的积极性调动不出来。该模式过分强调护士的权威性，忽视了病人的主动性，因而不能取得病人的主动配合，严重影响护理质量，甚至使许多可以避免的差错事故得不到及时纠正。

主要适用于对昏迷、休克、全麻、有严重创伤及精神病的服务对象。对于全依赖型病人，护士需要有良好的医德医风、高度的工作责任心，加强巡视使服务对象在单向护患关系中能够战胜疾病恢复健康。

（二）指导-合作模式

指导-合作模式（guidance-cooperation model）是近年来在护理实践中发展起来的护患关系模式，是目前临床护理工作中护患关系的主要模式，呈微弱单向的，以生物医学-社会心理及疾病的护理为指导思想的护患关系。其特征为护士教会服务对象做什么和如何做，护士在护患关系中仍占主导地位，但护患双方在护理活动中都处于主动地位，其中以执行护士的意志为基础，但病人可以向护士提供有关自己的疾病信息，同时也可提出要求和意见。

指导-合作模式适用于清醒的、急性和病情较严重的服务对象。需要护士有良好的护理道德、高度的工作责任心，良好的护患沟通及健康教育技巧，使服务对象能在护士的指导下早日康复。

（三）共同参与模式

共同参与模式（mutual-participation model）是双向的、新型的、平等合作的护患关系。以生物学-社会心理模式及健康为中心的护患关系模式，其特征是护士帮助服务对象自我恢复。护患双方关系建立在平等地位上，双方相互尊重、相互学习、相互协商，共同探讨护理疾病的途径和方法，对护理目标、方法及结果都较为满意。服务对象在护士的指导下充分发挥积极性，主动配合和亲自参与护理活动。共同参与模式主要适用于对慢性病服务对象的护理。服务对象不仅意识清醒，而且对其所患疾病的治疗及护理比较了解。

护患关系的模式在临床护理实践中不是固定不变的，可随服务对象的病情、护患愿望从一种模式转向另一种模式。

四、护患关系基本内容

护患关系的基本内容包括技术性关系和非技术性关系两种。

（一）技术性关系

技术性关系（technical relationship）是护患双方在护理活动中建立起来的行为关系，是护患关系的基础，同时还是维系护患关系的纽带。在技术性关系中，护士如果没有扎实的护理知识、良好的护理技能，则很难建立良好的护患关系。

（二）非技术性关系

非技术性关系（non-technical relationship）包括道德关系、利益关系（平等互助的人际关系）、法律关系和价值关系。其中道德关系在护患非技术性关系中最为重要。

1. 道德关系　由于护患双方所处的地位、环境、利益、文化教育以及道德修养的不同，在护理活动中，对一些问题和行为的看法及要求也会有所不同，为了协调矛盾必须按照一定的道德原则和规范来约束自己的行为。另外，在建立良好的护患关系时，护患双方应尊重对方的人格、权利和利益，还要注意掌握好分寸，不应与病人建立超出工作关系以外的人际关系。

2. 利益关系　利益关系又称平等互助的人际关系，是在相互关心的基础上建立的物质和精神方面的护患间平等互助的人际关系。病人的利益体现在其支付一定的医疗费用后，医院满足其解除病痛、恢复健康等利益需要。护士的利益表现在向病人付出了相应的医疗护理服务后所得到的经济利益，以及由于病人的康复得到的精神上的满足和欣慰，以及在工作中高层次的自我需求的满足。

3. 法律关系　病人接受医疗护理服务以及护士从事护理工作都受到法律保护，护患双方都必须承担相应的法律责任和义务，任何一方的正当权利受到侵犯都是法律所不容许的。

4. 价值关系　护士运用护理知识和技能为病人提供优质服务，履行对病人的道德责任以及相应的社会义务，体现了护士自身的社会价值，对社会做出了贡献。而病人恢复健康回归社会重返工作岗位重新为社会做出贡献，体现其社会价值。

五、促进良好护患关系方法

良好的人际关系是人的心理健康的重要标志之一。而护理工作的目的是最大限度地帮助人保持健康、恢复健康、减轻痛苦或安详逝去。因此良好的护患关系不仅可以帮助服务对象战胜疾病，恢复身体健康，而且对保障及恢复服务对象的心理健康有重要的意义。因此护士必须掌握促进良好护患关系的方法及技巧。

(一) 创造良好护患关系气氛及环境

护士应该建立一个有利于服务对象早日康复的和谐、安全、支持性的护理环境，使服务对象在接受治疗及护理服务过程中保持良好的心理状态，尽可能地发挥自己的潜能，最大限度地参与治疗、护理及恢复健康的活动。

护士同时也应该充分尊重服务对象的权利及人格，平等地对待每一位服务对象，并为服务对象创造关怀温暖的环境，使服务对象感到被接纳及理解，减少服务对象由于疾病而造成的焦虑、孤独、猜疑等心理，以发展良好的护患关系。

(二) 护患双方建立充分信任

护患双方彼此信任是构建良好护患关系的前提。信任是个体能依赖他人进行交流的愿望，包括对他人不加评判的接纳。信任感在人际关系中具有重要作用，它有助于交往的双方产生安全感，使个体感受到别人的关心及重视。同时信任感的产生可以创造一种支持性的气氛，使人能够真诚、坦率地表达自己的价值观、感情、思想及愿望。

护士在护理过程中应注意通过自己的责任心、爱心、同情心及耐心来创造一个有充分信任及支持感的气氛，并通过自己扎实的护理知识及技能，增加服务对象对自己的信任感，以发展良好的护患关系。

(三) 充分掌握人际沟通技巧

护患关系的建立与发展是在双方沟通过程中实现的，有效的沟通将产生良好的护患关系，缺乏沟通或无效沟通会导致护患之间产生误解或冲突。因此良好的沟通技巧是建立及增进护患关系的基础。护士可以通过语言及非语言的沟通技巧，运用移情、倾听、证实、自我暴露等技巧与服务对象进行有效的沟通，从而使护士了解更多有关服务对象的健康状况、心理感受等方面的信息，更好地满足服务对象的需要。同时通过双方良好的沟通交流，增加了彼此的了解及信任，促进了护患关系的发展。

(四) 树立角色榜样

护士在临床工作中，应为服务对象树立角色榜样，理解服务对象角色所承受的社会心理负担，减少服务对象的角色冲突，促进服务对象的角色转换。

(五) 保持健康情绪

健康的工作情绪、良好的工作热情是完成临床工作任务的前提和保证，护士在工作中应时刻注意自己的情绪，做好情绪控制工作，不将不良情绪因素带到工作中。在与服务对象交流过程中，护士也不要将自己的观念强加给服务对象。

第二节　护患沟通

护患沟通（nurse-patient communication）是护士与服务对象之间的信息交流及相互作用的过程。所交流的内容是与服务对象的护理及康复直接或间接相关的信息，同时也包括双方的思想、感情、愿望及要求等方面的沟通。

一、护患沟通形式

在信息传播和表达情意的过程中，语言沟通一直是不可取代的方式，然而许多的生活经验和经历显示非语言沟通同样不可缺少，而且极为重要。

（一）语言沟通与非语言沟通

根据沟通所借用的媒介的不同，可将护患沟通划分为语言沟通与非语言沟通。语言沟通（verbal communication）是指沟通者出于某种需要，以语词符号为载体传递信息、表情达意的社会活动，主要包括口头沟通和书面沟通。非语言沟通（nonverbal communication）是相对于语言沟通而言的，是指通过身体动作、体态、语气语调、空间距离等方式交流信息、进行沟通的过程。在沟通中，信息的内容部分往往通过语言来表达，而非语言则作为提供解释内容的框架，来表达信息的相关部分。

1. 语言性沟通　语言性沟通包括口头沟通和书面沟通 2 种形式。

（1）口头沟通：口头沟通（oral language communication）又称交谈，是人们利用有声的自然语言符号系统，通过口述或听觉来实现的，也就是人与人之间通过对话来交流信息、沟通心理。

1）口头语言沟通的优点：①信息传递范围较广；②信息传递速度较快；③信息传递效果较好；④信息反馈较快。

2）口头语言沟通的局限性：①信息易被曲解；②信息保留时间短；③信息易受干扰；④难做详尽准备。

3）口头语言沟通的语体形式：①日常口语；②正式口语；③典雅口语。

4）口头语言沟通的表达形式：①述：指陈述、复述；②说：指一般的口头表达；③讲：指一种比较正式的口头语言沟通行为；④谈：指谈话、对话。

（2）书面沟通：书面沟通（written language communication）是利用文字传递信息的沟通方式，包括书信、报告以及目前流行的电子邮件、微博、微信等形式。书面沟通应注意的是沟通所使用的符号必须是发出者和接受者双方都能够准确理解的符号。书面沟通采用相同的语系非常必要，目的是使沟通双方对所用词语的含意具有相同的理解。

1）书面语言沟通的优点：书面语言沟通具有沟通领域扩大、信息较为准确和信息可长期存储等优点。

2）书面语言沟通的局限性：使用书面语言符号进行沟通，对交际主体的语言文字水平提出了一定的要求，交际效果的好坏往往受制于交际主体的文字修养水平。书面语言的局限性在于其传递信息不如口头语言及时、简便，同时信息接受者对信息的接受与反馈也比较慢。

2.非语言性沟通　在沟通过程中，关于非语言沟通与语言沟通各自所占的比例问题，一直是沟通专家和心理学家研究的热点问题。美国传播学家艾伯特梅拉比安（Albert Mela Fabian）曾提出一个信息表达公式，即：信息的全部表达＝7％语调＋38％声音＋55％表情，可见非语言沟通在沟通中占有重要地位。非语言沟通是伴随着沟通的一些非语性行为，这些行为能影响沟通的效果。如面部表情、身体姿势、声音（音色、音调、音量）、手势、抚摸、眼神交流和空间等等。非语言信息是一种模糊信息，比语言性信息更真实，主要原因是非语言信息更趋向于自发和难以掩饰。同样一句话可以由于非语言性行为的不同而有不同的含意和效果，有学者认为非语言沟通的重要性甚至超过语言性沟通。护士在临床工作中应格外注意非语言性行为对病人的影响，善于观察病人的非语言性信息，特别是不良情绪的流露，应鼓励病人用语言将不良情感和感受表达出来。

（1）非语言沟通的作用：非语言沟通具有表达情感、调节状态、修饰补充、替代语言和强化效果等作用。

1）表达情感：表达情感是非语言沟通的重要功能，可表现出个体的喜怒哀乐、振奋或压抑、软弱或坚强等等信息。

2）调节状态：是指用非语言沟通来协调和控制人与人之间的言语交流状态，主要有点头、摇头、注视、转看别处、皱眉、降低声音、改变体位等动作。

3）修饰补充：非语言沟通可以起到修饰语言的作用，使语言的表达更加准确、更深刻。在人际沟通中，人与人之间的交往都是通过语言沟通和非语言沟通进行的，不可能只有声音的传播，而没有语气、表情的显露。如果在沟通过程中融入更多的非语言沟通，就能使沟通过程达到声情并茂的效果。

4）替代语言：用非语言沟通代替语言沟通传递信息。

5）强化效果：在特点情况下替代有声语言，发挥信息载体的作用，还可以在许多场合起到强化有声语言的效果。

（2）非语言沟通的特点

1）无意识性：一个人的非言语行为更多的是一种对外界刺激的直接反应，基本都是无意识的反应。如个体在与自己不喜欢的人站在一起时，保持的距离比自己喜欢的人要远些；又如个体在有心事时往往会不自觉地表现出忧心忡忡的样子。

2）情境性：与语言沟通一样，非语言沟通也展开于特定的语境中，情境左右着非语言符号的含义。相同的非语言符号，在不同的情境中会有不同的意义。同样是拍桌子，可能是"拍案而起"表示怒不可遏；也可能是"拍案叫绝"表示赞赏至极。

3）可信性：研究表明，当语言信号与非语言信号所表达的意义不一样时，人们相信的是非语言所表达的意义。由于语言信息受理性意识的控制容易被掩饰，而人体语言则不同，人体语言大都发自内心深处，极难压抑和掩盖。如某人说他毫不畏惧的时候，他的手却在发抖则更容易让人相信其内心充满了恐惧。

4）个性化：一个人的肢体语言与说话人的性格、气质密切相关，爽朗敏捷的人同内向稳重的人的手势和表情肯定是有明显差异的。每个人都有自己独特的肢体语言，它体现了个性特征，人们时常从一个人的形体表现来解读他的个性。

（3）非语言沟通的形式

1）体语：主要指人体运动所表达的信息，包括人的仪表、面部表情、目光接触、姿态、手势、触摸等。

2）空间效应：①亲密距离；②个人距离；③社会距离；④公共距离。

3）反应时间：沟通时间的选择、沟通间隔的长短、沟通次数的多少常可以反映出对沟通的关注程度及认真程度。

4）类语言：是伴随语言沟通所产生的声音，包括音质、音量、音调、音色、音域、语速、节奏等不同种类，这些都可以影响人们对沟通过程的兴趣和注意力。

非语言沟通和语言沟通相互配合、互为补充，但它们之间存在着明显的区别。语言沟通在词语发出时开始，它利用声音渠道传递信息，能够对词语进行控制，是结构化的沟通方式，可以通过训练来加强和改善。非语言沟通是连续的，通过声音、视觉、嗅觉、触觉等多种渠道传递信息，绝大多数是习惯性和无意识的，在很大程度上是无结构的，较少可以通过模仿习得。

（二）正式沟通与非正式沟通

1. 正式沟通　正式沟通指在组织系统内，依据组织明文规定的原则进行的信息传递与交流。如组织与组织间的公函来往、组织内部的文件传达、召开会议、上下级之间的定期情报交换等等。护患间的正式沟通是指有目的、相对正式的，通常采用书面形式进行沟通。

正式沟通的优点具有沟通效果好、比较严肃、约束力强、易于保密、可以使信息沟通保持权威性等特点。重要的信息和文件传达、组织决策等一般都采取正式沟通方式。正式沟通的缺点是由于遵照特定条款，所以较刻板，沟通速度慢。

2. 非正式沟通　非正式沟通是指在正式沟通渠道以外的信息交流和传递，非正式沟通具有不受组织监督和自由选择沟通渠道的特点。非正式沟通是正式沟通的有机补充。在正式组织中决策时所利用的信息大部分是由非正式信息系统传递的。同正式沟通相比，非正式沟通往往能更灵活迅速地适应事态的变化，省略许多繁琐的程序；并且常常能提供大量的通过正式沟通渠道难以获得的信息，真实反映服务对象的思想、态度和动机。上述信息往往能够对护理决策起重要作用。

非正式沟通的优点是：沟通不拘形式、直接明了、速度快，能够及时了解正式沟通难以描述或不愿表达的信息。非正式沟通能够发挥作用的基础是护患双方良好的人际关系。其缺点是非正式沟通有时难以控制，传递的信息有时不够准确，容易失真和被曲解，而且容易以此形成小集团和小圈子，影响组织稳定和团体凝聚力。

（三）单向沟通与双向沟通

沟通按照是否有反馈可分为单向沟通和双向沟通2种。

1. 单向沟通　单向沟通是指发送者和接受者之间的地位不变（单向传递），一方只发送信息，另一方只接收信息。单向沟通是指自上而下、或自下而上、或一方向另一方的主动沟通。传递信息的沟通是一方主动、另一方被动模式的沟通。单向沟通中双方无论语言或情感上都不要求信息反馈，如作报告、发指示、下命令等。

2. 双向沟通　在双向沟通中发送者和接受者两者之间的位置不断交换，且发送者是以协商和讨论的姿态面对接受者，信息发出以后还需及时听取反馈意见，必要时双方可进行多次重复商谈，直到双方共同明确和满意为止，如交谈、协商等等。双向沟通的优点是沟通信息准确性较高，接受者有反馈意见的机会，在沟通时产生平等感和参与感，增加自信心和责任心，有助于建立双方的感情。

二、护患沟通层次

沟通是护理实践中的重要内容，有着特殊的工作含义。护患之间的沟通及相互作用是产生护患关系的基础及必要过程，护患沟通的层次决定了护患沟通的效果。在临床工作中，护士只有运用良好的沟通技巧，使护患沟通逐步深入，才能更好地取得服务对象的信任，从而获得有关服务对象的全面的信息，并以此为依据，为服务对象制订个体化的护理计划，以满足服务对象生理、社会心理、精神文化等多方面的需要，促进服务对象早日康复。

（一）技术层面沟通

技术层面的沟通又称治疗性沟通，治疗性沟通（therapeutic communication）是指一般性沟通在护理工作中的具体运用。治疗性沟通的双方是护士和病人，沟通的内容属于护理范畴内与健康有关的专业性内容。在治疗性沟通中，信息发出者是护士，信息接收者是病人，沟通信息是护理专业范畴的事物，其目的是为满足病人的各种需要，对病人的心身起到治疗作用，故称之为治疗性沟通。

1. 治疗性沟通的原则　治疗性沟通具有以下 4 个原则，具体为：

（1）目的原则：护患间的沟通是以满足病人需求、促进病人康复为目的，且有其特定的专业内容。

（2）知晓原则：交谈时应根据病人的年龄、职业、文化程度、社会角色等特征，运用不同的沟通方式，使治疗性沟通的内容通俗易懂，便于病人理解和接受。

（3）和谐原则：沟通过程中应以友善的态度、礼貌的语言与服务对象建立良好的护患关系，创建和谐的沟通氛围。

（4）尊重原则：护士与病人交谈过程中，应认真倾听病人的意见和建议，考虑他们的感受，尊重他们的选择，不要把护士的主观意愿强加给病人。

2. 治疗性沟通的分类　治疗性沟通可根据护士的工作方式分为指导性沟通和非指导性沟通 2 种。

（1）指导性沟通：是指由护士解答病人提出的问题，或者是护士围绕病人的病情阐明观点、说明病因、解释与治疗护理有关的注意事项以及措施等。指导性沟通可以充分展示护士的专业知识，而且沟通进程较快，需要的时间也少。但由于指导性沟通时，护士处于沟通指导的主动地位，因此护患之间的互动性较差，不利于病人积极主动的参与治疗护理过程。

（2）非指导性沟通：属于商讨问题式的沟通。有利于病人积极主动参与治疗护理过程，有利于帮助病人主动改变不利于自身健康的行为和生活方式，帮助病人找出影响健康的有关问题。在非指导性沟通中，由于护患双方地位平等，因此具有病人参与程度高，信息获取量大的特点。

3. 治疗性沟通的步骤　治疗性沟通包括以下 4 个步骤，即：

（1）计划与准备阶段：包括：①全面了解服务对象的有关情况；②明确沟通的目标；③设定具体的沟通内容，并列出提纲，使会谈能紧扣主题；④准备好会谈环境，提前通知服务对象沟通时间，使服务对象在良好的身心条件下会谈。

（2）开始会谈：与服务对象会谈开始时，护士需要：①有礼貌地称呼服务对象，使服务对象有相互平等、相互尊重的感觉；②主动介绍自己，告诉服务对象自己的姓名及职责范围，使服务对象产生信任感；③向服务对象介绍会谈的目的，会谈所需要的大概时间；④创造一个无拘束的会谈气氛；⑤帮助服务对象采取适当的体位。

（3）正式会谈：在相互熟悉之后护士需要：①根据会谈的目标及内容，应用会谈技巧，提出各种各样的问题；②以特定的会谈方法向服务对象提供帮助；③观察服务对象的各种非语言表现；④可以应用沉默、集中注意力、引导会谈方向、核实等沟通技巧以加强会谈的效果。

（4）结束会谈：一般会谈结束时需要：①让服务对象有心理准备，如护士对服务对象说"我们今天只有5分钟的谈话时间了"等；②尽量不要再提出新问题；③简要总结会谈的内容；④对服务对象表示感谢，并安排服务对象休息；⑤必要时预约下次会谈。

4. 治疗性沟通的影响因素

（1）护士因素：在治疗性沟通过程中护士起主导作用，护患双方能否有效沟通，更多取决于护士的职业情感、专业素质和沟通技巧等因素。

1）职业情感：护士的职业情感是护士本人对护理职业的态度以及决定自己职业行为倾向的心理状态，主要包括对护士职业的热爱程度、责任心以及对其社会地位的自我评价和改行倾向等方面的认知。

2）知识和技能：护士牢固的理论知识和过硬的操作技能是完成护理工作的基础。

3）沟通技巧：护士不仅有良好的职业情感和丰富的专业知识，还要学会运用各种沟通技巧。

（2）病人因素：治疗性沟通是否有效，除护士的因素外，还与病人的疾病程度、个人经历、文化程度和心理状态等有关。

1）疾病程度：病人病情轻重的程度是影响护患沟通的主要因素。

2）个人经历：病人的患病经历对护患沟通往往会产生一定的影响。

3）文化程度：病人的文化程度会影响护患沟通的程度与深度。

4）心理状态：病人的心理状态是影响护患沟通的重要因素。

（二）非技术层面沟通

1. 一般性交谈　一般性交谈是肤浅的社交应酬开始语，如"你好"、"今天天气真好"、"你吃过饭了吗?"之类的口头语言，一般性交谈在沟通双方刚刚接触时使用有助于打开局面，为以后建立良好关系打基础。在沟通中，一般性交谈后应尽快进入更深层次的沟通。

2. 陈述事实　陈述事实就是报告客观事实，护士在陈述事实时没有掺杂个人意见，也没有牵涉人际关系。陈述事实层次的沟通最好能够让病人倾述，家属和护士不要用语言或非语言性行为影响病人的讲述。

3. 交流意见和判断　在此层次中，沟通双方一般已建立了信任关系，在沟通过程中护患双方互相陈述自己的意见和看法，交流各自对问题或治疗的意见，护士作为帮助者应注意不要流露出不同意或嘲笑的动作和表情，以免影响病人的信任和继续倾诉的愿望，退回到第2层次做一些表面性的沟通。

4. 交流感情　处于交流感情层次的沟通是建立在互相信任基础上的沟通，沟通双方有了安全感才比较容易做到，沟通双方会自愿说出自己的想法和情感表露。为了给病人创造适合的感情环境，护士应做到坦率、热情和正确地理解病人来帮助他建立信任感和安全感。

5. 沟通高峰　沟通高峰是一种短暂的、完全一致的感觉，在沟通中很少有人能达到这一层次，即使达到了也不会维持很长时间，只有在沟通的第4层次时，会偶尔自发地达到沟通高峰。

在临床服务过程中，护患双方可能出现各种层次的沟通，最重要的是让沟通双方都感觉舒适的层次上进行沟通，不应强行进入更高层次，而导致沟通无法有效进行。护士应经常评估自己的沟通方式和沟通效果，避免由于自我因素使护患沟通停留在低层次上。

三、护患沟通影响因素

在临床护理服务过程中，护患沟通效果受环境因素和沟通双方个体因素的共同影响。

（一）环境因素

1. 物理环境　物理环境包括光线、温度、噪声、整洁度和私密性等等。舒适安全和安静整洁的病房环境，有利于充分保护病人的隐私，使沟通能够顺利进行。

（1）安静程度：安静度是影响沟通的重要因素，尤其是保证口头语言沟通的必要条件。沟通环境中的噪声，如汽车喇叭声、电话铃声、门窗开关撞击声及与沟通无关的谈笑声等，都会影响沟通的效果，造成信息传输过程的失真，或沟通者心情烦躁。所以护士在与病人进行交流前要尽量排除噪声源，安排好交谈环境，避免噪声的干扰，为护患沟通创造一个安静的环境，以达到有效的沟通。

（2）舒适程度：是指沟通场所带给人生理及心理上舒服安逸的感觉。如明暗适宜的光线、恰当的室温，柔和的色彩布局、清新的气味等，舒适的空间和环境有利于心情的放松和情感的表露。

（3）空间距离：心理学家研究发现，根据沟通过程中双方的距离不同，沟通也会有不同的气氛背景。空间距离是判定沟通双方人际关系状况的重要指标。在合理的距离内进行沟通，容易形成融洽合作的气氛；而沟通距离较大时，则容易形成敌对或相互攻击的气氛。护士在与病人沟通时，应注意保持适当的距离，既让病人感到亲近，又不对其造成心理压力和形成敌对。

1）亲密距离：亲密距离指沟通双方相距小于50cm，在这种距离下可以使用触摸来表达情感。

2）个体距离：个体距离指沟通双方相距在50～100cm。在日常生活中个体一般用此距离与亲朋密友交谈。

3）社会距离：社会距离指沟通双方相距在1.3～4m之间，工作单位或一般性社交活动时常用此距离。

4）公众距离：公众距离是指沟通双方相距在4m以上。公众距离一般应用在大规模集会上演讲时，演讲者与听众应保持的距离。

2. 心理环境　心理环境是指沟通双方在信息交换过程中是否存在心理压力。如沟通时缺乏保护隐私的条件，或因人际关系紧张导致焦虑、恐惧等情绪，都不利于沟通的进行。

（1）私密因素：在护患沟通过程中，可能会涉及一些个人隐私，病人通常不希望被其他人员知晓，此时护士就应考虑沟通环境的隐秘性是否良好。条件允许时可选择无人打扰的房间，或请其他人暂时离开，或注意压低说话声音等，以解除病人顾虑，保证沟通的有效进行。

（2）背景因素：是指出现在沟通环境中的所有设施、人物、事件和关系。沟通总是在一定的背景中发生的，任何形式的沟通都会受到各种环境背景的影响，包括沟通者的角色、情绪、态度、关系等。如学生正在自由交谈时，突然发现老师在旁边就会马上改变交谈的内容和方式。由此可见，沟通在某种程度上是由沟通背景控制的。

（二）个体因素

个体因素包括沟通双方的生理因素、沟通时沟通双方的情绪状态、知识水平、社会背景和沟通技巧等因素，上述因素会影响护患双方的沟通效果。

1. 生理因素　影响护患沟通的生理因素一般包括：沟通双方的年龄差距、病人处于疲劳和疼痛状态时、病人存在耳聋、失语情况等等。

2. 心理因素　人的个性心理特征和心理过程存在很大的差异，在人际交往中，其沟通活动也往往受到人的认知、个性、情绪等多种心理因素的影响，有时还可能引起人际沟通障碍。

（1）情绪因素：个体表现出来的各种情绪会对沟通的有效性产生直接影响。轻松愉快的正性情绪能增强一个人的沟通兴趣和能力；而焦虑、烦躁等负面情绪可干扰一个人传递或接收信息的本能。当沟通者处于不良的情绪状态时，常常会对信息的理解"失真"。如当沟通者处于愤怒、激动的状态时，对某些信息出现淡漠、迟钝的反应，就会影响沟通效果。作为护士，应有敏锐的观察力，及时发现隐藏在病人心灵深处的情感；同时也要学会控制自己的情绪，以确保不妨碍有效的沟通。

（2）个性因素：个性是指一个人对现实的态度和其行为方式所表现出来的心理特征。个性是影响沟通的重要因素。一般来说，性格热情、直爽、健谈、开朗大方、善解人意的人易于与他人沟通，性格孤僻、内向、固执、冷漠、狭隘、自我为中心的人，很难与人沟通。护士作为一个主动的沟通者，应对人的性格类型有一定的认识，并尽可能做到知己知彼、扬长避短，不断纠正不利于沟通的个性心理，逐步成长为沟通高手。

（3）认知状况：认知是指一个人对待发生于周围环境中的事件所持的观点。由于每个人的经历、教育程度和生活环境等存在差异，其认知的深度、广度和类型都不尽相同。一般来说，知识面广、认知水平高、生活经历丰富的人，比较容易与不同认知范围和水平的人进行沟通。因为信息发出者把自己的观点编译成信息符号的过程是在自己所拥有的知识和经验内进行的；同样，信息接受者也只能在自己的知识和经验范围内对信息符号进行解译，如果传递的信息符号是在对方的知识范围之外，就会影响沟通效果，甚至造成无法沟通的局面。护士在与病人沟通时，要充分考虑对方对医学知识的认知水平，避免使用难懂的医学术语。

（4）态度：态度是指人对其接触客观事物所持的相对稳定的心理倾向，这种心理倾向以不同的行为方式表现出来，并对人的行为具有指导作用。态度是影响沟通行为的重要因素，积极、诚恳、热情的态度有利于沟通的开始与进展。

3. 教育程度　护患双方在沟通时，由于双方文化程度存在差异、语言习惯不同，以及双方对同一事物的理解不一致，会影响沟通结果。

4. 社会背景　在沟通时，由于护患双方的种族、职业、受教育程度、所处社会阶层的不同，由此导致的对事物的理解、各自的信仰和价值观、生活习惯等方面的差异，都可能导致护患沟通不能顺利进行。

5. 沟通技巧因素　不恰当地运用沟通技巧有时也会影响有效沟通的效果。如在交谈中，护士突然改变话题，会给病人造成护士不愿与之沟通的错觉；护士在与病人沟通过程中，凭主观判断匆忙下结论常常也会造成沟通中断；护士虚假、不恰当的安慰，针对性不强的解释会给病人一种敷衍了事、不负责任的感觉，同样也会影响有效沟通的效果。

（三）社会文化因素

文化因素包括知识、信仰、价值观、习俗等，它规定并调节着人们的行为，同样，对人际沟通也产生着深远的影响。

1. 价值观　价值观是人们对事物重要性的判断，并用以评价现实生活中的各种事物、指导自己行动的根本观点。人们的价值观念不同，对事物的态度和反应也不同，对问题的判断可能产生重大差异，从而成为沟通的障碍因素。正所谓"道不同不相为谋"。

2. 文化模式　不同的文化传统决定着人们沟通的方式方法。一般来说，文化传统相同或相近的人在一起会感到亲切、自然，容易建立相互信任的沟通关系。当沟通双方文化传统有差异时，理解并尊重对方的文化传统将有利于沟通的进展。在护患沟通中护士应理解并尊重患者的文化背景、民族习俗。

3. 社会角色　不同的社会角色关系有不同的沟通模式，只有符合社会所认可的沟通模式，才能得到人们的接纳，沟通才可能有效。如老师可以拍拍学生的肩膀说：好好学习！但学生绝不能拍老师的肩膀说：认真上课！护士在与儿童、老年患者交流时，可以适当运用体触的方法，但与异性患者沟通时则应慎重，以免产生不必要的误会。

四、护患沟通技巧

随着医疗模式转变，整体护理的实施，护士与病人及家属面对面交流的机会越来越多、内容也越来越广泛。因此需要护士掌握科学、实用的沟通技巧，更好地为病人服务。

（一）护患语言沟通技巧

语言是护士与病人沟通、实施心身整体护理的重要工具，无论是入院介绍、心理护理、健康指导等，护士都必须先用语言与病人沟通。护士语言修养的高低直接影响到沟通效率，护士美好的语言可使病人感到温暖，增加战胜疾病的信心和力量。

1. 护患交谈中的倾听技巧

（1）倾听的定义：倾听（listen attentively）是指全神贯注地接受和感受对方在交谈时发出的全部信息（包括语言和非语言的），并做出全面的理解。

（2）倾听的策略

1）主动倾听：即理解性倾听，是改变接听被动性的策略。主动倾听应注意以下环节：①与对方保持合适的距离；②保持放松、舒适的体位和姿态；③保持与病人的目光交流；④避免诸如看表、左顾右盼等分散注意力的小动作；⑤不打断病人的谈话或突然转换话题；⑥不评论病人所谈的内容；⑦为表示倾听，可在病人倾诉时不时地轻声说"嗯"、"对"或频频点头等，表示接受病人所述内容，并希望他能继续说下去。

2）核实：核实（validation）在用心倾听、仔细观察病人的非语言性行为和试图理解病人所述内容后，为了对病人的陈述进行核实并证实护士的理解是否准确，即与对方所表达的一致。核实可采用以下方法：①重复（reiteration）：是将对方的话重复叙一遍，要注意重点复述关键内容不加任何判断。如病人说："我感到很冷"，护士可以重复说："您感到很冷，是吗?"。②复述（paraphrasing）：是用不同的方式复述对方的话，但保持原句的意思。如对方说："最近学习很紧张，我感到很累"，你可将话的意思改述为"你感到很累是因为学习紧张，是吗?"。③澄清（clarifying）：是将一些模棱两可、含糊不清、不够完整的陈述加以弄清楚，其中也包含试图得到更多的信息。在澄清时，常用"我不完全了解您所说的，能否告诉我您的意思是不是……"。在与病人沟通过程中经常会有一些词汇和语句需要特别澄清，因为不同的文化背景可能导致人们对同一词汇或语句有不同的理解和解释，如对大、小、一些、许多、经常数量词的具象理解等。④小结（summarizing）：是用简单总结的方式将病人所述的重复一遍。在核实时工应经意留有一些停顿的时间，以便对方进行纠正、修改或明确一些问题。这些核实技巧的适当应用有助于建立信任。

3）反映（reflecting）：是护士将病人的部分或全部沟通内容进行复述，使其通过护士的复述对自己的沟通信息进行重新评估和必要的澄清。反映需要一定的经验和技巧，护士除了仔细倾听和观察对方的非语言行为以外，还要选择最能代表其含义和情感的词句，应避免使用固定的词句或陈词滥调，如"你是觉得……"，而应尽量用引导性词语，如"你看起来……"，"据我理解，您所说的是……"。

（3）应注意问题：护士在倾听过程中应注意不要以自我为中心，总是谈论自己的感受，以及在沟通时占主导地位，试图左右谈话的内容和方向。在认真倾听过程中护士应尊重病人，病人在倾诉时尽量不打断其讲话，等病人把话说完后再提问或复述确认，千万不要为了深究不重要或不相关的细节而打断病人的讲话。

在倾听过程中护士应保持情绪的稳定性，不匆忙下结论，不急于评价对病人的讲话，不急切表达自己的意见和建议，更不要因为与病人观点不同而产生激烈争执。护士应仔细地听病人在说些什么，不要将注意力放在怎样反驳病人所说的某一具体问题上。

护士在倾听时应集中注意力，注重细节，注意自己的肢体语言是否得体，保持同理心，尽量使自己的思维速度与病人的讲话保持一致，不要使你的思维跳跃得比病人还快，更不要试图理解对方还没有说出来的意思。

2. 护患交谈中的言语技巧

（1）提问技巧

1）提问方式：包括开放式与闭合式两种方法。

2）提问的注意事项：①选择合适的时机；②提的问题要恰当；③遵循提问的原则；④避免误导。

（2）阐释技巧

1）阐释的运用：①解答病人的各种疑问，消除不必要的顾虑和误解。②进行护理操作时，向病人阐述并解释该项护理操作的目的及注意事项。③根据病人的陈述，提出一些看法和解释，以帮助病人更好地面对或处理自己所遇到的问题。④针对病人存在的问题提出建议和指导。

2）阐释的注意事项：①尽量为对方提供其感兴趣的信息。②将自己理解的观点、意见用简明扼要的语言阐释给对方，使对方容易理解和接受。③在阐释观点和看法时，应用委婉的口气向对方表明你的观点和想法并非绝对正确，对方可以选择完全接受、部分接受或拒绝接受。

（3）结束技巧

1）结束交谈的时机：①不要突然中断交谈；②留意对方的暗示；③恰到好处的掌握时间。

2）结束方式：①道谢式结束语；②关照式结束语；③道歉式结束语；④征询式结束语；⑤邀请式结束语；⑥祝颂式结束语。

3. 护患交谈中的其他技巧

（1）共情技巧

1）含义（empathy）：共情这个词是由西多普·利普斯于1909年首次提出的，他将共情定义为感情进入的过程，即设身处地地站在对方的位置，并通过认真的倾诉和提问理解对方的感受，并对对方的感情做出恰当的反应。

2）共情在护患交谈中的作用：①共情有助于护患沟通的准确性；②共情有助于病人自我价值的保护；③共情有助于护士走出自我关注，学会关注环境与他人，发展爱心、宽容、合作、尊重、善解人意等人格品质。

3）护患交谈中实现共情的方法：①学会换位思考；②学会倾听；③学会表达尊重。

（2）沉默

1）沉默的作用：①可以表达对病人意见的默许、对病人意见的保留或不认可以及表达对病人的同情和支持。②可以给病人提供思考和回忆的时间，给病人诉说或宣泄的机会。③可以缓解病人的过激情绪和行为。④可以给护士提供思考、冷静和观察的时间。

2）运用沉默技巧的时机：①病人情绪激动时；②病人思考和回忆时；③对病人的意见有异议时。

3）打破沉默的方法：①转换话题；②续接话题；③引导话题。

（二）非语言沟通技巧

语言是人类特有的思维和表达工具，在人际沟通中，语言沟通的重要作用和意义显而易见，非语言沟通虽不如语言直接，但更能流露真情实感，对语言沟通起着辅助和强化的作用。而非语言沟通对于护理工作中的重要性在于，医护人员及患者双方都对此有密切的关注和依赖。非语言沟通技巧包括面部表情、身体距离、姿势、动作、眼神、声调音量、仪表服饰、身体接触以及病房环境等方面。

1. 表情　面部表情是可完成精细信息沟通的非语言形式，是非语言沟通中最丰富的部分。在人际沟通中，面部表情能够清楚地表达人的"喜、怒、哀、乐"，并容易为人们所察觉，不仅能给人以直观印象，而且能感染人。面部表情一般是随意的，但经过训练，人也能有意识地控制自己的面部表情肌，因而面部表情表达的情感有可能与实际内心情况不一致。在人际沟通中，从面部表情辨别的基本情绪有六种，即愤怒、恐惧、厌恶、悲伤、惊讶、快乐，不同国家、不同文化的人们其面部表情所表达的感受和态度是相似的。在人们的各种面部表情中，护士最需要掌握的是目光和微笑。

（1）微笑：在人际交往中，微笑是最有吸引力、最有价值的面部表情，是礼貌与关怀的象征。发自内心的微笑应该具备以下几个特点：①真诚：微笑首先应该是内心情感的真实流露，真诚、温暖的微笑表达了对对方的接纳和友好，并能打动对方。②自然：发自内心的微笑应该是心情、语言、神情与笑容的和谐统一，"皮笑肉不笑"不仅不能带给对方感动，反而引起对方的厌烦，而职业性的做作、刻板、僵硬的微笑同样不能打动人心。③适度：微笑应该适度，并根据不同的交往情境、交往对象和交往目的而恰当使用。④适宜：尽管微笑是社交场合中最通用的交际工具，但这并不是说任何时候、任何场合都可以用微笑应对。如果患者正处于病痛发作期，承受极大的身心痛苦，护士就不适宜微笑；或者当护理操作出现差错时，护士更不能一笑了之。

（2）目光：人们常说，眼睛是心灵的窗口。当双方眼睛相互注视时，通过不同的眼神、视线的方向以及注视时间的长短可以识别出对方内心的信息。人们可以有意识地控制自己的语言，但往往很难控制自己的目光。

护士在和患者进行沟通时，要学会使用目光表达不同的信息、情感和态度。在目光沟通时，要注意：①注视的角度：护士应该平视患者，以表达对患者的尊重和平等。②注视的时间：护士和患者在沟通时，注视患者的时间应不少于全部谈话时间的30%，但也不要超过全部谈话时间的60%。如果对方是异性，则每次目光对视的时间不要超过10秒钟。应注意长时间目不转睛地盯视对方是不礼貌的。③注视的部位：护士应该把目光停留在对方两眼到唇心一个倒三角形区域，这一区域是社交常用的凝视区域。

2. 身体姿势　在沟通过程中，对方身体展现出的姿态会流露出其希望建立怎样的沟通关系以及对方是否对你的陈述感兴趣。双手交叉或双腿交叠得太紧，都是封闭式的姿势，能够显示出紧张的心绪或没有兴趣和别人交往；双手不交叉，双腿交叠而方向指向对方或微微张开，都是开放式姿态，这些姿势被理解成精神放松，而且愿意和别人保持交往的倾向；面向对方并向前倾斜是非常重要的姿势，显示敬意和投入。

3. 手势　手势语（sign language）在非语言沟通中占有重要位置，包括握手、招手、摇手和手指的动作等。手势语是各国人民在漫长的历史过程中形成和发展起来的特殊交往方式，有科学家认为，人类最初的语言不是有声语言而是手势语。研究发现，人的感情信息有一半以上是凭借人体的外部动作来传递的，其中主要是手的动作。手势的种类如下：

（1）情绪性手势：即用手势表达思想感情，是说话人内在情感的自然流露，往往和沟通者表露出来的情绪紧密结合，鲜明突出，生动具体，很容易给他人留下深刻的印象。如高兴时拍手称快，悲痛时捶胸而泣，愤怒时挥舞拳头，悔恨时以手拍额，紧张时双手相搓等等，不一而足。

（2）表意性手势：即用手势表明具体信息内容，表达特定含义。这种手势多是约定俗成，其含义明确并往往因为民族、国家、地域、文化的不同而存在差别。如招手表示让对方过来，摆手表示拒绝或禁止等等。也有一些手势是特定场合、特殊情况的表意手势，如聋哑人的哑语，交通指挥、体育裁判等。这些特定的手势极大弥补了沟通中语言不便所造成的沟通困难。

（3）象形手势：即用手势来比划事物的形状特点，使对方对自己所描述的事物有一个具体而明确的印象。如用手比划物品的大小、形状；用手臂的伸缩抬放比划长短、高低等。象形手势在表达过程中会自觉不自觉地带有夸张的意味，以便烘托气氛，增强感染力。

（4）象征性手势：常用以表现某些抽象概念。人们在讲述某一事物时，往往用手做出生动具体的比划，使对方不仅易于理解，而且能够产生某种意境，并引起情感的共鸣。如讲故事、说笑话、演讲、辩论时常常配合各种手势。如拇指和示指合成一个圆圈，其余三指自然伸开的"OK"手势，主要表示"赞扬、了不起、好"等意思。

4. 声线　声线包括调、声调、清晰程度及流畅程度。语调要恰当，并且高低抑扬，给人以亲近感。声量要适中，不要过大声或过细声：大声令人有凶恶的感觉；过细声令人听得困难。说话尽量要清晰及流畅，不要过于简略或含糊。

5. **距离**　个体间距离的远近能表示不同的意义。在不同场合和双方的熟悉程度都会影响双方的距离大小。每个人都有无形的私人领地，如果自己的领地被人入侵就会有不舒服的感觉。沟通距离分为亲密距离、私人距离、社交距离，不同的人所需要的距离不同。

6. **外表**　外表包括整洁、发型、衣着等等，在沟通过程中会影响对方的第一印象。外表可以显示某种角色，亦可作为隐藏角色的工具。有时人会特意以穿着来传送某些信息，人们也会根据外表来评价他人，并且尝试判断其个性、态度等，有时判断也不完全准确。不同的非语言技巧组合会呈现出不同的沟通效果。

非语言沟通大部分用于表达人类的情绪。对语言内容有强化作用，有时也会显示出与语言的不一致性。有时非语言沟通是模棱两可和个体化的，很难正确了解其真正含义而产生误解，有关非语言沟通的信息需要与对方澄清确定。有些手势、表情或行为具有文化模式的特殊性，在不同文化背景下不能通用。

（三）特殊病人沟通技巧

患有特殊疾病的病人指急诊病人、传染病病人、精神病病人以及不良情绪病人和感知觉障碍病人等。病人所患疾病的特殊性导致其思维和行为与普通病人有一定的差异性，护士在与上述病人进行沟通时也应采取不同方法，以达到有效沟通的目的。

1. **急诊病人**　急诊病人是需要紧急处理的特殊群体，病人或病人家属通常会表现出极度紧张、高度恐惧，危重者常会产生濒死感，将生的希望全部寄托在医护人员身上。面对急诊病人和家属，护士稳定的情绪、果断的处理、紧凑而不失礼节的语言、娴熟的抢救技术都会给病人带来信念上的支持。因此在沟通时，护士要注意语言与行为的统一，既不能先问问题后采取急救措施，也不能只顾抢救而不与病人或家属沟通。面对不断呻吟或大声喊叫的病人时，不要随便呵斥或表现出不满，应给予必要的安慰；在与病人或病人家属交谈时，应注意语速和语调，避免病人没听清楚或感到态度生硬。在与病人家属沟通时，对不配合的病人家属，护士要耐心劝说，对言辞激烈的病人家属，护士要冷静对待在不影响抢救的情况下，尽可能让家属陪伴病人，以解除病人的孤独感和无助感。在正确执行保护性医疗制度的同时，还应该根据病人的个体心理差异，选择性地将病人的病情告诉病人或病人家属，以稳定病人的情绪，为病人创造有利于抢救和治疗的最佳心理状态。

2. **传染病病人**　当病人被确诊为传染性疾病后，在遭受疾病折磨的同时还要遭受他人嫌弃的心理折磨，在疾病治疗期间还要接受隔离，这使传染病病人在不同程度上表现出自卑、孤独、焦虑、恐惧、悲观、猜疑、情绪低落，也有少数病人表现出愤怒情绪以及对抗行为。因此护士在与传染病病人沟通时，应注意了解病人的心理活动及情绪化的原因，给予充分的理解和同情。根据病人的不同情况，解释清楚隔离治疗的作用与意义，做好传染病在隔离期间的健康宣教，及时向他们传递相关信息，以消除其顾虑和疑惑；耐心指导病人适应隔离期间的生活，鼓励病人积极配合治疗。由于传染病病人容易敏感且疑心较重，因此护士在进行治疗护理的时候，要特别注意自己的肢体语言，不让病人产生护士嫌弃他们的感觉。

3. **精神病病人**　精神病人由于精神异常表现为行为异常，如不遵守医院各项规章制度，不愿与医务人员配合，不服从治疗等。护士应积极与病人的家属或监护人进行治疗性沟通，对精神病人的异常语言和行为能理解和包容，在治疗中尊重病人的人格和尊严处处关心体贴病人。

4. 不良情绪病人　愤怒是指受到人为的不公平对待而出现的一种情绪状态。在临床护理工作中，当有些病人突然患病或遭遇突发事件而难以承受挫折时，会以愤怒的方式来发泄自己的不满情绪，表现为拒绝治疗，大喊大叫，无端仇视周围的人，有时甚至摔东西或殴打医护人员。对待这类病人，有的护士可能会采取不理不睬或回避的态度，以暂时缓解病人的情绪。这种回避的态度有时可以暂时缓解矛盾，有时则更容易激发病人的愤怒情绪。因为有些病人的愤怒行为在一定程度上是为了引起医护人员的关注，如果医护人员对其采取置之不理的态度，病人就会表现得更暴躁。对待这类病人，护士应对病人的愤怒行为做出正面反应，即将病人的愤怒看做是一种适应性反应，尽量为病人提供发泄渠道。其次护士应主动倾听、了解和分析病人愤怒和激动的原因，并根据情况采用适当的方式安抚病人。

5. 感知觉障碍病人

(1) 与视觉障碍病人沟通：与视觉障碍的病人最好选择有声语言进行沟通，尽量避免非语言方式。病人因视觉障碍导致视物困难，对护士的突然出现和离去会感到惊恐或不知所措，因此当护士走进或离开病房时，都应向病人通报自己的名字和所处位置，对于完全没有视觉的盲人还应对发出的声响做出解释。与视觉障碍的病人交谈时的语速要慢，语调要平稳，给病人留有足够的时间，使病人对交谈内容充分理解后再作回答，切忌使用催促或厌烦的语气。与尚有残余视力的病人交谈时要面对病人，保持较近距离，尽可能让病人看到表情。

(2) 与听力障碍病人的沟通：与听力障碍的病人最好选择非语言方式沟通，即通过目光、表情、手势、姿势、书面语等。非语言方式能使病人在无声世界里感觉到护士的关心和体贴。如护士进病房时，可以轻拍病人使其知道护士来了。在病人还没看到护士进来之前，不要说话；在与病人交谈时，应面对病人，让病人能够看清楚护士说话时的表情与口型；适当增加身体语言表达，以弥补病人由于听力障碍引起的沟通困难。与听力障碍病人交谈时应选择安静的环境，注意避开探视时间，这样可近距离地与病人耳语交谈，也可适当放大声音进行交谈，但应避免大声吼叫，以免使病人产生误会，还可采用写字板、卡片等其他沟通方式。

6. 失语病人　对于因疾病原因暂时丧失表达功能的病人，护士可以交给病人一些替代语言的常用手势，如用手轻轻拍床表示不舒服，再用手指不舒服的部位；动大拇指表示要大便；觉得有痰指指喉咙；想喝水指指嘴唇等。对文化程度较高的病人，可以用写字板进行沟通。

第三节　护患冲突

护患冲突是护士与病人间发生的人际冲突。人际冲突主要指两个或两个以上个体之间、个体与群体之间或群体之间，在目标、观念、行为期望和直觉不一致时存在的互不相容、排斥的紧张状态。护患冲突是护患交往过程中出现的异常结果，是影响护患关系健康发展的一种客观状态，同时也是护患关系的组成部分。要建立和发展良好的护患关系必须处理好护患冲突。只有主动、积极地化解而不是否认和回避护患冲突，护患关系才能进入良性循环。

一、常见护患冲突

护患冲突归根结底主要产生于"需要与满足"的矛盾中，主要有以下 4 种表现形式。

（一）理想角色与现实冲突

理想角色是指病人根据护士职业规范所确立的较理想的标准，对护士职业群体的一种较高境界的期望值。在病人心中，护士是"白衣天使"，病人常常把对护士群体的角色期望作为衡量每一个与之交往的护士个体，希望每个护士都能充满爱心、善解人意地解除每一位病人的疾苦，还希望每个护士都能以高度负责的精神、精湛娴熟的技术帮助病人康复，这便对护士个体的职业行为提出了较高的要求。当现实中个别护士的职业角色行为与他们的理想标准距离较大时，便可能产生不满、抱怨等，在与护士交往中发生不同程度的冲突。另外，如果个别护士不能正确理解病人的角色期望并给予正确的引导，反而理解成病人对自己过分苛求，甚至表现出完全对立的情绪，就有可能加剧护患冲突。

（二）偏见与价值冲突

来自社会各个层次的病人，对护士的职业价值的看法总是受到他们自身的社会、心理、文化等方面因素的影响。有的病人很少与护士交往，对护士职业缺乏了解，只能根据一些道听途说来片面地认识护士，把对护士职业的社会偏见带到护患交往中来，而长期以来一直受职业困惑的部分护士，则对他人对自己职业的消极评价特别敏感、反感，很容易就此与他人发生争执，导致护患冲突。

（三）病人自主性与护士工作规范冲突

病人的自主性是指病人对自己的医疗问题，经过深思熟虑所做出的合乎理性的决定，并据此采取的行动，建立在病人自主性基础上的病人自主权是病人重要的道德、法律权利之一。但是在我国病人的自主权远未深入人心，甚至在许多地方还多有疏忽。当病人简单地借用自主权的概念，把自主理解成是一种不受限制的自由时；当护士把病人自主权随意地排除在护患关系之外，以为是无足轻重时；当护士把病人自主权看成是病人单向意义上的权利，而忽略了它与病人义务及护士护理权的一致性时，就可引发冲突。

（四）依赖与独立冲突

依赖与独立的冲突经常发生在疾病恢复期的护患之间。在病人方面，由于经过较长的病程，他们已逐渐适应并形成了病人角色的习惯，在心理上已适应了对护士的依赖。他们把疾病的后果看得过于严重，对康复后重返社会角色缺乏信心，担心因失去病人角色而使健康再次受损，结果常常丧失了与自身疾病抗衡的主观能动性。而护士的重要职责是要增强病人的独立意识，协助病人创造疾病状态下新的自我护理技巧，修正自我形象概念，努力提高其行为能力，恢复其自信，最终获得心理健康与躯体康复同步的最佳身心状态。在独立与依赖这对矛盾面前，护患之间如果不能及时有效沟通就容易发生冲突。

二、护患冲突处理原则

（一）公正原则

公正是处理人际关系时的公平与正义的伦理原则。公正或正义一直是人类社会的普遍的道德法则，是我们孜孜以求的价值生活目标，也是伦理学思想史一直不断探究的一个核心概念。亚里士多德曾经将公正视为一种人际关系的"中度"。孔子和孟子也提出了"中庸"的理论。在处理护患冲突时，要求护士面对不同种族、肤色、年龄、职业、社会地位、经济状况、文化水平的人，根据公平理论都要一视同仁，平等相待，公正合理分配医疗资源。

（二）理性原则

理性的原则要求护士无论处在什么样的情景下，都要保持理智，克制自己的情绪，灵活处理问题。护士在处理护患纠纷中要保持理性头脑，不能因为病人的无理取闹、过激言辞而丧失了理智，忘记了自身职责。在冲突时要避免争吵，忌讳使用质问式语气。解决冲突时要讨论、协商、静谈。

（三）尊重原则

护患关系是一种帮助关系，在整体护理模式下更应强调服务意识，充分地满足病人的心理需要。护理服务对象在医院这个特定的环境中，往往以弱者自居，常常具有脆弱的自尊心，他们很容易受到伤害。因此，对待他们的观点和意见必须表示尊重，避免直接指责和使用批评性的评价。

在临床工作中，鼓励病人提高自我意识，绝不意味着护士可以放弃自己的责任及临床护理工作的自主权，应处理好病人自主与以护士为主体的临床护理工作间的关系。尊重病人包括帮助、劝导以致限制病人进行临床护理服务的选择。

三、护患冲突应对技巧

护患关系是一种专业性的互动关系，护士是影响护患关系的主要方面。因此，下面将主要从护士的角度，讨论如何建立良好的护患关系。

（一）注重职业道德教育，树立以人为本的助人观念

以病人为中心的整体护理要求护士要爱岗敬业，尊重病人的合法权益。护士要不断加强自我修养，注重职业教育，爱岗敬业，对患者尊重、温暖、真诚和同情。护士要公平对待患者。尊重患者权利和要求，满足患者的心理需要，使其获得一种自我价值感。高尚的职业情感可以为病人创造一个安全温暖的氛围，促进护患关系更为融洽和谐。

（二）加强心理素质训练，塑造良好性格

护士职业责任重，工作量大，再加上工作条件的限制和护士本身各方面压力，易引起护士情绪波动，出现工作倦怠，对护患关系产生负面影响。因此，护士要加强心理素质训练，不断提高自己的心理健康水平，增强耐受挫折的能力，增强自我调控情绪的能力，避免过激情绪。

（三）塑造良好形象，增强人际吸引力

护患关系是一种特殊的人际关系，如果注意利用影响人际交往的因素，则可以增强护士的人际吸引力。

1. 建立良好的"第一印象" 良好的第一印象对良好护患关系的建立起着事半功倍的作用。如仪表端庄、举止大方、修饰得体等都是护士建立良好"第一印象"的基本要素。给病人一个良好的第一印象，也就为建立融洽护患关系铺设了一条通道。护士给病人留下良好第一印象的方法有以下4种：

（1）注重礼貌仪态：由于第一印象较多取决于外表，因此护士在与病人初次沟通时要表现出优雅的风度、得体的举止和整洁的仪表，如着装要干净整洁，符合临床护士要求，做到对病人有礼貌、说话谦逊和举止文雅大方。

（2）克服羞怯心理：许多年轻护士在与病人初次沟通时，往往会表现得很害羞，护士应树立信心，主动与病人交往，克服害羞心理。

（3）学会微笑：微笑是善意的象征，护士面带微笑，接待病人是进行沟通的第一步，微笑可以使病人消除陌生感，消除病人的紧张情绪，增加对护士的信任程度。

（4）语言文明：语言是人的思想和情感的表露，初次见面，一定要注意语言的表达，一方面要准确阐述自己的意见，另一方面说话时要谦虚，切勿抬高自己而贬低他人或只谈自己，忽略他人，同时语言要美，对病人称呼要得体，既符合病人身份，又表现出对病人的尊重，使病人感到亲切自然。

2. 充分利用接近效应　护理工作让护士与病人有较多的接触机会，接近效应能改善护患关系。但只是停留于表面的接触远不能发展良好的护患关系，护士还需利用与病人在时空上彼此接近的条件，在心灵的交流上增加与病人的接触频率，多与病人接触，增进相互了解和理解。一个甜甜的微笑，一句善意的提醒，一次真诚的搀扶，都会消除病人的紧张焦虑，温暖病人的心田。当然，也要避免"熟不讲礼"的现象。

3. 增进护患交往　利用"相似"原理增进护患交往，护士通过了解病人经历，寻找相似，适当运用自我暴露，增进人际吸引，以提高护患间的信任。

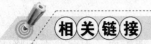

相关链接

首因效应

在心理学中首因效应也叫"第一印象"效应。第一印象是在短时间内以片面的资料为依据形成的印象。心理学研究发现初次会面 45 秒钟内就能产生第一印象。最先印象对个体的社会知觉产生较强影响，并且在头脑中形成并占据主导地位。

首因效应的产生与个体的社会经历、社交经验的丰富程度有关。如果个体的社会经历丰富、社会阅历深厚、社会知识充实，则会将首因效应的作用控制在最低限度；此外，通过学习在理智的层面上认识首因效应，明确首因效应获得的评价是在依据对象的表面的非本质特征基础上做出的评价，这种评价在以后的进一步交往中会不断予以修正和完善。第一印象不是无法改变的，也不是难以改变的。

对于这种因信息输入的顺序而产生的心理现象，主要有两种解释。一种解释认为，最先接受的信息所形成的最初印象，构成大脑中的核心知识或记忆图式。后续的信息被同化进了由最先输入的信息所形成的记忆结构中，因此，后续的信息只是被整合到该记忆图式中，具有了先前信息的属性痕迹。另一种解释是以注意机制原理为基础的，认为最先接受的信息没有受到任何干扰，因而得到了更多的注意，其信息加工精细。而后续的信息则易受忽视，信息加工粗略。

（四）注重人文修养，提高护患沟通能力

沟通是人与人之间交换意见、观点、情况或情感的过程，有研究表明，80%以上的护患冲突都是由于沟通不良或沟通障碍引起的。沟通对护理工作来说有着特殊的意义，有效的沟通是解决护患冲突的基本方法，使双方达到求同存异。因此，护士要学习沟通技巧。护患沟通对建立融洽护患关系起着举足轻重作用。因此护士要注意以下5方面的内容。

1. 塑造良好第一印象　第一印象亦称初次印象，良好的第一印象是人际沟通的首要因素。

2. 具备良好心态　护士必须具备良好的服务心态，以同理心为护理服务基础，用换位思考的理念真正从病人的角度和利益出发，主动为病人提供人性化、个性化的服务。认真倾听病人的叙述和倾诉，学会判断病人面部表情、动作姿势的含义，采用安慰性语言、解释性语言、鼓励性语言与病人沟通交流，使病人能理解和掌握与自己疾病和健康相关的信息，取得病人的信任，护患同心协力完成护理工作。

3. 尊重病人权利　尊重病人权利主要体现在履行知情告知义务。护士应认真学习与护理有关的卫生法规，自觉守法，提供护理服务时，要从法律的角度审视自己的言行。及时向病人通报与之有关的诊断、检查、治疗、医疗收费等信息，耐心做好医院规章制度的解释工作，使病人能积极配合并参与医疗及护理。

4. 注重语言修养　主要体现在对病人说话时要"有称呼、有礼貌、有分寸、有区别"，切忌不可直呼床号。对病人讲话时要柔声细语，做到耐心解释百问不厌。在向病人提供健康教育时，应遵从科学、实用、浅显易懂的原则，切忌忽视病人的实际情况随心所欲信口开河，用规范性的语言解释医学术语，避免因护士人为因素给病人造成的心理负担。

5. 合理运用非语言沟通技巧　注重应擅长非语言沟通护患之间的接触，护士任何一个随意的举手投足，都在传递着沟通的信息。护士的微笑对病人的安抚作用胜过良药。护士仪表端庄、举止大方也能给人以信任的感觉。护士镇静的目光，可以给恐慌的病人带来安全感；护士热情的目光，可以使孤独的病人得到暖和；护士鼓励的目光，可以给沮丧的病人重建自信。又如经常给卧床不起的病人洗头、擦浴会使他们感到愉快、舒适，体会到人间的真情，唤起他们对生命的珍惜。

学习小结

本章主要阐述了临床实践中的护患关系与护患沟通技巧。简要论述了护患关系的发展过程和护患关系的模式，系统论述了不同病种病人的沟通特征与技巧，以及护患冲突的处理原则与方法。

（李　元）

复习思考题

1. 简述护患关系的特征。
2. 简述护患冲突的原因。
3. 简述影响护患沟通的社会文化因素。

附　　录

附录一　90 项症状自评量表（SCL-90）

指导语：以下表格中列出了有些人可能有的症状或问题，请仔细阅读每一条，然后根据最近一周以内下述情况影响您的实际感觉，选择一个适当的数字填写在后面的答案框中。

条　　目	从无 1	轻度 2	中度 3	偏重 4	严重 5
1. 头痛					
2. 神经过敏，心中不踏实					
3. 头脑中有不必要的想法或字句盘旋					
4. 头昏或昏倒					
5. 对异性的兴趣减退					
6. 对旁人责备求全					
7. 感到别人能控制您的思想					
8. 责怪别人制造麻烦					
9. 忘记性大					
10. 担心自己的衣饰整齐及仪态的端正					
11. 容易烦恼和激动					
12. 胸痛					
13. 害怕空旷的场所或街道					
14. 感到自己的精力下降，活动减慢					
15. 想结束自己的生命					
16. 听到旁人听不到的声音					
17. 发抖					
18. 感到大多数人都不可信任					
19. 胃口不好					
20. 容易哭泣					

条　目	从无 1	轻度 2	中度 3	偏重 4	严重 5
21. 同异性相处时感到害羞不自在					
22. 感到受骗，中了圈套或有人想抓住您					
23. 无缘无故地突然感到害怕					
24. 自己不能控制地大发脾气					
25. 怕单独出门					
26. 经常责怪自己					
27. 腰痛					
28. 感到难以完成任务					
29. 感到孤独					
30. 感到苦闷					
31. 过分担忧					
32. 对事物不感兴趣					
33. 感到害怕					
34. 您的感情容易受到伤害					
35. 旁人能知道您的私下想法					
36. 感到别人不理解您、不同情您					
37. 感到人们对您不友好，不喜欢您					
38. 做事必须做得很慢以保证做得正确					
39. 心跳得很厉害					
40. 恶心或胃部不舒服					
41. 感到比不上他人					
42. 肌肉酸痛					
43. 感到有人在监视您、谈论您					
44. 难以入睡					
45. 做事必须反复检查					
46. 难以作出决定					
47. 怕乘电车、公共汽车、地铁或火车					
48. 呼吸有困难					
49. 一阵阵发冷或发热					
50. 因为感到害怕而避开某些东西、场合或活动					
51. 脑子变空了					
52. 身体发麻或刺痛					

条　目	从无 1	轻度 2	中度 3	偏重 4	严重 5
53. 喉咙有梗塞感					
54. 感到前途没有希望					
55. 不能集中注意力					
56. 感到身体的某一部分软弱无力					
57. 感到紧张或容易紧张					
58. 感到手或脚发重					
59. 想到死亡的事					
60. 吃得太多					
61. 当别人看着您或谈论您时感到不自在					
62. 有一些不属于您自己的想法					
63. 有想打人或伤害他人的冲动					
64. 醒得太早					
65. 必须反复洗手、点数					
66. 睡得不稳不深					
67. 有想摔坏或破坏东西的想法					
68. 有一些别人没有的想法					
69. 感到对别人神经过敏					
70. 在商店或电影院等人多的地方感到不自在					
71. 感到任何事情都很困难					
72. 一阵阵恐惧或惊恐					
73. 感到公共场合吃东西很不舒服					
74. 经常与人争论					
75. 单独一人时神经很紧张					
76. 别人对您的成绩没有作出恰当的评价					
77. 即使和别人在一起也感到孤单					
78. 感到坐立不安，心神不定					
79. 感到自己没有什么价值					
80. 感到熟悉的东西变成陌生或不像是真的					
81. 大叫或摔东西					
82. 害怕会在公共场合昏倒					
83. 感到别人想占您的便宜					
84. 为一些有关性的想法而很苦恼					

条　目	从无 1	轻度 2	中度 3	偏重 4	严重 5
85. 您认为应该因为自己的过错而受到惩罚					
86. 感到要很快把事情做完					
87. 感到自己的身体有严重问题					
88. 从未感到和其他人很亲近					
89. 感到自己有罪					
90. 感到自己的脑子有毛病					

附录二　抑郁自评量表（SDS）

　　填表注意事项：下面有20条文字，请仔细阅读每一条，把意思弄明白。然后根据您最近一周的实际情况在适当的分数下画勾（√）。

	没有或很 少时间	少部分 时间	相当多 时间	绝大部分或 全部时间
1. 我觉得闷闷不乐，情绪低沉	1	2	3	4
*2. 我觉得一天之中早晨最好	4	3	2	1
3. 我一阵阵哭出来或想哭	1	2	3	4
4. 我晚上睡眠不好	1	2	3	4
*5. 我吃得跟平常一样多	4	3	2	1
*6. 我与异性密切接触时和以往一样感到愉快	4	3	2	1
7. 我发觉我的体重在下降	1	2	3	4
8. 我有便秘的苦恼	1	2	3	4
9. 我心跳比平常快	1	2	3	4
10. 我无缘无故地感到疲乏	1	2	3	4
*11. 我的头脑跟平常一样清楚	4	3	2	1
*12. 我觉得经常做的事情并没有困难	4	3	2	1
13. 我觉得不安而平静不下来	1	2	3	4
*14. 我对将来抱有希望	4	3	2	1
15. 我比平常容易生气激动	1	2	3	4
*16. 我觉得作出决定是容易的	4	3	2	1
*17. 我觉得自己是个有用的人，有人需要我	4	3	2	1
*18. 我的生活过得很有意思	4	3	2	1
19. 我认为如果我死了，别人会过得好些	1	2	3	4
*20. 平常感兴趣的事我仍然感兴趣	4	3	2	1

　　注：*为反向评分条目

附录三　焦虑自评量表 (SAS)

填表注意事项：下面有 20 条文字，请仔细阅读每一条，把意思弄明白。然后根据您最近一周的实际情况在适当的分数下画勾（√）。

条　　目	没有或很少时间	少部分时间	相当多时间	绝大部分或全部时间
1. 我觉得比平常容易紧张和着急	1	2	3	4
2. 我无缘无故地感到害怕	1	2	3	4
3. 我容易心里烦乱或觉得惊恐	1	2	3	4
4. 我觉得我可能将要发疯	1	2	3	4
*5. 我觉得一切都好，也不会发生不幸	4	3	2	1
6. 我手脚发抖打颤	1	2	3	4
7. 我因为头疼、头颈痛和背痛而苦恼	1	2	3	4
8. 我感觉容易衰弱和疲乏	1	2	3	4
*9. 我觉得心平气和，并且容易安静坐着	4	3	2	1
10. 我觉得心跳得很快	1	2	3	4
11. 我因为一阵阵头晕而苦恼	1	2	3	4
12. 我有晕倒发作或觉得要晕倒似的	1	2	3	4
*13. 我吸气、呼气都感到很容易	4	3	2	1
14. 我手脚麻木和刺痛	1	2	3	4
15. 我因为胃痛和消化不良而苦恼	1	2	3	4
16. 我常常要小便	1	2	3	4
*17. 我的手脚常常是干燥温暖的	4	3	2	1
18. 我脸红发热	1	2	3	4
*19. 我容易入睡，并且一夜睡得很好	4	3	2	1
20. 我做噩梦	1	2	3	4

注：＊为反向评分条目

附录四　生活事件量表 (LES)

指导语：下面是每个人都有可能遇到的一些日常生活事件，究竟是好事还是坏事，可根据个人情况自行判断。这些事件可能对个人有精神上的影响（体验为紧张、压力、兴奋或苦恼等），影响的轻重程度是各不相同的。影响持续的时间也不一样。请你根据自己的情况，实事求是地回答下列问题，填表不记姓名，完全保密，在请在最适合的答案上画勾。

生活事件名称	事件发生的时间				性质		精神影响程度					影响持续时间				备注
	未发生	一年前	一年内	长期性	好事	坏事	无影响	轻度	中度	重度	极重	三个月内	半年内	一年内	一年以上	
家庭有关问题																
1. 恋爱或订婚																
2. 恋爱失败、破裂																
3. 结婚																
4. 自己（爱人）怀孕																
5. 自己（爱人）流产																
6. 家庭增添新成员																
7. 与爱人父母不和																
8. 夫妻感情不好																
9. 夫妻分居（因不和）																
10. 夫妻两地分居（工作需要）																
11. 性生活不满意或独身																
12. 配偶一方有外遇																
13. 夫妻重归于好																
14. 超指标生育																
15. 本人（爱人）作绝育手术																
16. 配偶死亡																
17. 离婚																
18. 子女升学（就业）失败																
19. 子女管教困难																
20. 子女长期离家																
21. 父母不和																
22. 家庭经济困难																
23. 欠债 500 元以上																
24. 经济情况显著改善																
25. 家庭成员重病或重伤																

续表

生活事件名称	事件发生的时间				性质		精神影响程度					影响持续时间				备注
	未发生	一年前	一年内	长期性	好事	坏事	无影响	轻度	中度	重度	极重	三个月内	半年内	一年内	一年以上	
26. 家庭成员死亡																
27. 本人重病或重伤																
28. 住房紧张																
工作学习中的问题																
29. 待业、无业																
30. 开始就业																
31. 高考失败																
32. 扣发奖金或罚款																
33. 突出的个人成就																
34. 晋升、提级																
35. 对现职工作不满意																
36. 工作、学习中压力大（如成绩不好）																
37. 与上级关系紧张																
38. 与同事、邻居不和																
39. 第一次远走他乡异国																
40. 生活规律重大变动（饮食睡眠规律改变）																
41. 本人退休、离休或未安排具体工作																
社交与其他问题																
42. 好友重病或重伤																
43. 好友死亡																
44. 被人误会、错怪、诬告、议论																
45. 介入民事法律纠纷																
46. 被拘留、受审																

续表

生活事件名称	事件发生的时间				性质		精神影响程度					影响持续时间				备注
	未发生	一年前	一年内	长期性	好事	坏事	无影响	轻度	中度	重度	极重	三个月内	半年内	一年内	一年以上	
47. 失窃、财产损失																
48. 意外惊吓、发生事故、自然灾害																
如果你还经历过其他的生活事件，请依次填写																
49.																
50.																

注：如果受试者认为有表中未列生活事件对其造成较大影响，可以自己填入所留的空栏中，并也作出相应评价。

附录五　特质应对方式问卷（TCSQ）

指导语：当您遇到平日里的各种困难或不愉快时（也就是遇到各种生活事件时），您往往是如何对待的？各条目答案从"肯定是"到"肯定不是"采用 5，4，3，2，1 五级评分，请在适当的分数下画勾（√）。

条　　目					
1. 能尽快地将不愉快忘掉	5	4	3	2	1
2. 陷入对事件的回忆和幻想之中而不能摆脱	5	4	3	2	1
3. 当作事情根本未发生过	5	4	3	2	1
4. 易迁怒于别人而经常发脾气	5	4	3	2	1
5. 通常向好的方面想，想开些	5	4	3	2	1
6. 不愉快的事很容易引起情绪波动	5	4	3	2	1
7. 喜欢将情绪压在心底里不表现出来，但又忘不掉	5	4	3	2	1
8. 通常与类似的人比较，就觉得算不了什么	5	4	3	2	1
9. 能较快将消极因素化为积极因素，例如参加活动	5	4	3	2	1

续表

条　目					
10. 遇烦恼的事很容易想悄悄地哭一场	5	4	3	2	1
11. 旁人很容易使你重新高兴起来	5	4	3	2	1
12. 如果与人发生冲突，宁可长期不理对方	5	4	3	2	1
13. 对重大困难往往举棋不定，想不出办法	5	4	3	2	1
14. 对困难和痛苦能很快适应	5	4	3	2	1
15. 相信困难和挫折可以锻炼人	5	4	3	2	1
16. 在很长的时间里回忆所遇到的不愉快事	5	4	3	2	1
17. 遇到难题往往责怪自己无能而怨恨自己	5	4	3	2	1
18. 认为天底下没有什么大不了的事	5	4	3	2	1
19. 遇苦恼事喜欢一人独处	5	4	3	2	1
20. 通常以幽默的方式化解尴尬局面	5	4	3	2	1

附录六　领悟社会支持量表（PSSS）

指导语：以下有 12 个句子，每一个句子后面各有 7 个答案。请您根据自己的实际情况在每句后面选择一个答案。

1. 在我遇到问题时有些人（领导、亲戚、同事）会出现在我的身旁
①极不同意；②很不同意；③稍不同意；④中立；⑤稍同意；⑥很同意；⑦极同意
2. 我能够与有些人（领导、亲戚、同事）共享快乐与忧伤
①极不同意；②很不同意；③稍不同意；④中立；⑤稍同意；⑥很同意；⑦极同意
3. 我的家庭能够切实具体地给我帮助
①极不同意；②很不同意；③稍不同意；④中立；⑤稍同意；⑥很同意；⑦极同意
4. 在需要时我能够从家庭获得感情上的帮助和支持
①极不同意；②很不同意；③稍不同意；④中立；⑤稍同意；⑥很同意；⑦极同意
5. 当我有困难时有些人（领导、亲戚、同事）是安慰我的真正源泉
①极不同意；②很不同意；③稍不同意；④中立；⑤稍同意；⑥很同意；⑦极同意
6. 我的朋友们能真正的帮助我
①极不同意；②很不同意；③稍不同意；④中立；⑤稍同意；⑥很同意；⑦极同意
7. 在发生困难时我可以依靠我的朋友们
①极不同意；②很不同意；③稍不同意；④中立；⑤稍同意；⑥很同意；⑦极同意
8. 我能与自己的家庭谈论我的难题
①极不同意；②很不同意；③稍不同意；④中立；⑤稍同意；⑥很同意；⑦极同意
9. 我的朋友们能与我分享快乐与忧伤
①极不同意；②很不同意；③稍不同意；④中立；⑤稍同意；⑥很同意；⑦极同意

10. 在我的生活中某些人（领导、亲戚、同事）关心着我的感情
①极不同意；②很不同意；③稍不同意；④中立；⑤稍同意；⑥很同意；⑦极同意
11. 我的家庭能心甘情愿协助我作出各种决定
①极不同意；②很不同意；③稍不同意；④中立；⑤稍同意；⑥很同意；⑦极同意
12. 我能与朋友们讨论自己的难题
①极不同意；②很不同意；③稍不同意；④中立；⑤稍同意；⑥很同意；⑦极同意

附录七　一般自我效能感量表（GSES）

　　指导语：以下 10 个句子是关于你平时对你自己的一般看法，请你根据你的实际情况（实际感受），在右面合适的分数上打"√"。答案没有对错之分，对每一个句子无需多考虑。

条　　目	完全不符合	尚算符合	多数符合	完全符合
1. 如果我尽力去做的话，我总是能够解决问题的	1	2	3	4
2. 即使别人反对我，我仍有办法取得我所要的	1	2	3	4
3. 对我来说，坚持理想和达成目标是轻而易举的	1	2	3	4
4. 我自信能有效地应付任何突如其来的事情	1	2	3	4
5. 以我的才智，我定能应付意料之外的情况	1	2	3	4
6. 如果我付出必要的努力，我一定能解决大多数的难题	1	2	3	4
7. 我能冷静地面对困难，因为我信赖自己处理问题的能力	1	2	3	4
8. 面对一个难题时，我通常能找到几个解决方法	1	2	3	4
9. 有麻烦的时候，我通常能想到一些应付的方法	1	2	3	4
10. 无论什么事在我身上发生，我都能够应付自如	1	2	3	4

附录八　Maslach 耗竭量表（MBI）

　　指导语：下面列出一些问题，以了解您在实际工作中某些想法、感觉出现的频率。请您按照自己的真实情况，选择符合您的选项，在符合的答案所代表的数字上打"√"。

条　目	从来没有	一年有几次	每月有一次	每月有几次	每周一次	每周几次	每天都有
1. 工作使我心情疲乏	0	1	2	3	4	5	6
2. 下班后我感到十分疲倦	0	1	2	3	4	5	6
3. 每天早上起床都感到疲惫，但仍要面对当天的工作	0	1	2	3	4	5	6
4. 我能够轻易地明白病人对事物的感受	0	1	2	3	4	5	6
5. 我把某些病人当作物件一样看待	0	1	2	3	4	5	6
6. 经常要面对人的工作，令我困倦	0	1	2	3	4	5	6
7. 我能够有效地处理病人的问题	0	1	2	3	4	5	6
8. 工作使我心力交瘁	0	1	2	3	4	5	6
9. 我觉得自己旷工能正面地影响他人的生命	0	1	2	3	4	5	6
10. 自从担任这份工作后，我对人越来越冷漠	0	1	2	3	4	5	6
11. 我担心这份工作会使我情感变得麻木	0	1	2	3	4	5	6
12. 我觉得自己精力充沛	0	1	2	3	4	5	6
13. 我对自己的工作有挫折感	0	1	2	3	4	5	6
14. 我感到工作过于辛苦	0	1	2	3	4	5	6
15. 我会对某些病人漠不关心	0	1	2	3	4	5	6
16. 与其他人一起工作直接增加我的压力感	0	1	2	3	4	5	6
17. 与病人一起时，我能够轻易地营造轻松的气氛	0	1	2	3	4	5	6
18. 在工作中与病人密切地接触，使我感到高兴和满足	0	1	2	3	4	5	6
19. 担当护理工作使我感到有价值	0	1	2	3	4	5	6
20. 我觉得自己在放弃的边缘	0	1	2	3	4	5	6
21. 我能冷静地处理工作中所遇到的情绪问题	0	1	2	3	4	5	6
22. 我觉得某些病人把他们所面对的问题归咎于我	0	1	2	3	4	5	6

附录九　护士用住院病人观察量表（NOSIE)

姓名：　　性别：　　年龄：　　职业：　　住院号：　　评定日期：

条　目	无	有时有	较常有	经常有	一直是
1. 肮脏	0	1	2	3	4
2. 不耐烦	0	1	2	3	4
3. 哭泣	0	1	2	3	4
4. 对周围的活动表示有兴趣	0	1	2	3	4
5. 不引导他活动便坐着	0	1	2	3	4
6. 容易生气	0	1	2	3	4
7. 听到一些不存在的声音	0	1	2	3	4
8. 衣着保持整洁	0	1	2	3	4
9. 对人友好	0	1	2	3	4
10. 不如意便心烦	0	1	2	3	4
11. 拒绝做日常事务	0	1	2	3	4
12. 易激动发牢骚	0	1	2	3	4
13. 忘记事情	0	1	2	3	4
14. 问而不答	0	1	2	3	4
15. 对好笑的事发笑	0	1	2	3	4
16. 进食狼藉	0	1	2	3	4
17. 与人攀谈	0	1	2	3	4
18. 自觉抑郁沮丧	0	1	2	3	4
19. 谈论个人爱好	0	1	2	3	4
20. 看到不存在的东西	0	1	2	3	4
21. 提醒后才做事	0	1	2	3	4
22. 不督促便一直睡着	0	1	2	3	4
23. 自觉一无是处	0	1	2	3	4
24. 不太遵守医院规则	0	1	2	3	4
25. 难以完成简单任务	0	1	2	3	4
26. 自言自语	0	1	2	3	4
27. 行动缓慢	0	1	2	3	4
28. 无故发笑	0	1	2	3	4
29. 容易冒火	0	1	2	3	4
30. 保持自身整洁	0	1	2	3	4

附录十 现时行为检查表（CBCL）内容

条 目	条 目
1. 诉说很悲伤和沮丧	36. 诉说猜疑医务人员或其他病人
2. 诉说无聊	37. 诉说焦虑
3. 哭（流泪）	38. 明显焦虑（显示下列表现：广泛眼睑跳动、瞳孔扩大、手心出汗、震颤、面肌紧张）
4. 呜咽（无泪）	
5. 不安（难以保持安宁）	39. 诉说欲哭不能
6. 从不笑	40. 表现幽默（或对幽默情景反应适当）
7. 观察期间有时笑	41. 广泛的行动变化和波动
8. 自诉感觉高兴	42. 镇静自若
9. 毁物或伤人	43. 挑起、引发医务人员和病人愤怒
10. 诉说受到刺激，将要发怒	44. 轻佻
11. 说话起高腔或使用贬人语言	45. 炫耀自己的身体和财产
12. 诙谐、可爱	46. 表现闲散（穿着随便）
13. 广泛快速的心境变化	47. 无足够理由的高兴
14. 时间、地点和人物定向良好	48. 明显的幻觉
15. 认为周围的环境不真实	49. 明显的妄想
16. 人物身份确定错误	50. 声称自己有不现实感
17. 当前记忆受损	51. 记忆好
18. 按照他们自己的理解去行动	52. 记忆受损
19. 诉说自己很迷惘	53. 按其对医院环境的理解行动
20. 谈论奇怪和罕见的想法（如果有要列出）	54. 不能集中注意力
21. 局限地重复出现的思维内容	55. 时间感觉异常
22. 食欲增加	56. 思维过程迟缓或阻滞
23. 恶心	57. 食欲差
24. 腹泻（得病以来就有）	58. 要求特殊食物
25. 饱胀、打嗝	59. 呕吐
26. 两餐饭之间常吃东西	60. 便秘（从发病时开始）
27. 吃晚餐	61. 悠闲地与大家一起进餐
28. 对异性表现出兴趣	62. 吃早餐
29. 皮肤过于干燥	63. 吃中餐
30. 皮肤颜色改变	64. 单独一人在房间进餐
31. 毛发颜色改变	65. 对异性很少或无兴趣
32. 出汗减少	66. 头发和头皮屑干燥，难以梳理
33. 难以入睡	67. 出汗增加
34. 夜间醒来	68. 特殊的皮肤损伤或疹子
35. 入院 48 小时后仍要服安眠药	69. 早晨醒得很早

条　　目	条　　目
70. 白天嗜睡	105. 变得喜寻根问底
71. 睡眠过多	106. 基本上是独自工作
72. 行动和一般行为缓慢	107. 工作中避免用彩色、而用黑色、灰色
73. 蹀步、脚敲击地板	108. 经常独自坐着
74. 咬手	109. 持久的活动
75. 躺在床上的时间很多	110. 频繁地改变任务
76. 保持罕见的姿势	111. 挑剔自己或服装
77. 平淡、面具样的表情	112. 保持刚强和严厉
78. 行为戏剧性、演戏样	113. 易分心
79. 抽搐样运动	114. 说话含糊不清
80. 声音减弱	115. 迅速、快捷
81. 缓慢和迟钝	116. 出洋相
82. 夸张、做作	117. 诉说眼睛有毛病
83. 头痛	118. 口味很差
84. 对声音特别敏感	119. 干净整洁
85. 眩晕发作	120. 关注男人
86. 衣着恰当	121. 与医务人员交往
87. 交流容易、良好	122. 提出过分的要求
88. 与其他病人交流	123. 提出的要求多与药物或躯体治疗有关
89. 依赖	124. 积极参与集体（单元）活动
90. 频繁诉说躯体化症状	125. 成为集体（单元）活动组织者
91. 孤独、退缩	126. 长时间抱怨医院的伙食与工作人员
92. 喜欢独处	127. 对医院的医护人员表示赞扬和感兴趣
93. 遵循其他人的建议	128. 干扰医务人员注意其他病人
94. 被动、勉强	129. 住院后感觉不舒服
95. 由于医院照料和便利而显得高兴	130. 试图成为病人的"表率"，帮助医务人员做事
96. 干扰集体活动	131. 与异性交往
97. 加入小团体	132. 有自杀的企图或行为
98. 住院感觉比较舒服	133. 表示需要帮助
99. 讨好医务人员的行动	134. 难以开始做一件事情
100. 显得警觉和敏感	135. 难以完成一件事情
101. 与人交往保持一定距离	136. 对事物细节漠不关心
102. 与妇女交往	137. 做出很现实的个人要求
103. 对相同情景反应不一	138. 使用鲜艳的色彩
104. 将其他人视为获得帮助的来源	

参 考 文 献

1. 周郁秋 . 护理心理学 . 第 2 版 . 北京：人民卫生出版社，2007

2. 周郁秋 . 心理学基础 . 北京：高等教育出版社，2009

3. 刘晓虹 . 护理心理学 . 第 2 版 . 上海：上海科学技术出版社，2010

4. 姜乾金 . 医学心理学理论，方法与临床 . 北京：人民卫生出版社，2012

5. 杨艳杰 . 护理心理学 . 第 3 版 . 北京：人民卫生出版社，2012

6. 许燕 . 压力管理策略 . 北京：中国轻工业出版社，2008

7. 王宇中，陈佐明，付晓东，等 . 医学心理学 . 郑州：郑州大学出版社，2011

8. 李映兰 . 护理心理学 . 北京：人民卫生出版社，2005

9. 胡佩诚 . 医护心理学 . 北京：北京医科大学出版社，2002

10. 史宝欣 . 生命的尊严与临终护理 . 重庆：重庆出版社，2007

11. 韩继明 . 护理心理学 . 北京：清华大学出版社，2006

12. 娄凤兰，曹枫林，张澜 . 护理心理学 . 北京：北京大学医学出版社，2006

13. 钱明 . 护理心理学 . 北京：人民军医出版社，2007

14. 刘晓红，楚更五，贾福军 . 护理心理学 . 北京：人民军医出版社，2004

15. 张俐 . 护理心理学 . 北京：中国协和医科大学出版社，2004

16. 陈素坤，周英 . 临床护理心理学教程 . 北京：人民军医出版社 . 2007

17. 王曙红，郑一宁 . 实用专科护士丛书器官移植科分册 . 长沙：湖南科学技术出版社，2012

18. 赵淑萍 . 实用护理心理学 . 北京：北京大学医学出版社，2011

19. 刘大为 . 实用重症医学 . 北京：人民卫生出版社，2010

20. 何裕民，杨坤 . 从心治癌 . 上海：上海科学技术出版社，2010

21. 曹华，蔡发良 . 心理医生 . 北京：九州出版社，2002

22. 易法建 . 心理医生 . 重庆：重庆大学出版社，2005

23. 姚树桥，孙学礼 . 医学心理学 . 第 5 版 . 北京：人民卫生出版社，2008

24. 张理义 . 临床心理学 . 北京：人民军医出版社，2006

25. 沈雪妹，汪敏 . 医学心理学 . 上海：上海交通大学出版社，2006

26. 姜乾金 . 医学心理学 . 第 2 版 . 北京：人民卫生出版社，2010

27. 汪向东，王希林，马弘 . 心理卫生评定量表手册 . 北京：中国心理卫生杂志社，1999

28. 陈素坤 . 临床心理护理指导 . 北京：科学技术文献出版社，2001

29. 周英 . 护理心理学 . 武汉：华中科技大学出版社，2010

30. 中国就业培训技术指导中心，中国心理卫生协会 . 心理咨询师 . 北京：民族出版社，2011

31. 陈力 . 医学心理学 . 北京：北京大学医学出版社，2009